Aishwarya Lakshmi Billa

CORONAVIRUS: UM INIMIGO INVISÍVEL

Aishwarya Lakshmi Billa

CORONAVIRUS: UM INIMIGO INVISÍVEL

UMA ANÁLISE DA SUA PANDEMIA

ScienciaScripts

Imprint

Any brand names and product names mentioned in this book are subject to trademark, brand or patent protection and are trademarks or registered trademarks of their respective holders. The use of brand names, product names, common names, trade names, product descriptions etc. even without a particular marking in this work is in no way to be construed to mean that such names may be regarded as unrestricted in respect of trademark and brand protection legislation and could thus be used by anyone.

Cover image: www.ingimage.com

This book is a translation from the original published under ISBN 978-620-6-84448-8.

Publisher:
Sciencia Scripts
is a trademark of
Dodo Books Indian Ocean Ltd. and OmniScriptum S.R.L publishing group

120 High Road, East Finchley, London, N2 9ED, United Kingdom
Str. Armeneasca 28/1, office 1, Chisinau MD-2012, Republic of Moldova, Europe
Printed at: see last page
ISBN: 978-620-7-88112-3

Conteúdo

Introdução

À medida que os seres humanos se espalharam pelo globo, o mesmo aconteceu com as doenças infecciosas. Mesmo durante esta era contemporânea, os surtos são persistentes, embora nem todos os surtos atinjam o nível de pandemia, como aconteceu com a doença do coronavírus-2019 (COVID-19). Desde os primórdios, a doença e as doenças têm atormentado a humanidade. Várias doenças transmissíveis podem constituir ameaças significativas a nível local, regional ou global, resultando em epidemias ou pandemias que são consideradas grandes ameaças à existência humana desde há séculos e podem devastar toda a humanidade.

Para compreender a evolução e a propagação de uma doença infecciosa, é necessário compreender a terminologia básica, incluindo a diferença entre "epidemia" e "pandemia".

Uma *doença transmissível* é definida como uma doença devida a um agente infecioso específico ou aos seus produtos tóxicos, suscetível de ser transmitida direta ou indiretamente de homem para homem, de animal para animal, ou do meio ambiente (através do ar, poeiras, solo, água, alimentos, etc.) para o homem ou o animal. Uma *doença infecciosa* é causada por diferentes tipos de microrganismos que entram no corpo de um ser humano ou de um animal e afectam uma ou mais partes vitais, o que pode levar a uma doença ou a um estado de doença[1] .

Quando uma doença infecciosa está confinada a uma pequena área geográfica, é designada por *"surto"*. Um surto tem mais ou menos o mesmo significado que uma epidemia. Já a *epidemia*[2] refere-se à ocorrência invulgar numa comunidade ou região de doenças, comportamentos específicos relacionados com a saúde ou outros acontecimentos relacionados com a saúde que excedem claramente a "ocorrência esperada".

A pandemia pode ser definida como a forma de epidemia que se propaga através da população humana, afectando um grande número de pessoas, a maior parte de um país, todo um país, um continente ou uma parte do mundo inteiro[2] . As pandemias ou epidemias são um flagelo recorrente da civilização humana. A batalha entre os humanos e o mundo microbiano sempre foi uma proposta difícil. Enquanto os humanos inventaram muitas formas de vencer as pragas, o mundo microbiano também respondeu com mudanças para invadir a sociedade repetidamente[3] .

Tabela 1: Diferenças entre Epidemia e Pandemia[4]

Epidemia	Pandemia
Uma epidemia é definida como um surto de doença que afecta muitos elementos de uma população e começa a espalhar-se rapidamente	A pandemia é definida como uma epidemia de grandes dimensões. Uma pandemia abrange vários países ou propaga-se de um continente para outro
Um surto de doença é considerado uma epidemia se afetar um determinado número de pessoas num curto período de	Nos surtos pandémicos, em vez do número de pessoas afectadas, o mais importante é a taxa de propagação e a

tempo, normalmente num prazo de duas semanas.	distância a que se propagou.
Um dos poucos exemplos de doenças epidémicas é o Ébola na África Ocidental	Alguns exemplos de doenças pandémicas são o VIH, a COVID-19, etc.
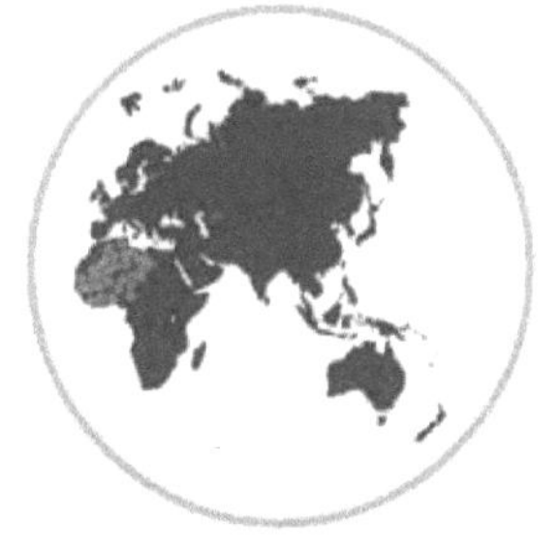	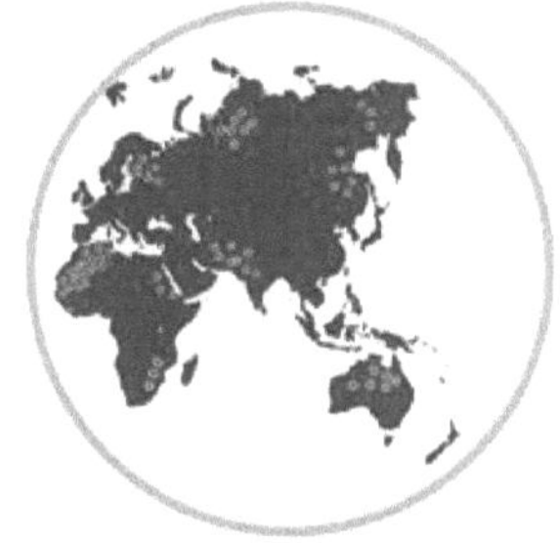

HISTÓRIA DAS PANDEMIAS

A população humana foi vítima de muitas pandemias ao longo da história, quer se trate da forma anterior da varíola ou da recente incidência do SARS-CoV-2 (COVID -19). A pandemia provocou danos catastróficos sob muitas formas diferentes. As pandemias tornam-se catástrofes quando causam um grande número de mortes, bem como doenças, e graves impactos sociais e económicos[3] .

Há cerca de 12 000 anos, pequenos grupos de seres humanos abandonaram a caça e a recolha nómadas para se estabelecerem em locais estáveis, cultivando culturas e criando animais domésticos para alimentação, trabalho e vestuário (a chamada **"revolução neolítica"**)[5] . Em condições de intensa proximidade homem-animal e de alterações ambientais, surgiram doenças enzoóticas e zoonóticas. A varíola, a cólera e muitas outras doenças pandémicas evoluíram a partir de agentes patogénicos animais que mudaram de hospedeiro para se tornarem agentes infecciosos humanos. Como as populações humanas continuaram a expandir-se, estes micróbios puderam iniciar epidemias e pandemias[5] .

A múmia preservada do faraó[5] mostrava claramente lesões de varíola, indicando que as epidemias fatais de varíola prevaleceram há mais de 3.000 anos (Fig. 1). A varíola tinha-se espalhado pandemicamente pela maior parte do mundo, poupando o hemisfério ocidental durante milénios, até ao século XVI, altura em que ocorreu a primeira epidemia conhecida, em 1520. Até ser declarada a sua erradicação em 1980, a varíola matou milhões de pessoas durante pelo menos 3 milénios.

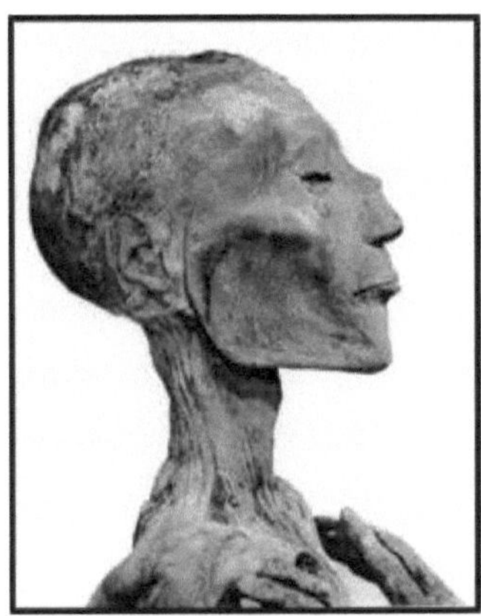

Figura 1: Múmia preservada do Faraó com lesões de varíola[6]

Sabe-se que os seres humanos são a causa última das pandemias, que são causadas por organismos específicos, mas esses mesmos organismos, ou os seus antepassados, têm estado à nossa volta há milénios sem causar danos de pandemias[6] . Como já foi referido, foi a congregação histórica de seres humanos e animais domésticos em aldeias e cidades que proporcionou a oportunidade de os organismos ancestrais mudarem os seus hospedeiros para os seres humanos e causarem várias doenças. Embora estes agentes infecciosos tenham tido origem em animais outrora selvagens que foram depois domesticados, a nossa crescente pegada ecológica levou a um aumento exponencial do alastramento destes micróbios diretamente da vida selvagem para a população humana.

Indicando o fim do período áureo da Grécia, a explosiva "peste de Atenas" (430 a 425 a.C.) foi talvez a primeira pandemia registada que se espalhou pela maior parte do mundo conhecida pelo povo grego[7] . Permaneceu como referência para comparações de pandemias. Desde a peste ateniense, tem havido um ataque contínuo de novas pandemias com uma taxa de mortalidade ainda maior.

Eis as pandemias mais importantes que alteraram o curso da história da humanidade.

Quadro 2: Resumo das pandemias e epidemias virais que a humanidade enfrentou desde 165 d.C.[7]

S.N.	Pandemia	Agente causador	Primeiro surto/ início (ano)
1.	**Peste de Galeno (Peste Antonina)**	Sarampo/Variola vírus	165 A.D.
2.	**Peste bubónica (Peste de Justiniano)**	Yersinia pestis	540-542 A.D.
3.	**Morte negra**	Yersinia pestis	1346
4.	**Cólera**	Vibrio cholerae	1817-1824
5.	**Gripe espanhola**	Gripe A/H1N1	1918

6.	SIDA	VIH	1976
7.	SARS-CoV	Corona vírus	2002-2003
8.	**Gripe suína**	Gripe A/H1N1/09	2009

A peste ateniense de 430 a.C.

A peste ateniense é um acontecimento historicamente documentado que ocorreu em 430-26 a.C. durante a Guerra do Peloponeso entre as cidades-estado de Atenas e Esparta (Fig. 2). A peste ateniense teve origem na Etiópia e, a partir daí, espalhou-se pelo Egipto e pela Grécia[8] . Os sintomas iniciais da peste incluíam conjuntivite, dores de cabeça, uma erupção cutânea que cobria o corpo e febre. Os doentes tossiam então sangue e sofriam de cólicas estomacais extremamente dolorosas, seguidas de vómitos e de ataques de "vómitos ineficazes". Os indivíduos infectados sucumbiam geralmente à morte ao sétimo ou oitavo dia. Os que sobreviviam a esta fase sofriam de paralisia parcial, amnésia ou cegueira para o resto das suas vidas[9] .

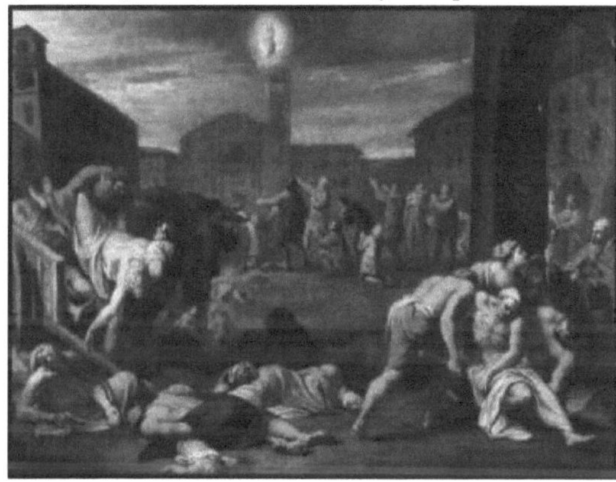

Figura 2: A Peste Ateniense (430 a.C.)

A Peste Antonina

A Peste Antonina de 165-180 d.C. ocorreu no Império Romano durante o reinado de Marco Aurélio e pensa-se que a sua causa foi a varíola[6] . O médico que a documentou foi Galeno; por isso, este surto é também conhecido como a Peste de Galeno (Fig. 3). Foi trazida para o Império por soldados que regressavam de Selêucia e, antes de abrandar, afectou a Ásia Menor, o Egipto, a Grécia e a Itália. Ao contrário da peste de Atenas, que afectou uma região geograficamente limitada, a peste antonina espalhou-se pelo vasto território de todo o Império Romano[8] .

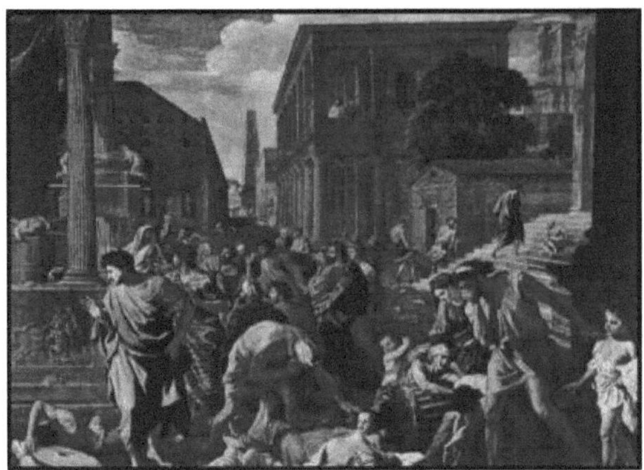

Figura 3: A Peste Antonina (165-180 d.C.)

A Peste de Justiniano

Tratou-se de uma pandemia de "verdadeira peste", causada pela Yersinia Pestis, que teve origem em meados do século VI d.C. na Etiópia. Tal como a maioria das pandemias, a peste de Justiniano seguiu geralmente as rotas comerciais, proporcionando um "intercâmbio de infecções juntamente com o intercâmbio de mercadorias" e, por conseguinte, foi especialmente cruel para as vilas e cidades costeiras[5].

Durante a peste, muitas vítimas tiveram alucinações antes do início da doença. Os primeiros sintomas da peste eram a febre e a fadiga. Pouco depois, apareciam bubões na zona das virilhas ou nas axilas ou, ocasionalmente, junto às orelhas (Fig. 4). A partir deste momento, a doença progride rapidamente; os indivíduos infectados morrem geralmente em poucos dias. Os indivíduos infectados entram num estado delirante e letárgico. Muitas pessoas morriam de dor, quando os seus bubões gangrenavam. Os indivíduos que sobreviviam à infeção tinham normalmente de viver com "coxas e línguas murchas", os estigmas dos sobreviventes[6].

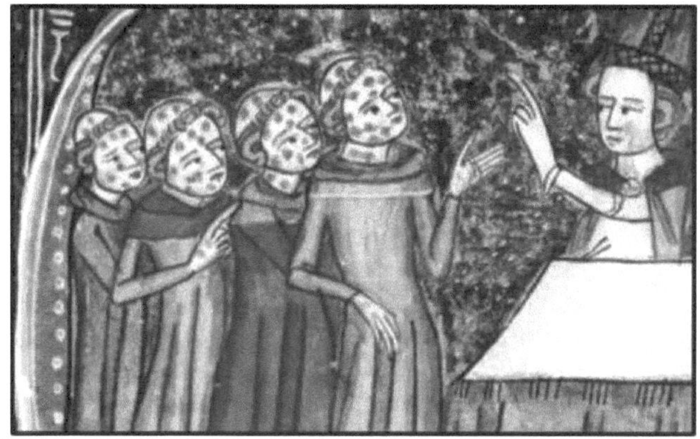

A Peste Negra

Foi um surto global de peste bubónica que teve origem na China em 1334, chegou a

Europa em 1347, seguindo a Rota da Seda (Fig. 5). Em 50 anos de regime, por volta de 1400, reduziu a população mundial de cerca de 450 milhões para menos de 350 milhões, possivelmente para menos de 300 milhões, tendo a pandemia dizimado cerca de 150 milhões. O curso e os sintomas da peste bubónica eram o aparecimento de certos tumores nas virilhas ou nas axilas, começou a propagar-se e a espalhar-se indiferentemente em todas as direcções. Com efeito, a mortalidade da peste bubónica não tratada é de cerca de 70%, geralmente em 8 dias, enquanto a mortalidade da peste pneumónica não tratada se aproxima dos 95%. Os seres humanos podem transmitir a doença por gotículas, o que conduz à peste pneumónica[8].

7

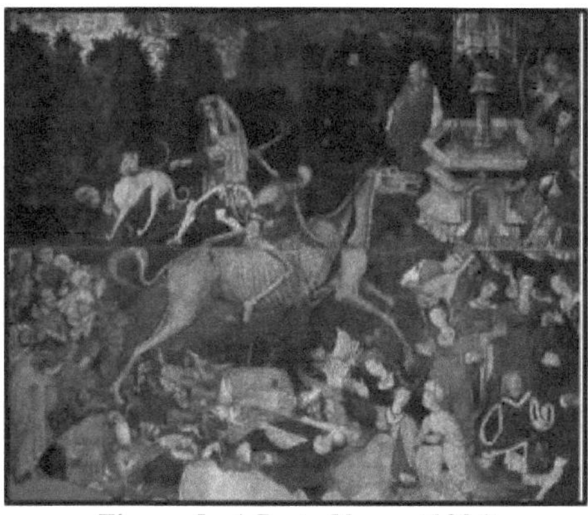

Cólera:

Ocorreram sete pandemias de cólera nos últimos 200 anos, tendo a primeira pandemia tido origem na Índia em 1817. A primeira pandemia de cólera surgiu no delta do Ganges, com um surto em Jessore, na Índia, em 1817, devido a arroz contaminado (Fig. 6). A doença espalhou-se rapidamente pela maior parte da Índia, pela atual Myanmar e pelo atual Sri Lanka, viajando ao longo das rotas comerciais. O surto de cólera estendeu-se até à China, à Indonésia (onde mais de 100 000 pessoas sucumbiram só na ilha de Java) e ao Mar Cáspio, na Europa, antes de recuar. A incidência da cólera em todo o mundo foi dividida em três fases, tendo a primeira fase (anterior a 1817) sido limitada à Índia, especialmente a Bengala[10] . A segunda fase (1817-1823), conhecida como fase pandémica, assistiu a seis pandemias, todas elas com início na Índia e disseminadas por vários continentes, incluindo o Sudeste Asiático, a China, o Médio Oriente, a URSS, a Europa e a África. A terceira fase, que teve início em 1923, foi novamente confinada à Índia e ao Oriente. A quarta fase da pandemia de cólera começou em 1961 e continuou até à sétima fase da pandemia. A sétima fase da pandemia teve início em 1961, a partir de um foco endémico numa ilha da Indonésia. A pior parte desta pandemia foi o facto de ter afetado algumas partes de todos os continentes, exceto a América em 1970. A partir de 1948, 98% de todos os casos de cólera ocorreram no subcontinente indiano, como a Índia, o Paquistão e o Bangladesh. Os sintomas graves incluem diarreia grave, vómitos e cãibras nas pernas. Estes sintomas causam desidratação, choque sético e mesmo a morte numa questão de poucas horas.

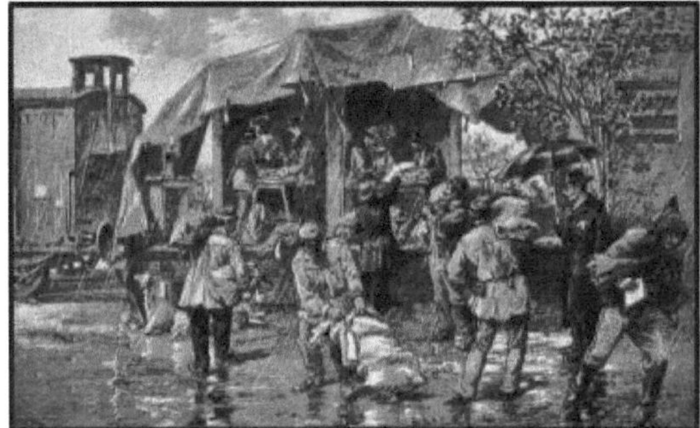

Figura 6: A Pandemia de Cólera (1817)

Pandemia de "gripe espanhola" (1918-1920)

A pandemia de gripe espanhola nas primeiras décadas do século XX (Fig. 7) foi a primeira verdadeira pandemia global e a primeira que ocorreu no contexto da medicina moderna, com especialidades como a epidemiologia e as doenças infecciosas a estudarem a natureza da doença e o curso da pandemia à medida que esta se desenrolava. Foi causada pela estirpe H1N1 do vírus da gripe. A taxa de mortalidade da gripe espanhola variou entre 10% e 20%[11] .

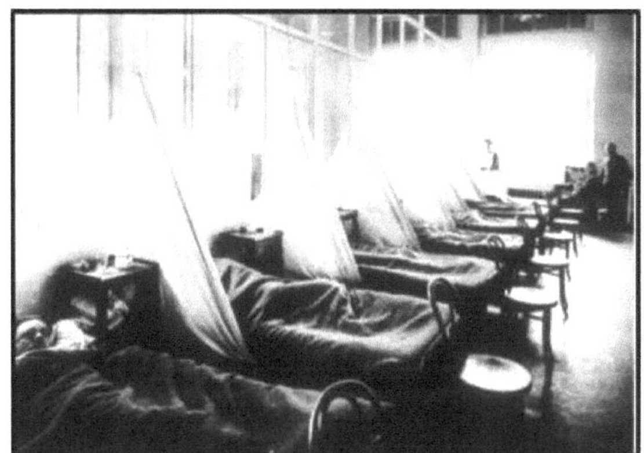

Figura 7: Pandemia de gripe espanhola (1918)

Pandemia de VIH

O VIH/SIDA é uma pandemia global que progride lentamente ao longo de décadas. Começou no início da década de 1980 nos EUA, causando uma preocupação pública significativa, uma vez que o VIH na altura progredia inevitavelmente para a SIDA e, por fim, para a morte. A expansão inicial do VIH foi marcada pela sua propagação predominantemente entre a população homossexual e pela elevada mortalidade, o que levou a um isolamento social e a um estigma acentuados. O VIH afecta cerca de 40 milhões de pessoas em todo o mundo (taxa de prevalência: 0,79%). Em 2018, cerca de 37,9 milhões de pessoas estavam infectadas com o VIH em todo o mundo. Em 2018, registaram-se cerca de 770 000 mortes por SIDA[8].

A SIDA, sendo uma pandemia de propagação bastante lenta, foi objeto de uma atenção formidável em matéria de saúde pública, tanto por parte das administrações nacionais como internacionais e dos laboratórios farmacêuticos.

Síndrome Respiratória Aguda Grave (SARS):

A Síndrome Respiratória Aguda Grave (SARS) foi o primeiro surto no século XXI. O vírus SARS Corona (SARS-CoV) é o organismo causador; começou na China no ano de 2002 (Fig. 8). A infeção por SRA difundiu-se rapidamente da China para outros países asiáticos. Registou-se também um menor número de casos em vários outros países, incluindo 4 no Reino Unido, e um surto significativo em Toronto, no Canadá. A pandemia da SRA acabou por ser controlada em julho de 2003[12].

Houve 8.098 casos notificados da SRA e 774 mortes durante o período de infeção. As pessoas com mais de 65 anos estavam particularmente em maior risco, sendo que mais de metade das pessoas que morreram da infeção pertenciam a este grupo etário. A gravidade dos sintomas respiratórios e a taxa de mortalidade de cerca de 10% causaram uma preocupação global de saúde pública.

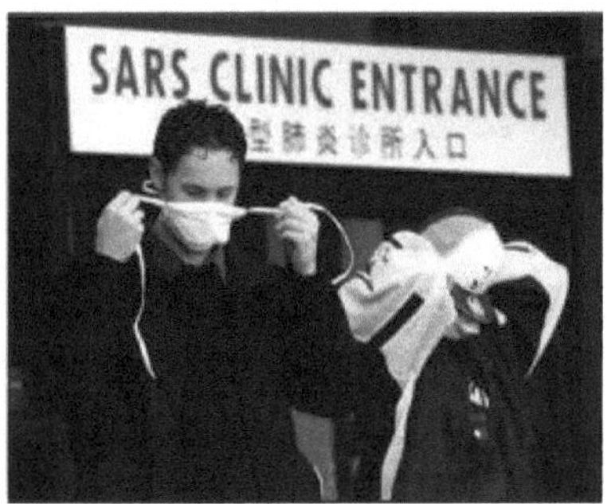

Figura 8: Pandemia de SRA (2002-2003)

"Gripe Suína" ou Pandemia H1N1/09

A pandemia de H1N1 de 2009 foi uma reiteração da pandemia de "gripe espanhola" de 1918, mas com consequências muito menos ruinosas. Suspeita-se que se trate de um rearranjo de vírus da gripe aviária, suína e humana, pelo que ficou coloquialmente conhecida como "gripe suína" (Fig. 9). Surgiu no México em abril de 2009 e atingiu proporções pandémicas em poucas semanas. Os sintomas desta doença são semelhantes aos de outras gripes e podem incluir febre, tosse (normalmente uma "tosse seca"), dores de cabeça, dores musculares ou articulares, dores de garganta, arrepios, fadiga e corrimento nasal. Infectou mais de 10% da população mundial (menos do que o previsto), com um número estimado de mortes que varia entre 20 000 e mais de 500 000[13].

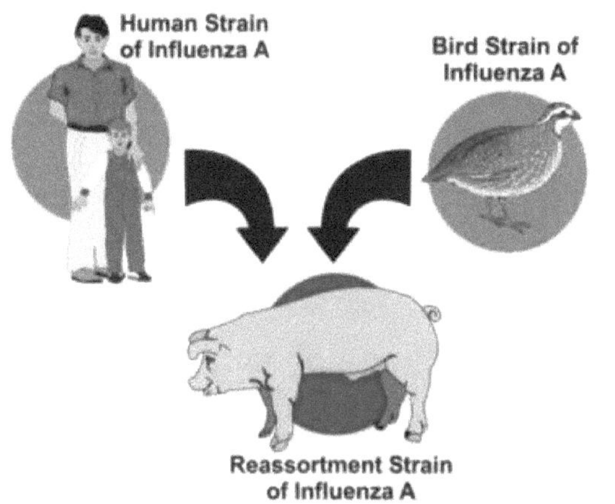

Figura 9: Gripe suína (rearranjo da estirpe H1N1)

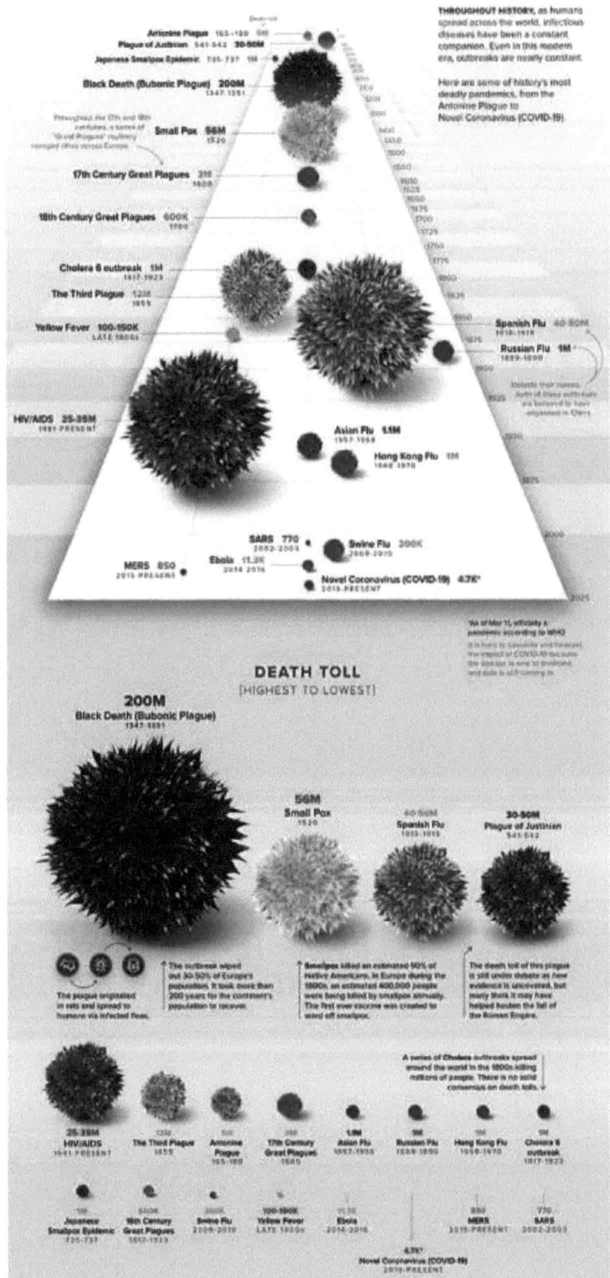

Figura 10: Principais surtos pandémicos na história da humanidade[7]

PANDEMIA DE COVID-19:

O surto de coronavírus surgiu em 31 de dezembro de 2019, quando a China informou a Organização Mundial de Saúde (OMS) sobre um conjunto de casos de pneumonia de causa desconhecida na cidade de Wuhan (localizada na província de Hubei). Desafiou o mundo com picos para travar uma grande batalha. Tornou-se um grande desafio de saúde pública não só para a China, mas também para as nações de todo o mundo, uma vez que a doença acabou por se propagar a mais províncias da China e também ao resto do mundo. Em 11 de março de 2020, a OMS declarou a nova estirpe de coronavírus como uma pandemia, conhecida como "Severe Acute Respiratory Syndrome Coronavirus-2" (SARS-CoV-2). Este SARS-CoV-2 provoca a doença do novo coronavírus-2019 (COVID-19) sob a forma de pneumonia viral .[14]

Até à data, verificou-se que todas as idades são susceptíveis à infeção por COVID-19. O mapa mundial de infecções e mortes mediadas pela COVID-19 mostrou que nenhum país, raça, etnia ou religião é poupado a este vírus. A possível via de transmissão deste vírus é pessoa a pessoa, o que inclui a transmissão por contacto através do contacto com as secreções das mucosas nasal, oral e ocular do doente infetado, bem como a transmissão direta por inalação de gotículas quando o doente espirra ou tosse. O impacto desta pandemia global de coronavírus é evidente na sua rápida propagação da doença. Em menos de 6 meses, o vírus atingiu quase todos os países do mundo. Vários desses países já estavam a sofrer uma segunda vaga.

Devido à sua rápida propagação a nível mundial, foi designada pela OMS como **"a primeira pandemia do século XXI"**. Este facto demonstra a sua propagação de continente para continente e a elevada letalidade dos casos.

ORIGEM

O SARS-CoV-2 é um vírus zoonótico, sendo a origem mais provável o morcego-ferradura chinês (Rhinolophus sinicus) e o hospedeiro intermediário mais provável o pangolim. O vírus tinha começado a propagar-se no **mercado de venda de marisco Huanan (HSWM)** na região de Wuhan[15] . Era possível que um animal portador do vírus tivesse sido trazido e vendido no mercado, provocando a propagação do vírus no mercado apinhado de gente (Fig. 11). Inicialmente, as serpentes foram consideradas como o possível hospedeiro e a segunda possibilidade era que os pangolins pudessem ser o hospedeiro selvagem do SARS-CoV-2.

Com o aumento das provas e da literatura, os peritos concluíram coletivamente que o vírus tinha uma origem natural nos morcegos. Os estudos filogenéticos sugeriram igualmente que o SARS-CoV-2 poderia ter circulado em Wuhan já em outubro de 2019 e que o vírus se propagou então a baixo nível de pessoa para pessoa (fase de latência), antes de ser importado para o HSWM, onde foi detetado em dezembro de 2019.

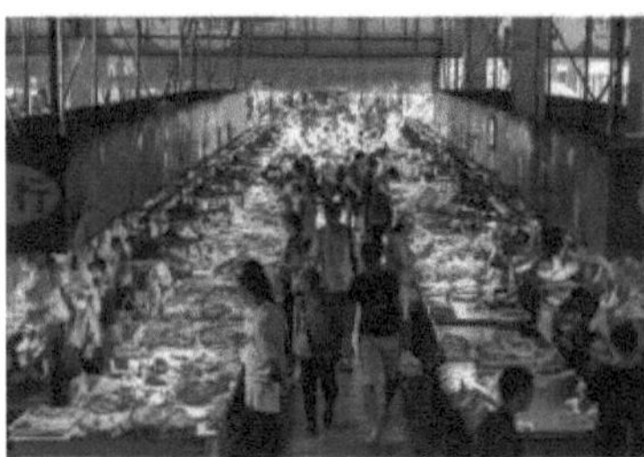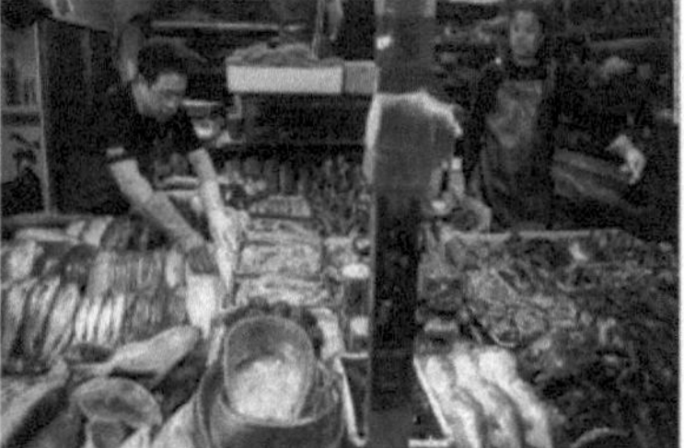

Figura 11: Mercado húmido de Huanan, na China

O local da primeira infeção humana permanecerá muito provavelmente desconhecido. Considerou-se que a contaminação através de animais de estimação, da medicina tradicional ou de qualquer outro contacto entre humanos e a fonte do vírus, incluindo a manipulação de vírus em laboratório, permitia rastrear a origem do vírus[15] . O contacto inicial pode também ter ocorrido em explorações agrícolas, uma vez que as zonas rurais antropizadas oferecem ambientes mais favoráveis à transmissão de coronavírus.

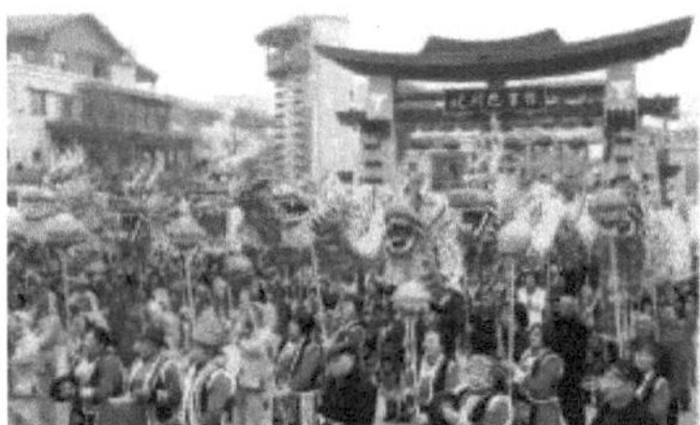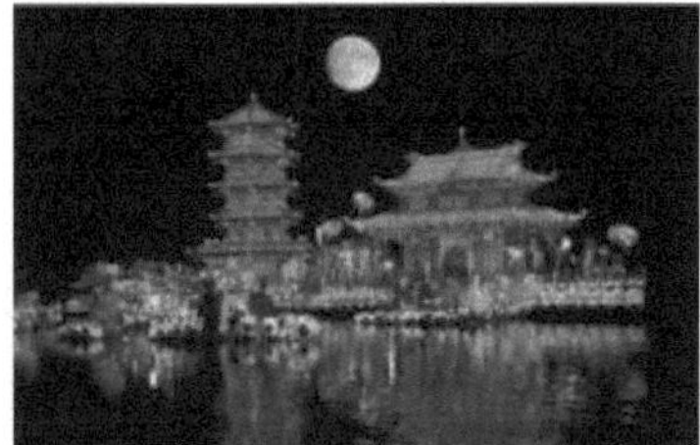

Figura 12: Festival folclórico tradicional "Wan Jia Yan" e celebração do Ano Novo Lunar no distrito de Jiang'an, China.

O surto foi inicialmente detectado no distrito de Jiang'an, onde se situa a comunidade urbana de Baibuting, preocupada com o ambiente. Esta comunidade realiza **todos os anos** um festival folclórico tradicional conhecido como **Wan Jia Yan, também chamado Grande Festa da Família** (Fig. 12). O 20.º evento deste género, celebrado em 18 de janeiro de 2020, coincidiu com a muito popular celebração do Ano Novo Lunar. Mais de 40.000 a 50.000 famílias, que prepararam cerca de 14.000 pratos tradicionais, participaram na Wan Jia Yan em janeiro de 2020[16] . As lojas e os mercados registaram uma grande afluência de pessoas que compravam alimentos frescos e, por conseguinte, importavam e armazenavam grandes quantidades de alimentos, incluindo animais vivos. A ocorrência simultânea de duas grandes celebrações no mesmo local tinha acendido a epidemia, colocando muitas pessoas em contacto com as pessoas inicialmente infectadas e proporcionando a amplificação necessária para uma propagação mais rápida da doença. Outro passo fundamental foi a mobilidade. O Ano Novo chinês está associado a uma maior mobilização em massa, conhecida como **Chun Yun**, e a cidade de Wuhan é simultaneamente o coração da Cintura Económica do Rio Yangtze e um importante centro nacional na China, conhecido como **"A porta de entrada das nove províncias"**[17] . Estima-se que 5 a 6 milhões de pessoas tenham deixado Wuhan durante o Chun Yun em 2020. Este movimento de saída de Wuhan explica por que razão Wenzhou, na província vizinha de Zhejiang, se tornou uma das zonas mais gravemente afectadas. O passo seguinte, a disseminação global, deveu-se à intensa mobilidade internacional e ao comércio internacional global.

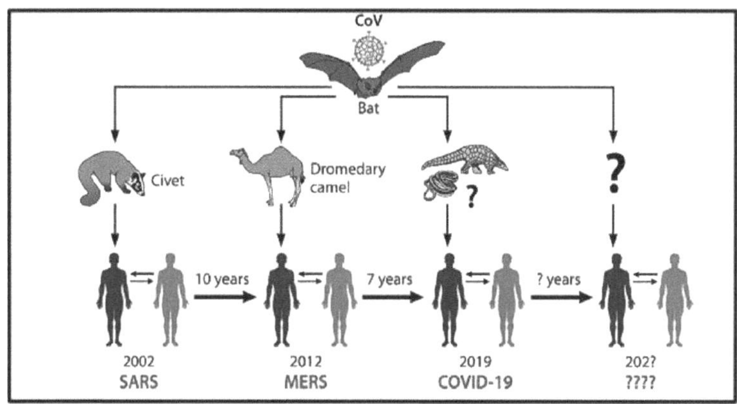

Figura 13: Origem do coronavírus[17]

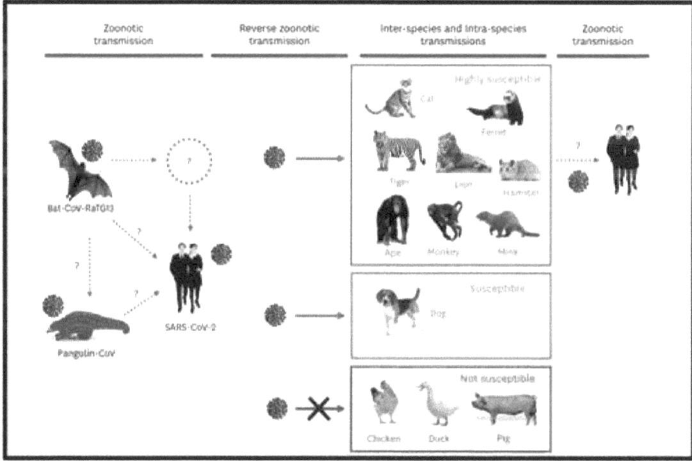

Figura 14: Transmissões transfronteiriças entre humanos e animais

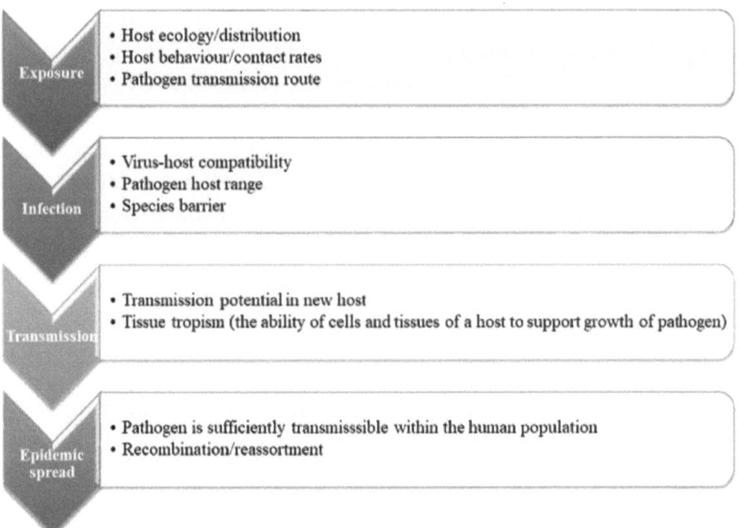

Ecologia/distribuição do hospedeiro Comportamento do hospedeiro/taxas de contacto Via de transmissão patogénica
Compatibilidade vírus-hospedeiro Gama de hospedeiros patogénicos Espécies barrier
Potencial de transmissão no novo hospedeiro
Tropismo tecidular (a capacidade das células e tecidos de um hospedeiro para suportar o crescimento do agente patogénico)
O agente patogénico é suficientemente transmissível na população humana
RecombinaçãoZreassorttiient

Figura 15: A pirâmide dos agentes patogénicos[18]

estrutura e genoma do sars-cov-2

O SRA-CoV é um dos 36 coronavírus da família **Coronaviridae** dentro da ordem denominada Nidovirales (Fig. 16). Esta **ordem Nidovirales** inclui os vírus que utilizam um conjunto aninhado de mRNAs para a sua replicação. Além disso, a subfamília dos coronavírus tem quatro géneros **(coronavírus alfa, beta, gama e delta)**[18] . Os coronavírus que infectam os seres humanos (HCoVs) pertencem a dois destes géneros (coronavírus alfa e coronavírus beta). Os coronavírus alfa que infectam os humanos são o HCoV-229E e o HCoVNL63, e os coronavírus beta que infectam os humanos são o HCoV-HKU1, o HCoV- OC43, o coronavírus da síndrome respiratória do Médio Oriente (MERS-CoV), o coronavírus da síndrome respiratória aguda grave (SARS CoV) e o SARS-CoV-2. É de salientar que as pandemias de SARS e COVID-19 foram causadas por dois Sarbecovírus muito próximos, encontrados em morcegos chineses[19] .

Ao microscópio eletrónico, os coronavírus apresentam estruturas semelhantes a coroas, pelo que são designados por coronavírus. São partículas envelopadas, pleomórficas ou esféricas, com um tamanho que varia entre 150 e 160 nm e estão associadas a ARN positivo de cadeia simples como material genómico. Os coronavírus têm os maiores genomas de ARN (27 a 32 kb) entre os vírus de ARN. O envelope viral é derivado da célula hospedeira. O envelope é constituído por espículas de glicoproteínas. O genoma viral está protegido dentro do nucleocapsídeo[20] . O nucleocapsídeo tem uma forma helicoidal quando está relaxado e esférica quando está dentro do vírus. O ARN viral replica-se de forma muito singular no citoplasma da célula hospedeira. A RNA polimerase liga-se à sequência líder do RNA genómico viral e, em caso de ligação e descolamento repetidos, é gerado um conjunto aninhado de mRNAs com extremidades 3' comuns.

ORDEM	FAMÍLIA	SUBFAMÍLIA	GÉNERO	ESPÉCIES	VÍRUS
NIDOVIRALES	CORONAVIRIDAE	CORONAVIRINAE	ALPHA- (GRUPO 1)	Morcego CoV CDPHE15	Morcego CoV CDPHE15
				BatCoVHKU1O	Bat CoV HKU1O
				CoV 229E humano	HCoV 229E
				Lucheng Rn rato CoV	Lucheng Rn rato CoV
				MinkCoV1	Vison CoV 1
				Morcego Miniopterus CoV 1	Morcego Miniopterus CoV IA
				Morcego Miniopterus CoV HKU8	Morcego Miniopterus CoV HKU8
				Vírus da diarreia epidémica dos suínos	Vírus da diarreia epidémica dos suínos
				Morcego Scotophilus CoV 512	Morcego Scotophilus CoV
				Morcego Rhinolophus CoV HKU2	Morcego Rhinolophus CoV HKU2
				CoV humano NL63	HCoV NL63
				Alphacoronavirus 1	Vírus da gastroenterite transmissível
			BETA- (GRUPO 2)	**Embecovírus**	
				Betacoronavírus 1	CoV bovino Mebus
				China Rattus CoV HKU24	China Rattus CoV HKU24
				HCoV HKU1	HCoV HKU1-A
				CoV murino	Vírus da hepatite do ratinho A59
				Myodes CoV 2JL14	Myodes CoV 2JL14
				HCoV-OC45	HCoV-OC45
				Sarbecovírus	
				CoV relacionado com a SRA	SARS- CoV
					SARSr-CoV PC4-227
					SARSr-CoV RaTG13
					SARS-CoV-2
				Merbecovírus	
				Ouriço CoV 1	Ouriço CoV 1
				Morcego Tylonycteris CoV HKU4	Morcego Tylonycteris CoV HKU4-1
				Morcego Pipistrellus CoV HKU5	Morcego Pipistrellus CoV HKU5
				CoV relacionado com a MERS	MERS
				Norbecovírus	
				Morcego Eidolon CoV C704	Morcego Eidolon CoV C704
				Morcego Rousettus CoV GCCDCl	Morcego Rousettus CoV GCCDCl
				Morcego Rousettus CoV HKU9	Morcego Rousettus CoV HKU9-1
			GAMMA- (GRUPO 3)	CoV aviário	Vírus da bronquite infecciosa
				Aviário CoV 9203	Aviário CoV 9203
				DuckCoV 2714	Pato CoV 2714
				Ganso CoV CB17	Ganso CoV CB17
				Baleia beluga CoV SW1	Baleia beluga CoV SW1
				I Munia CoV HKU19	Munia CoV HKU13
				CoVHKU15	CoV HKU15
				I BulbulCoVHKUll	Bulbul CoV HKUll

Figura 16: Classificação dos Coronavírus[21]

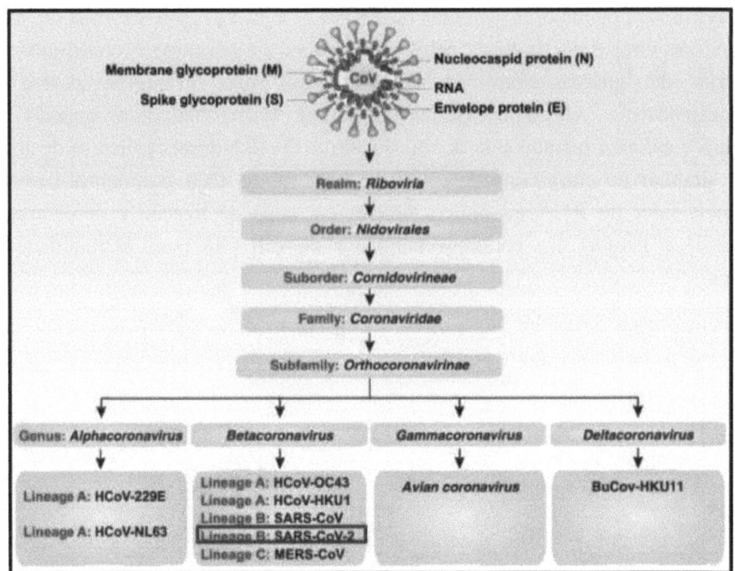

Figura 17: Representação esquemática da taxonomia dos Coronaviridae[11] .

O genoma do vírus corona codifica cinco proteínas estruturais: glicoproteína da espícula (S), glicoproteína da membrana (M), envelope (E), proteína do nucleocapsídeo (N) e proteínas da hemaglutinina-esterase (HE) (Fig. 19). O SARS-CoV-2 difere dos outros vírus corona por codificar uma glicoproteína adicional que tem acetil esterase[22] .

Ao comparar o genoma do SARS-CoV-2 com o do CoV semelhante ao SARS/SARS, revelou-se que a sequência que codifica a proteína spike, com um comprimento total de 1.273 aminoácidos, apresenta 27 substituições de aminoácidos. Seis dessas substituições situam-se na região do domínio de ligação ao recetor (RBD) e as outras seis no subdomínio subjacente (SD). As análises filogenéticas revelaram que o SARS CoV-2 está intimamente relacionado (88% de semelhança) com dois CoVs do tipo SARS derivados de CoVs do tipo SARS de morcego (como o bat-SL-CoVZC45 e o bat-SL- CoVZXC21).

Análise de filogenia Splits Tree[20] de diferentes beta coronavírus com base na proteína S, sequências de vírus de diferentes subgéneros agrupadas em grupos separados. Os vírus corona (CoVs) do subgénero Sarbecovirus apareceram conjuntamente na Splits Tree e dividiram-se em três subagrupamentos, nomeadamente, SARS-CoV-2, bat-SARS-like-CoV (bat-SL-CoV) e SARS-CoV. Esta análise incluiu os cinco subgéneros definidos de Beta coronavírus, nomeadamente, Sarbecovírus, Embecovírus, Merbecovírus, Nobecovírus e Hibecovírus. No caso de outros subgéneros, como o Merbecovírus, todas as sequências estão agrupadas num único grupo, ao passo que no caso do Embecovírus, diferentes espécies, incluindo CoVs respiratórios caninos, CoVs bovinos, CoVs equinos e a estirpe CoV humana (OC43), estão agrupadas num grupo comum. Os isolados dos subgéneros Nobecovirus e Hibecovirus foram colocados separadamente dos outros CoVs SRA notificados, mas partilharam uma origem em morcegos.

Os isolados na área cinzenta são provenientes do atual surto pandémico de SARS-CoV-2 em todo o mundo. O Bat-SL-CoV é o vizinho mais próximo do SARS-CoV-2. Estão rodeados a amarelo (Fig. 18).

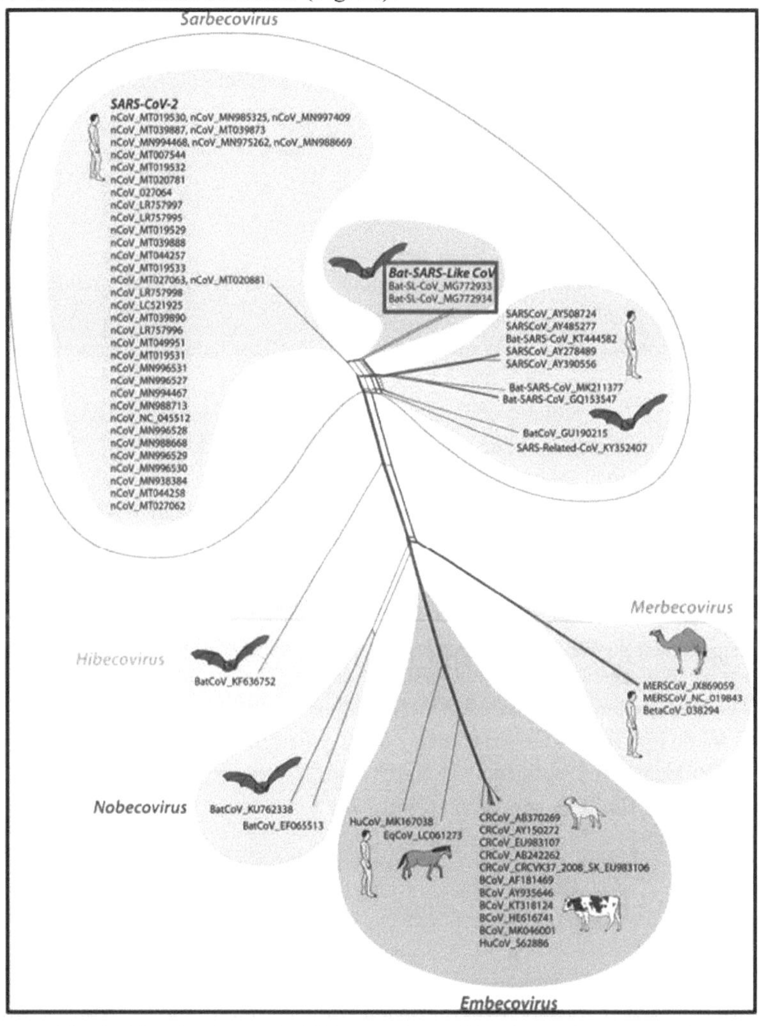

Figura 18: Análise da árvore dividida da filogenética baseada no gene da glicoproteína da espiga (S)
análise dos isolados de SAR-CoV-2 (39 isolados)[20]

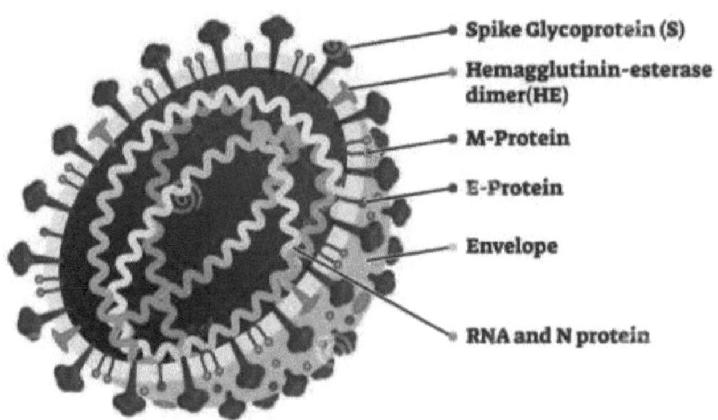

Figura 19: Estrutura do vírus Corona

<u>Proteína S</u>:

*   A proteína S do coronavírus é uma proteína transmembranar viral grande e multifuncional de classe I.
*   É uma proteína de 150 kDa que é altamente N-glicosilada e ajuda na avaliação do ER.
*   O tamanho desta proteína abundante varia de 1.160 aminoácidos (IBV, vírus da bronquite infecciosa das aves de capoeira) a 1.400 aminoácidos (FCoV, coronavírus felino)
*   Encontra-se num trímero na superfície do virião, dando ao virião uma aparência de coroa chamada corona
*   É necessário para a entrada das partículas infecciosas do virião na célula através da interação com vários receptores celulares do hospedeiro
*   Os trímeros da proteína S formam a peculiar estrutura em forma de espiga na superfície do vírus, o que facilita a fixação do recetor.
*   Frequentemente, esta proteína S é clivada por uma protease do hospedeiro (protease do tipo furina) em dois domínios funcionais, que são S1 e S2[20].
*   A S1 ajuda principalmente na ligação ao recetor, enquanto a S2 dá apoio estrutural sob a forma do pedúnculo da proteína S[18].

S-MONOMER							
S1 SUBUNIT (Globular Head)		S1-S2 Cleavage site	S2 SUBUNIT (Narrow Stalk)				
NTD	CTD		FP	HR1	HR2	TM	CTD
	RBD/RBM		S2' cleavage site				

Figura 20: Representação esquemática das várias regiões da proteína Spike.

Cada monómero S é funcionalmente dividido em subunidades S1 e S2 após clivagem proteolítica. A clivagem na fronteira entre S1/S2 facilita o rearranjo estrutural e o desprendimento da subunidade S1 (Fig. 20). A proteína spike estará num estado de perfusão que permite a clivagem secundária da subunidade S2', essencial para a fusão viral e também para a entrada nas células[19] .

<u>Proteína M:</u>

•   A proteína M é a proteína viral mais abundante, com 25-30 kDa, presente na partícula do virião como um dímero, dando uma forma definida ao envelope viral, mantendo a curvatura da membrana.

•   A forma curta é responsável por dar ao CoV a sua estrutura esférica, dobrando a membrana viral.

•   A forma alongada desempenha um papel central na montagem do vírus, promovendo a instalação de espículas através da interação com o ribonucleocapsídeo.

•   Liga-se ao nucleocapsídeo e actua como um organizador central da montagem do coronavírus

•   As proteínas M dos coronavírus são muito diversas em termos de conteúdo de aminoácidos, mas mantêm uma semelhança estrutural global nos diferentes géneros.

•   A proteína M tem três domínios transmembranares. Estes são ladeados por um curto terminal amino fora do virião e um longo terminal carboxi dentro do virião.

•   Para além da sua função estrutural, as proteínas M também influenciam o tropismo do organismo e induzem a libertação de interferão imunológico (IFN-β)[21]

<u>Proteína E:</u>

•   A proteína E do coronavírus é a proteína transmembranar mais enigmática

•   É a proteína mais pequena (8-12 kDa) que se encontra raramente no virião.

•   Desempenha um papel multifuncional na patogénese, montagem e libertação do vírus e é conservado em todos os CoV de tipo selvagem[18] .

•   É um pequeno polipéptido de membrana integral que actua como viroporina (canal iónico)

•   A inativação ou a ausência desta proteína está relacionada com a alteração da virulência dos coronavírus devido a alterações na morfologia e no tropismo e à apresentação de descendência viral incompetente, resultando em títulos virais e patogenicidade reduzidos, o que realça a sua importância.

•   A proteína E é constituída por três domínios, nomeadamente, um curto amino-terminal hidrofílico, um grande domínio transmembranar hidrofóbico e um domínio terminal C eficiente

•   A proteína E do SARS-CoV-2 revela um tipo semelhante de constituição de aminoácidos sem qualquer substituição.

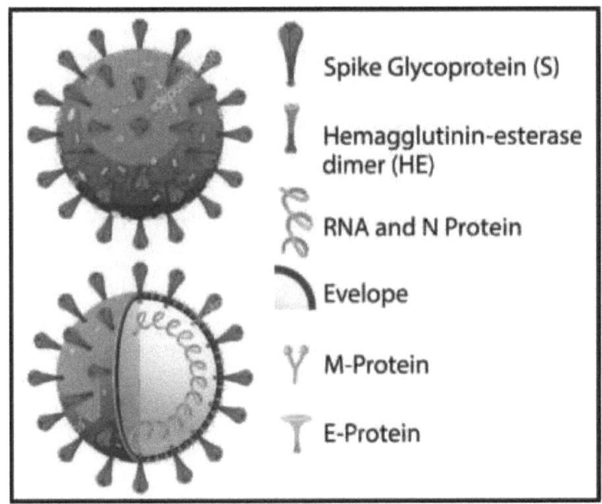

Figura 21: Proteínas estruturais do genoma do vírus Corona

<u>**Proteína N:**</u>

• Faz parte do nucleocapsídeo. Tem um domínio N-terminal e um domínio C-terminal[20] .

• Entre várias outras funções, desempenha um papel na formação de complexos com o genoma viral, facilitando a interação da proteína M necessária durante a montagem do virião, e aumenta a eficiência da transcrição do vírus

• Cada domínio da proteína N pode ligar-se ao ARN aumenta a afinidade da proteína N pelo ARN viral

• A proteína N forma uma estrutura helicoidal simétrica com 9-13 nm de diâmetro, com um canal central de 3-4 nm, e liga-se ao longo do ARN do vírus com um aspeto de cordão.

• A principal função da proteína N é estabilizar o ARN viral, no entanto, também ajuda na entrada na célula hospedeira e na interação com processos celulares após a fusão viral

• A proteína N contribui, em última análise, para o empacotamento do genoma viral encapsidado nas partículas virais, interagindo com a proteína M e a nsp3, que é um componente do complexo da replicase que facilita a ligação ao complexo replicase-transcriptase (RTC).

• Contém três domínios altamente conservados e distintos, nomeadamente, um NTD, um domínio de ligação ao ARN ou uma região de ligação (LKR) e um CTD.

• O NTD liga-se à extremidade 3= do genoma viral, talvez através de interacções electrostáticas, e é altamente divergente tanto em comprimento como em sequência

• O LKR carregado é rico em serina e arginina e é também conhecido como o domínio SR (serina e arginina)

• O LKR é capaz de interagir diretamente com o ARN in vitro e é responsável pela sinalização celular

• Também modula a resposta antiviral do hospedeiro, actuando como antagonista do interferão (IFN) e da interferência do ARN

• A proteína N do SARS-CoV-2 possui cinco mutações de aminoácidos, sendo duas na região intrinsecamente dispersa (IDR; posições 25 e 26), uma na NTD (posição 103), LKR (posição 217) e CTD (posição 334)[23]

Proteína hemaglutinina-esterase (HE)

S Esta proteína encontra-se apenas em alguns β-coronavírus.

S A proteína HE está localizada no interior do envelope viral como um dímero que forma projecções curtas de 5-10 nm (Fig. 21).

S A proteína HE liga-se aos ácidos siálicos presentes nas glicoproteínas localizadas na superfície do virião[23] .

S Em conjunto, a ligação ao ácido siálico e a atividade de esterase facilitam a entrada do vírus na célula hospedeira, mediada pela proteína S.

S Funciona como cofator da proteína S, contribuindo para a fixação viral e o trânsito através da mucosa extracelular

CAPÍTULO 1

ETIOLOGIA

O Coronavírus da Síndrome Respiratória Aguda Grave - 2 (SARS-CoV-2) pertence ao subgénero Sarbeco virus da família Coronaviridae. É o sétimo coronavírus conhecido por infetar seres humanos. É um beta coronavírus previamente desconhecido que foi descoberto em amostras de lavagem broncoalveolar colhidas de grupos de doentes que apresentaram pneumonia de causa desconhecida na cidade de Wuhan, província de Hubei, China, em dezembro de 2019[20] .

O Bat-CoV-RaTG13 é um vírus corona identificado em morcegos em Yunnan, China. A sequência do genoma completo do SARS-CoV-2 é 96% idêntica à do Bat-CoV-RaTG13. As sequências do domínio de ligação ao recetor na proteína spike (S) são semelhantes tanto no SARS-CoV-2 como no pangolin-CoV, sugerindo uma ligação eficiente de ambos os vírus ao recetor humano da enzima conversora da angiotensina 2. Esta evidência genética indica que o pangolim-CoV é um provável antepassado do SRA-CoV-2 (Fig. 22).

Os coronavírus são uma grande família de vírus RNA com envelope. Alguns deles causam doenças nas pessoas (por exemplo, constipação comum, SARS, MERS) e outros circulam entre os mamíferos e nas aves[24] . Muito raramente, os coronavírus animais podem propagar-se aos seres humanos e, subsequentemente, propagar-se entre as pessoas. Quando a propagação da COVID-19 começou, o vírus parecia estar contido na China e no navio de cruzeiro "Diamond Princess", que formavam os principais aglomerados do vírus.

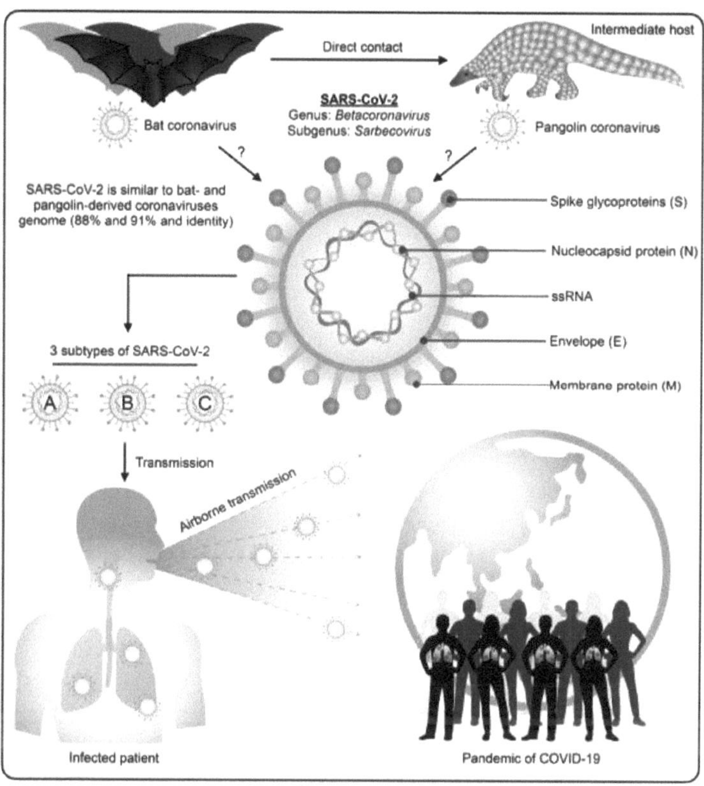

Figura 22: Etiologia da COVID-19[24]

CAPÍTULO 2

TRANSMISSÃO DA INFECÇÃO

A transmissão da infeção é fundamental para a causa de uma doença, e os modos de transmissão dos agentes patogénicos são complexos e diversos. É necessário um conhecimento profundo do modo de transmissão de um agente infecioso para compreender a evolução de uma doença, a sua transformação em epidemia ou pandemia, o que, por sua vez, nos permite determinar as estratégias para a controlar e conter[18].

Uma cadeia de infeção[21] é estabelecida quando um agente infecioso sai do seu reservatório ou hospedeiro através de um ponto de saída (portal de saída), é transportado por um modo de transmissão e entra no corpo de um hospedeiro suscetível através de um ponto de entrada apropriado (portal de entrada). O estabelecimento de uma cadeia de infeção é necessário para que ocorra uma infeção e a manutenção desta cadeia e a sua propagação de forma rápida provoca o desenvolvimento de uma epidemia (Fig. 24).

A intervenção humana na natureza, o comércio de animais selvagens e, especialmente, o consumo de animais selvagens, tornou possível a transmissão do coronavírus dos animais para os seres humanos. Desta forma, o coronavírus do morcego, depois de ter sido transmitido ao hospedeiro intermediário e de uma pequena alteração no poder de transmissão do vírus, foi transmitido aos seres humanos. O vírus espalhou-se rapidamente entre os seres humanos na China e da China para mais de duzentos países. A propagação dos vírus zoonóticos depende da fonte do agente patogénico, do número de pessoas infectadas, da facilidade e rapidez de transmissão da infeção e da gravidade clínica da doença. O número de reprodução do SARS-CoV-2 é de **3,28**[22], pelo que a sua transmissibilidade é superior à do SARS-CoV e do coronavírus da síndrome respiratória do Médio Oriente (MERS-CoV). O vírus pode ser transmitido de animal para humano, de humano para humano e de humano para animal[26].

Evento de transmissão:

A transmissão de um vírus de uma pessoa para outra depende de quatro variáveis (Fig. 23):

1. A natureza do vírus
2. A natureza do transmissor
3. A natureza do transmissor (a pessoa que será infetada)
4. A definição da transmissão[18].

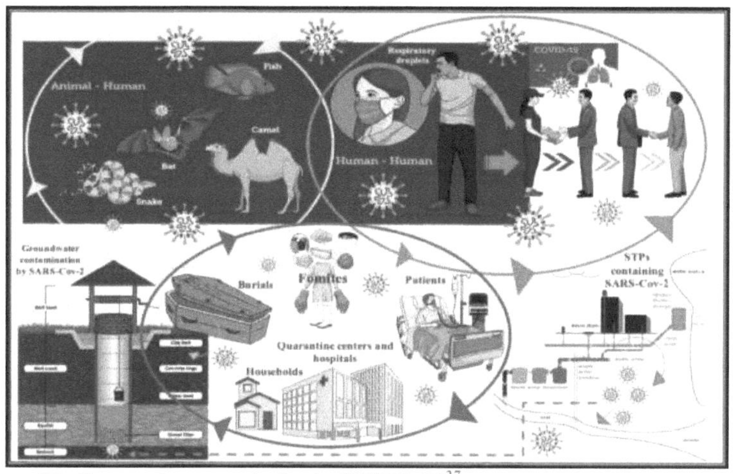

Figura 23: Evento de transmissão da COVID-19[27]

DINÂMICA DA TRANSMISSÃO:

Reservatório:

O reservatório de um agente patogénico é o habitat ou casa onde este encontra condições adequadas que lhe permitem residir, crescer e multiplicar-se durante um longo período de tempo. O reservatório pode ser vivo ou não vivo e pode incluir seres humanos, animais ou o ambiente. As doenças infecciosas comuns, como o sarampo e a papeira, têm reservatórios humanos[1].

Transportadora:

Um portador é uma pessoa que alberga o agente patogénico e pode transmiti-lo a outros, mas não tem a doença. Estes portadores saudáveis assintomáticos são fontes importantes de transmissão de agentes patogénicos a outro hospedeiro suscetível. Durante a atual pandemia, o coronavírus propagou-se através destes tipos de portadores saudáveis. Os jovens também são infectados, mas não apresentam quaisquer sinais de doença. Circulam na sociedade e continuam a infetar outras pessoas. O relatório da OMS sublinha que, dos cerca de 3664 casos notificados fora da China, 92 foram detectados quando aparentemente assintomáticos[26].

Do mesmo modo, muitos agentes patogénicos residem em animais e, ocasionalmente, saltam dos animais para os seres humanos. O VIH, o Ébola e a SRA evoluíram a partir de animais para causar doenças generalizadas nos últimos tempos. Pensa-se que o reservatório ecológico do SARS-CoV-2 são os morcegos, a partir dos quais a doença se propagou aos seres humanos.

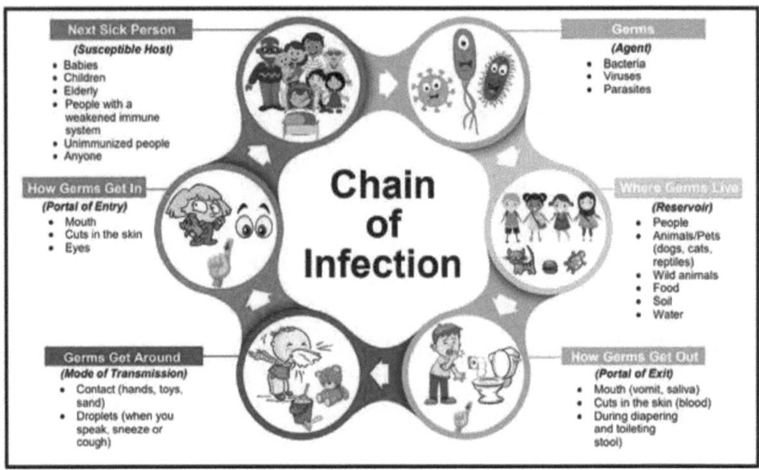

Figura 24: Cadeia de infeção[26]

Portal de saída:

O caminho seguido pelo agente patogénico para sair do corpo do hospedeiro é designado por portal de saída. Por exemplo, as bactérias causadoras da tuberculose saem através do trato respiratório, e o Vibrio cholerae (bactéria que causa a cólera) sai através das fezes. O portal de saída do SARS-CoV-2 é principalmente o nariz e a boca[22].

Modo de transmissão:

Existem vários modos de transmissão de um agente patogénico do reservatório para um hospedeiro suscetível. Este hospedeiro continua a propagar o agente patogénico a outras pessoas e prossegue a cadeia de infeção[1].

A OMS tinha afirmado que as gotículas geradas por uma pessoa infetada ao tossir, espirrar ou falar são a via crucial de transmissão do 2019-nCoV, para além do contacto com superfícies contaminadas sem lavar as mãos.

Contacto direto e disseminação de gotículas:

A transmissão respiratória é o modo de transmissão dominante. O contacto direto com um indivíduo infetado e a propagação por gotículas de uma pessoa infetada são dois modos importantes de transmissão da infeção por coronavírus. A propagação por gotículas refere-se à pulverização de agentes patogénicos através de aerossóis relativamente grandes e de curto alcance produzidos por espirros, tosse ou mesmo pela fala. Através da propagação por gotículas, o agente patogénico é transmitido por pulverização direta ao longo de alguns metros, antes de as gotículas caírem no chão[25].

Tamanho das gotículas de saliva:

O facto de as gotículas poderem viajar para longe ao longo do fluxo de ar depende em grande medida do seu tamanho. A maioria das infecções respiratórias transmissíveis é propagada através de grandes gotículas a curta distância ou através do contacto com superfícies contaminadas[28] .

As gotículas grandes (o que significa diâmetro > 60 μm) tendem a assentar rapidamente no ar, pelo que o risco de transmissão de agentes patogénicos é limitado aos indivíduos que se encontram na proximidade da fonte de gotículas de saliva.

As gotículas pequenas (cujo diâmetro médio é ≤ 60 μm) podem estar envolvidas na transmissão de curto alcance (distância entre indivíduos inferior a 1 m). As gotículas pequenas têm mais hipóteses de se evaporarem em núcleos de gotículas (diâmetro < 10 μm) num ambiente favorável, tornando-se então potenciais para a transmissão de aerossóis a longa distância.

Geração de gotículas de saliva por uma pessoa:

As gotículas de saliva são geradas ao falar, respirar, tossir ou espirrar e formam-se como partículas numa mistura de humidade e núcleos de gotículas de agentes patogénicos. A quantidade, a distância e o tamanho das gotículas de saliva variam de pessoa para pessoa, o que indica que a força da infeção e a via de transmissão das gotículas de saliva diferem quando se contrai o mesmo agente patogénico (Fig. 25).

"Uma tosse pode gerar 3000 núcleos de gotículas de saliva, o que equivale quase a quantidade produzida durante uma conversa de cinco minutos. Um espirro pode gerar cerca de quarenta mil gotículas de saliva que atingem vários metros no ar"[26] .

Uma expiração normal pode gerar gotículas de saliva que atingem a distância de 1 m no ar. As gotículas de saliva grandes, com mais massa, tendem a cair de forma balística no chão e as gotículas de saliva pequenas viajam como uma nuvem ao longo de uma distância maior através do fluxo de ar. Por outro lado, como as gotículas são demasiado pesadas para serem transportadas pelo ar, pousam nos objectos e superfícies que rodeiam a pessoa. Outras pessoas ficam infectadas com a COVID-19 ao tocarem nestes objectos ou superfícies contaminados e, posteriormente, ao tocarem nos olhos, nariz ou boca[26] .

Para a propagação do SARS-CoV-2, é necessário o contacto próximo entre duas pessoas (uma infetada e a outra saudável). Neste caso, o agente patogénico é transmitido por contacto físico entre dois indivíduos através de acções como tocar, beijar, apertar as mãos ou abraçar. Por conseguinte, verificou-se que a COVID-19 se propaga principalmente entre os membros da família, os profissionais de saúde que tratam estes doentes e outras pessoas que entram em contacto com uma pessoa infetada.

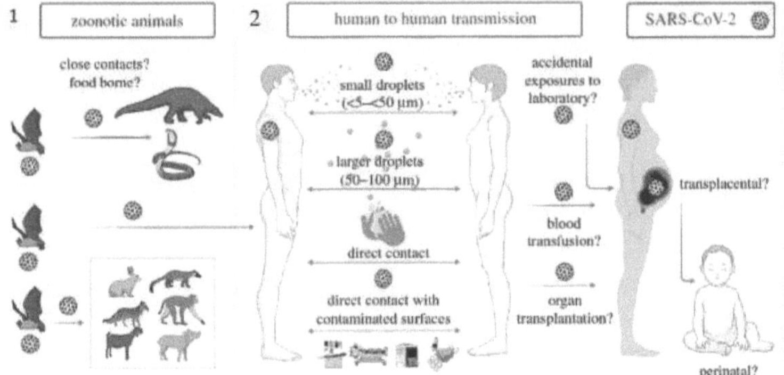

Figura 25: Potenciais vias de transmissão do SARS-CoV-2[25]

Transmissão por via aérea:

Os aerossóis são suspensões de partículas no ar, líquido ou sólido, com tamanhos que variam entre 0,001 e mais de 100 µm[20] . As gotículas infecciosas suficientemente pequenas determinam a transmissão de aerossóis a longa distância, que se mantém quase indefinidamente no ar e é transmitida a grandes distâncias (distância entre indivíduos superior a 1 m)[26] .

A transmissão por via aérea ocorre quando os agentes patogénicos são transportados por poeiras ou núcleos de gotículas que permanecem suspensos no ar. Evidência atual[25] mostrou que o CoV-2 da SRA foi detectado em amostras de ar até 3 horas em modelos experimentais. Gou et al.[26] descobriram que as amostras de ar eram positivas em muitos locais diferentes das enfermarias (Fig. 26). No entanto, quando Cheng et al.[26] recolheram 8 amostras de ar a uma distância de 10 cm do queixo do doente, com ou sem o uso de uma máscara cirúrgica, não conseguiram detetar o SARS CoV-2. A transmissão por via aérea da COVID-19 foi confirmada pelo CDC (Centro de Controlo de Doenças). Num estudo do Irão[20] , os autores referiram que todas as amostras de ar recolhidas a 5 m em redor dos doentes eram negativas. Uma vez que existem muitas semelhanças entre os dois vírus da SRA e os dados sobre o transporte de vírus em geral, é altamente provável que o vírus SARS-CoV-2 também se transmita por via aérea.

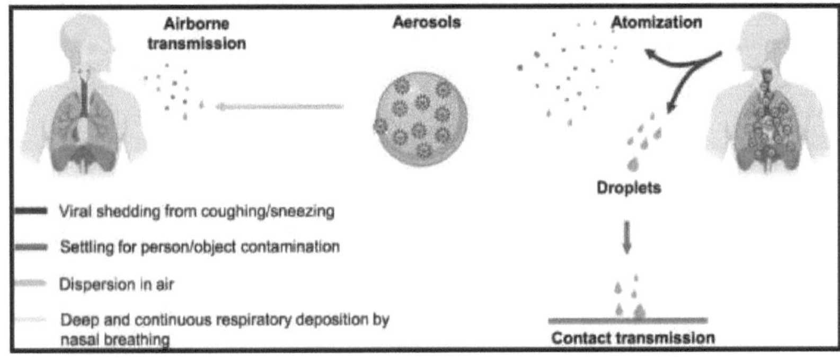

Figura 26: Transmissão aérea de partículas infecciosas[25]

Quadro 3: Reduzir a transmissão do SARS-CoV-2[18]

Via de transmissão	Prevenção
1. (Macro-)Gotas (> 5 µm)	Máscaras faciais + distanciamento social
2. Aerossol (microgotas, ≤ 5µm)	• Máscaras faciais • Melhoria da ventilação (abrir portas e janelas; atualizar os sistemas de ventilação) • Filtragem de ar melhorada • Evitar locais com muita gente e fechados espaços
3. Fomitas	Lavagem das mãos

Transmissão através de veículos:

Os alimentos, a água, o sangue e os fómites (objectos inanimados como lenços, máscaras, toalhas e instrumentos cirúrgicos) podem transmitir agentes patogénicos. De acordo com o CDC dos EUA, o novo coronavírus não foi detectado na água potável.

Embora tenha sido detectado nas fezes de alguns pacientes com COVID-19, não houve relatos de transmissão fecal-oral da COVID-19. No entanto, foi detectado e notificado SARS-CoV-2 viável nas fezes de doentes com COVID-19, e o ARN do vírus foi encontrado nos esgotos, o que levanta a possibilidade de transmissão fecal-oral (Fig. 27). A deteção do ARN do SARS CoV-2 em amostras fecais de doentes com amostras negativas do trato respiratório durante uma média de 11 dias pode ser importante[20] . A presença de doentes com diarreia, a descoberta de amostras fecais positivas para o SRA CoV por RT-PCR (Reverse transcriptase-Polymerase Chain Reaction) e a deteção de vírus vivo nas fezes sugerem que as fezes são infecciosas .[27]

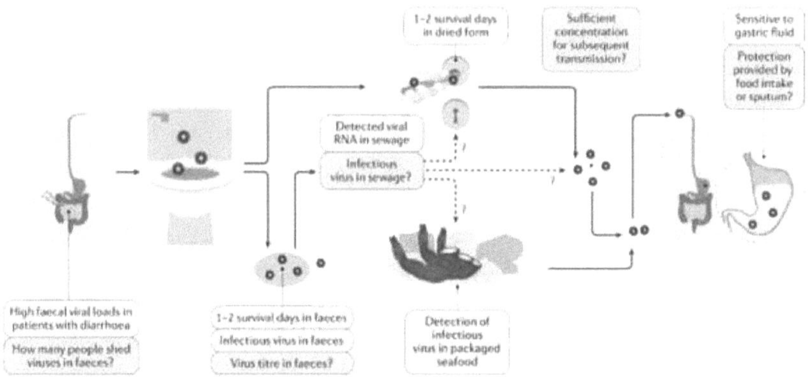

Figura 27: Transmissão fecal-oral do SARS-CoV-2

Mesmo que o envolvimento gastrointestinal ou a expetoração digerida tenha sido a origem da existência do vírus nas fezes, este facto dá-nos outra razão para dar importância às boas práticas de higiene. Os dados disponíveis indicam que a COVID-19 é transmitida a contactos próximos através de fómites. As toalhas, os lenços, as roupas e as máscaras podem ser fontes de infeção para os familiares e os profissionais de saúde. Por conseguinte, a eliminação adequada de máscaras, luvas e batas usadas é crucial para evitar a propagação do vírus.

Transmissão materno-fetal:

A transmissão intra-uterina ou transplacentária de mulheres grávidas infectadas para os seus fetos é outro ponto importante de transmissão. De acordo com um estudo realizado por Schwartz DA[23] , 38 mulheres grávidas com COVID-19 não apresentavam sinais de transmissão intra-uterina do SARS CoV-2 das mães para os fetos. Os estudos[29, 30] também sublinharam que o curso da COVID-19 foi normal em mulheres grávidas, ao contrário do que aconteceu com a SRA e a MERS (Fig. 28).

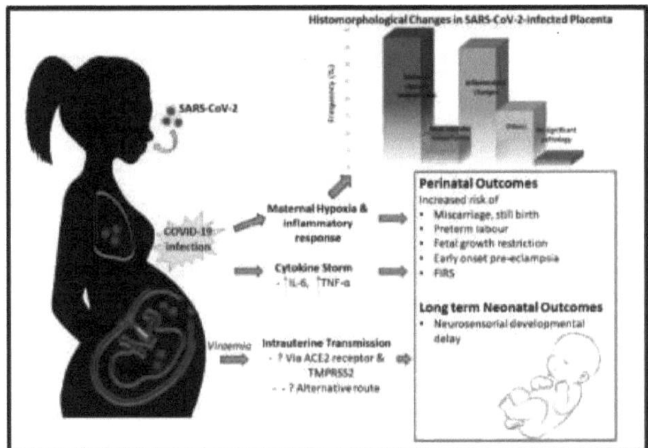

Figura 28: Interação materno-fetal após infeção por SARS-CoV-2 e resultados adversos na gravidez[31]

Transmissão por vectores:

Os vectores, como os mosquitos, as moscas, as pulgas e as carraças, transportam frequentemente agentes patogénicos e transmitem doenças. Até à data, não há provas de transmissão da COVID-19 por vectores.

Portal de entrada:

O portal de entrada significa o local e a forma como um agente patogénico entra no corpo de um hospedeiro suscetível. O trato respiratório é o portal de entrada do SARS-CoV-2.

Anfitrião:

Um hospedeiro suscetível é o elo final da cadeia de infeção. A suscetibilidade depende de factores genéticos, factores nutricionais, imunidade específica e muitos factores não específicos que afectam a capacidade de um indivíduo resistir ao agente patogénico. Uma vez que o SARS-CoV-2 é uma nova estirpe do vírus corona, não existe praticamente nenhuma imunidade contra ele na população em geral. Por este motivo, a infeção está a propagar-se rapidamente e transformou-se numa pandemia[1] .

Avaliação do risco de transmissão

Compreender o risco de infeção é importante para combater o vírus. A professora Erin Bromage, da Universidade de Massachusetts Dartmouth, desenvolveu uma fórmula fácil[21] :

Infeção bem sucedida = Volume de exposição ao vírus × tempo de exposição

Alguns locais de alto risco têm normalmente grandes volumes de partículas virais ou baixos volumes de vírus, mas exigem um período de exposição alargado. Foi registado um surto maciço num matadouro alemão em que o vírus se propagou até 8 m através do sistema de ventilação (arrefecimento do ar), infectando cerca de um terço dos 7000 empregados.

Quadro 4: Risco de transmissão

	Baixo volume	Volume elevado
Muito tempo	Local de trabalho Navio de cruzeiro Centros comerciais Parques de diversões	Restaurantes/bares Casamentos/funerais/aniversários Concertos Reuniões Eventos desportivos Instalações de embalagem de carne Prisões Residências assistidas
Tempo curto	Seguro Supermercado Ar livre-jogging/ caminhada	Casas-de-banho públicas Treino do coro Ginásios

PATOGENESE

O ciclo de replicação da infeção do vírus SARS-CoV-2 na célula hospedeira pode ser dividido em várias etapas principais[32] :

a) Fixação e entrada de células
b) Transcrição da replicase viral
c) Transcrição e replicação genómica
d) Tradução de proteínas estruturais
e) Montagem e libertação de viriões.

RECONHECIMENTO CELULAR:

A invasão do vírus começa no trato respiratório superior. As partículas do vírus SARS-CoV-2 ligam-se aos receptores da enzima conversora de angiotensina 2 (ACE2) das células epiteliais nasais do hospedeiro (Fig. 29). Depois passam para os pulmões antes de entrarem nas células de outros órgãos que apresentam ACE2

na sua superfície, tais como, intestino, coração, rim, testículo e endotélio vascular[20]
.

Foi demonstrado que as proteínas S necessitam de uma clivagem proteolítica para ativar o seu potencial de interação com a ECA2. Furina, catepsinas, tripsina, proteases do tipo tripsina das vias respiratórias humanas e serina protease transmembranar para ativar a clivagem das proteínas S em subunidades S1 e S2.
As proteínas Spike do SARS-CoV-2 (proteínas S) requerem a interação com os receptores da enzima conversora da angiotensina (ACE2) para entrar nas células hospedeiras por duas vias: via endossomas ou via fusão ou adesão à membrana plasmática.
O segmento S1 liga-se ao terminal N extracelular da ACE2, enquanto as alterações conformacionais da subunidade S2 permitem a fusão entre a membrana da célula hospedeira e o envelope viral para iniciar a internalização do complexo vírus/recetor por endocitose[23] .

TRADUÇÃO E REPLICAÇÃO:

Uma vez libertado no citoplasma da célula, o genoma do vírus será traduzido como ARNm pela maquinaria da célula hospedeira e gerará enzimas essenciais (complexo Nsp 1-16) para a síntese de ARN (incluindo Nsp12 - ARN polimerase dependente de ARN, RdRp; Nsp13 - helicase de ligação ao zinco, HEL), revisão (Nsp 14) e encapsulamento (complexo Nsp14-Nsp16).

GERAÇÃO DE VIRIÕES:

O retículo endoplasmático é o local onde ocorre a montagem das partículas virais e o aparelho de Golgi das células hospedeiras[25] .
Os viriões que se formam são libertados da célula por exocitose ou morte celular. Alguns dos viriões são expulsos, enquanto outras partículas permanecem em circulação no corpo e interagem com os receptores ACE2 para causar a infeção invasiva (Fig. 31).

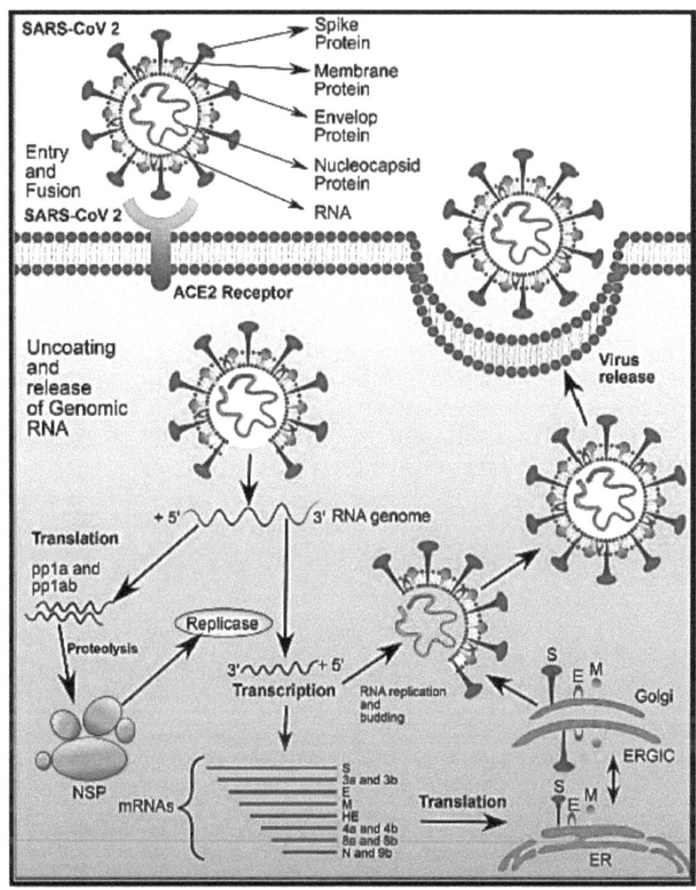

Figura 29 - Patogénese do SARS-CoV-2

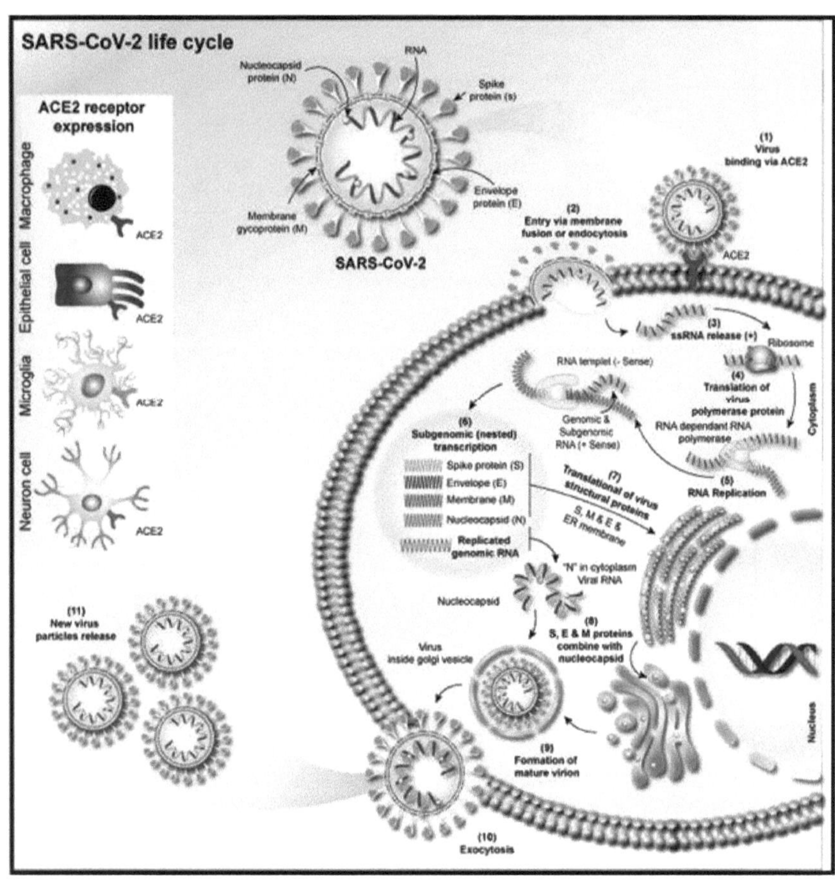

Figura 30: Ciclo de vida do SARS-CoV-2 em células *hospedeiras susceptíveis ao vírus32*

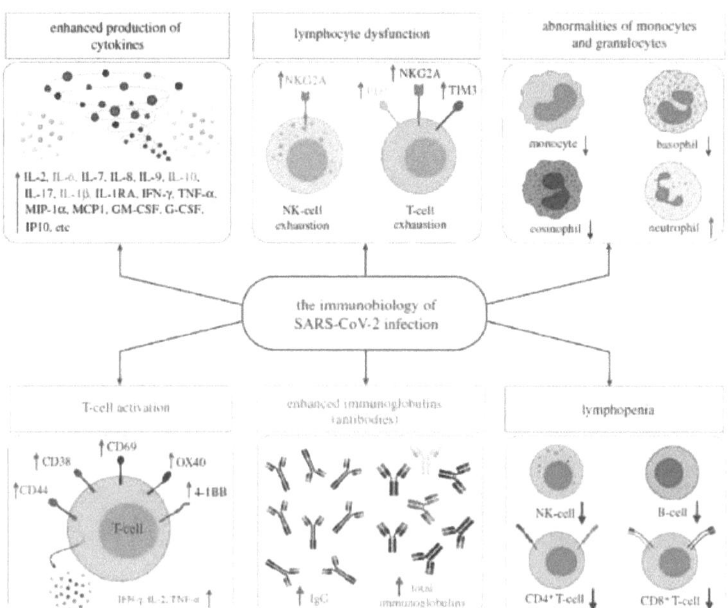

Figura 31: Respostas imunitárias ao SARS-CoV-2 [17]

<u>RESPOSTAS IMUNES AO SARS-CoV-2</u>:

- Neutrofilia
- Monocitopenia
- Linfócitos

epidemiologia da atual pandemia de COVID-19 dá-nos uma melhor compreensão do padrão de crescimento da doença e da propagação da infeção. Estudos epidemiológicos revelaram que milhões de vidas desapareceram devido a estes surtos pandémicos.

Epidemiologia[26] é definida pela OMS como "O estudo da distribuição e dos factores determinantes dos acontecimentos ou estados relacionados com a saúde (incluindo a doença) e a aplicação deste estudo ao controlo das doenças e de outros problemas de saúde" (Fig. 32). Podem ser utilizados vários métodos para efetuar investigações epidemiológicas: a vigilância e os estudos descritivos podem ser utilizados para estudar a distribuição; os estudos analíticos são utilizados para estudar os determinantes.

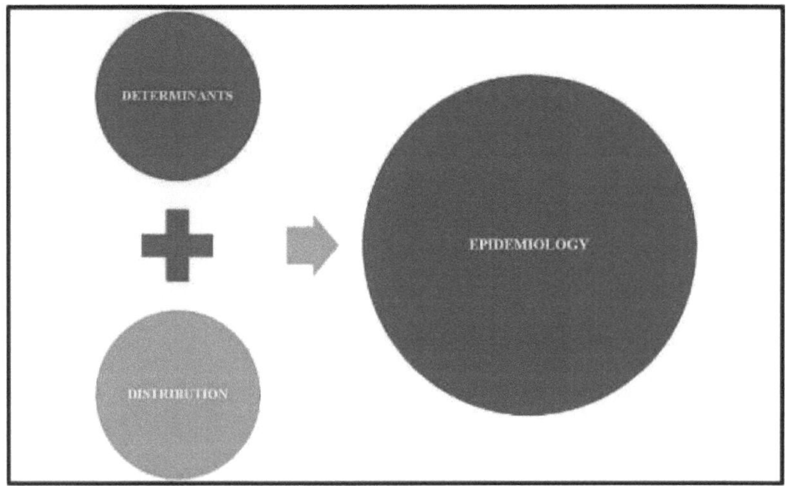

Figura 32: Epidemiologia

Tríade epidemiológica

Para compreender o desenvolvimento de uma doença infecciosa como a COVID-19 num corpo humano, é utilizado um modelo convencional em todo o mundo: a chamada tríade epidemiológica, que também pode ser designada como triângulo epidemiológico devido à sua estrutura semelhante a um triângulo, como se mostra abaixo (Fig. 33). Esta tríade é constituída por um agente causador de doença, um hospedeiro suscetível (ser humano) e um ambiente que coloca o agente e o hospedeiro em proximidade. Uma doença ocorre quando o agente interage com o hospedeiro suscetível num ambiente que suporta ou permite a transmissão do agente para o hospedeiro[33] .

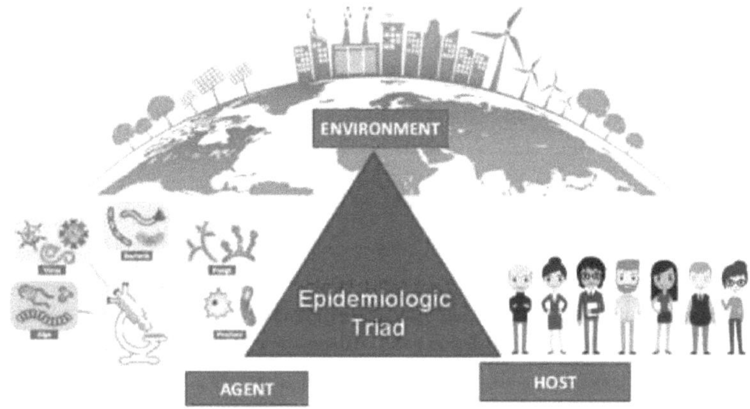

Figura 33: Tríade epidemiológica

DETERMINANTES:

Agente:

Os agentes ou microrganismos causadores de doenças são também designados por agentes patogénicos. Estes incluem bactérias, vírus, fungos e protozoários. O desenvolvimento de uma doença depende de vários factores relacionados com estes agentes, como a sua patogenicidade (capacidade de causar uma doença) e quantidade. A simples presença de microrganismos no ambiente não é suficiente para causar uma "doença". Normalmente, quanto maior o número de agentes patogénicos no corpo, mais grave é a doença, e o mesmo foi observado na COVID-19[18].

Bactérias:

As bactérias são organismos microscópicos capazes de produzir muitos tipos de doenças. A cólera, a peste e a febre tifoide são algumas das doenças mais importantes causadas por bactérias. As bactérias têm a capacidade de se reproduzir sozinhas dentro do corpo humano, aumentando assim a gravidade de uma doença. Algumas delas têm forma redonda e outras têm forma de bastonete. Nalgumas, o corpo apresenta uma estrutura semelhante a um pelo.

Fungos:

Os fungos são outro tipo de agentes patogénicos microscópicos. As infecções cutâneas e a pneumonia são algumas das doenças importantes causadas por eles. Os fungos são frequentemente comparados com as plantas, porque são constituídos por muitas células, ao contrário das bactérias ou dos vírus. No entanto, não são capazes de produzir alimentos por si próprios. Por isso, dependem dos seres humanos e das plantas para a sua sobrevivência. Normalmente, causam infecções quando o hospedeiro tem baixa imunidade.

Protozoários:

Os protozoários são organismos unicelulares que se encontram em todo o mundo na maioria dos habitats. A maior parte das espécies são de vida livre, têm uma estrutura interna relativamente complexa e realizam actividades metabólicas complexas. Algumas espécies são consideradas comensais, ou seja, normalmente não são prejudiciais, enquanto outras são patogénicas e normalmente produzem "doenças". As infecções causadas por estas espécies variam de assintomáticas a situações de risco de vida. A malária é uma doença importante causada por protozoários.

Vírus:

Os vírus são também organismos microscópicos, muito mais pequenos do que as bactérias. Provocam doenças, como o sarampo, a varicela, a constipação comum, etc. Uma diferença importante entre um vírus e uma bactéria é que um vírus não é capaz de se multiplicar por si próprio, embora tenha o seu próprio material genético. Quando entra no corpo humano, liga-se a um recetor e entra na célula. Em seguida, utiliza a maquinaria da célula para se multiplicar várias vezes[21].

Os coronavírus têm uma forma esférica e são constituídos por partículas envelopadas que contêm ARN de cadeia simples. O envelope apresenta projecções de glicoproteínas em forma de clube. Ao microscópio eletrónico, as glicoproteínas do invólucro têm um aspeto de coroa (coronam é o termo latino para coroa) ou de halogéneo. Estes vírus são transmitidos de um hospedeiro para outro principalmente através de gotículas transportadas pelo ar. O vírus chega ao nariz do hospedeiro e invade o seu trato respiratório, onde começa a multiplicar-se localmente nas células. Provoca danos celulares e inflamação. A infeção leva à produção de anticorpos que acabam por eliminar o vírus do organismo e a infeção desaparece. Os anticorpos podem durar um ou dois anos, proporcionando imunidade para futuras infecções.

Os morcegos são o reservatório de uma grande variedade de coronavírus, incluindo vírus semelhantes ao síndroma respiratório agudo grave (SARS-CoV). O SARS-CoV-2 pode ter origem em morcegos ou em hospedeiros intermediários desconhecidos e atravessar a barreira das espécies para os seres humanos. As interacções vírus-hospedeiro afectam a entrada e a replicação do vírus[24].

FACTORES DE RISCO VIRAIS

A identificação dos factores de risco virais ajuda a definir estratégias para um diagnóstico e tratamento rápidos

O SARS-CoV-2 é um vírus corona com envelope positivo de ARN de cadeia simples (ssRNA). Dois terços do ARN viral, localizados principalmente no primeiro quadro de leitura aberta (ORF 1a/b), codificam 16 proteínas não estruturais (NSPs). A parte restante do genoma do vírus codifica quatro proteínas estruturais essenciais, incluindo a glicoproteína S, a pequena proteína do envelope (E), a proteína da matriz (M) e a proteína do nucleocapsídeo (N), e também várias proteínas acessórias. A glicoproteína S do SARS-CoV-2 liga-se a receptores da célula hospedeira, a enzima conversora de angiotensina 2 (ACE2) que é um passo crítico para a entrada do vírus. As possíveis moléculas que facilitam a invaginação da membrana para a endocitose do SARS-CoV-2 ainda não são claras. Outras proteínas do vírus podem contribuir para a patogénese[24] .

Transmissibilidade:

O reservatório primário do vírus, o número de pessoas infectadas e a via de transmissão são factores importantes na transmissão do vírus. O SARSCoV-2 é mais transmissível e o seu R_o é de 3,28. Sobrevivendo em aerossóis, infecta um número significativo de pessoas. O vírus é facilmente transmitido entre familiares, conhecidos e pessoas com contacto amigável com indivíduos infectados assintomáticos e doentes em grupo. O vírus também se transmite durante o período de incubação. Além disso, permanece durante muito tempo em teflon, vidro, luvas cirúrgicas e aço[26] .

Evolução viral:

A taxa de mortalidade por COVID-19 varia de país para país. Ao examinar a sequência de estirpes separadas em diferentes regiões, são observadas mutações nestas estirpes. Estas são mais elevadas nas ORFs 1a, S, 8, N e na RNA polimerase dependente de RNA (RdRp). As mutações afectam a replicação do vírus, a sua transmissão, as respostas imunitárias, a virulência do vírus, a resistência aos medicamentos e a adaptação a novos hospedeiros. Além disso, com o aparecimento de novas estirpes, devido à mutação, haverá a possibilidade de invasão da nova estirpe e a possibilidade de afetar crianças e adolescentes. Poderá eventualmente infetar pessoas que já tenham sido infectadas anteriormente porque os seus pulmões estão danificados, pelo que haverá a possibilidade de a doença ser grave e de se poder morrer, atrasando assim a produção de uma vacina que possa responder a todas as estirpes[18] .

Carga viral:

O SRA-CoV-2 e o seu recetor, ACE2, estão presentes nas células do trato respiratório inferior e nas células epiteliais da boca e da língua e multiplicam-se nestas células[33] . O vírus tem uma libertação viral durante muito tempo, mesmo até 37 dias (Fig. 34). A carga viral num doente assintomático é semelhante à dos doentes sintomáticos, mas o número é cerca de quatro vezes superior nos indivíduos assintomáticos do que nos doentes sintomáticos;

Por conseguinte, podem infetar um número significativo de pessoas. O elevado número de vírus que entram no organismo aumenta a resposta imunitária inata. Esta provoca uma inflamação grave e uma tempestade de citocinas que pode pôr em perigo a vida do doente.

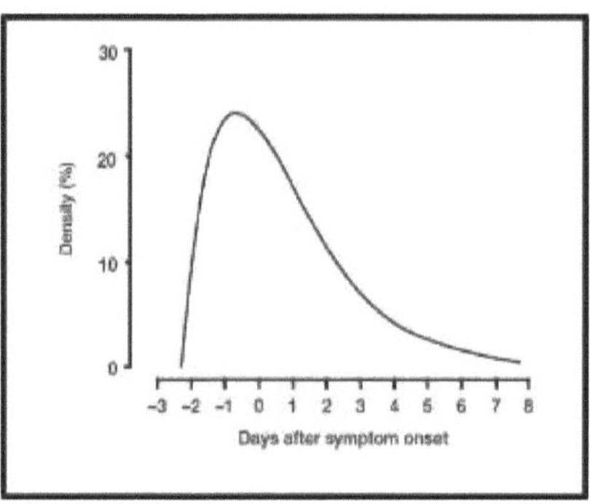

Figura 34: Densidade da carga viral da COVID-19

Anfitrião:

Na tríade epidemiológica, o hospedeiro é um ser humano ou um animal que sofre ou alberga os agentes causadores da doença. O hospedeiro pode ficar doente ou permanecer assintomático e transportar o agente silenciosamente, propagando-o na comunidade[34] .

As pessoas não são igualmente susceptíveis à doença. Existem vários factores intrínsecos ao hospedeiro, denominados factores de risco, como a idade, o sexo, a raça, o estado imunitário, os hábitos de fumar e de beber, a toxicodependência, a profissão, o estado nutricional, a composição genética, a coexistência com outras doenças e a constituição psicológica, que determinam a suscetibilidade à doença (Fig. 35).

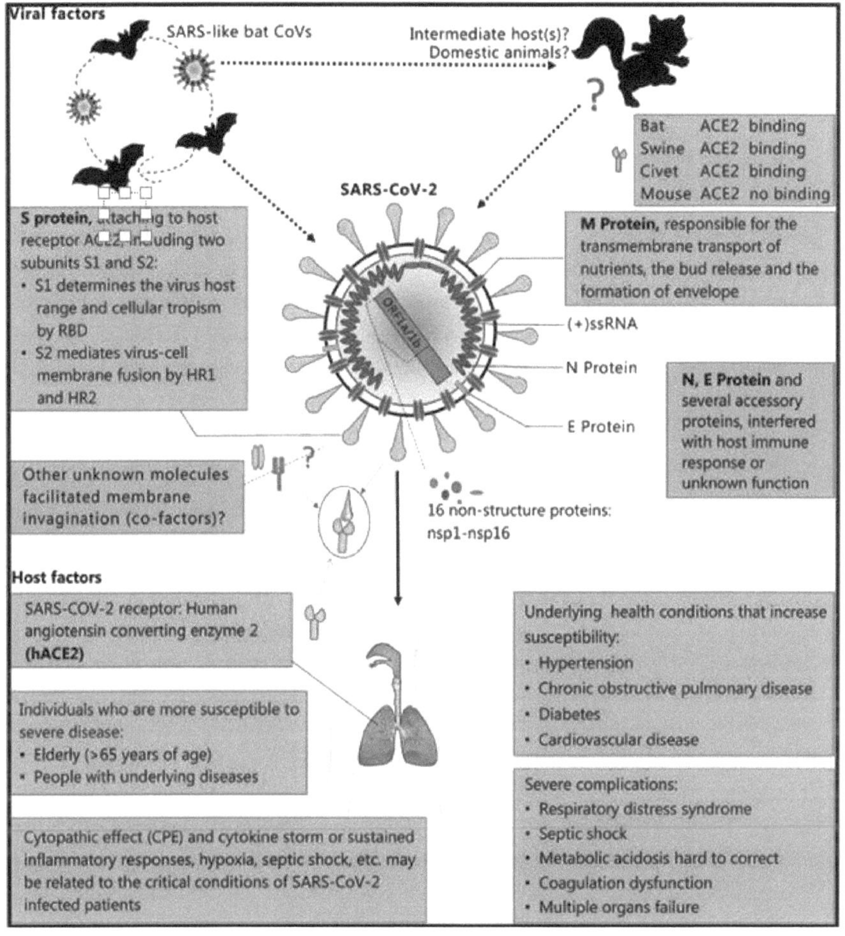

Figura 35: Factores virais e do hospedeiro que influenciam a patogénese do SARS-CoV-2[24]

43

FACTORES DE RISCO DO HOSPEDEIRO:

Os factores de risco são agentes que aumentam o risco de doença ou infeção. Os factores de acolhimento mais importantes para a infeção e a COVID-19 são os seguintes[35].

Idade avançada:

O SARS-CoV-2 pode infetar todas as idades, mas é muito menos comum em pessoas com menos de 14 anos de idade e é frequentemente assintomático nos jovens. Com a idade, a COVID-19 aumenta, pelo que o envelhecimento se torna um fator de risco para a doença (Fig. 36). As pessoas de meia-idade são geralmente infectadas na comunidade, mas as pessoas mais velhas são geralmente infectadas por tosse e espirros de outros familiares e conhecidos infectados ou por hospitalização. A taxa de mortalidade é mais elevada nas pessoas idosas. O envelhecimento afecta negativamente a função pulmonar e atrasa a ativação do sistema imunitário adquirido; em consequência, o vírus pode tornar-se mais replicável, produzindo mais respostas pró-inflamatórias e aumentando o risco de morte[35].

Género:

Os homens são mais sensíveis ao SARS-CoV-2, pelo que o sexo masculino é um dos factores de risco da COVID-19. Parece que, devido ao facto de esta doença ser adquirida na comunidade e de os homens estarem mais fora de casa devido às condições de trabalho e estarem mais presentes na comunidade, em alguns países como o Irão, é mais provável que sejam infectados. Uma proteína denominada A disintegrina e metaloprotease 17 (ADAM17) é mais expressa nos pulmões e no fígado, estando envolvida na libertação de proteínas de superfície como a ACE2[25]. O aumento da ADAM17 aumenta a libertação e, consequentemente, a quantidade de ACE2 solúvel, que é um meio de bloquear a entrada do SARS-CoV-2 nas células. Coronavírus - Um Inimigo Invisível: Uma Revisão sobre a sua Pandemia O estradiol, que está presente em elevada concentração nas mulheres, aumenta a expressão e a atividade da ADAM17, aumentando assim, em última análise, a ACE2 solúvel nas mulheres e pode ser uma das causas da redução da prevalência da COVID-19 nas mulheres em comparação com os homens.

Diabetes:

A diabetes é a doença metabólica mais comum no mundo. É uma doença que enfraquece o sistema imunitário. O número de pessoas com diabetes no mundo está a aumentar, especialmente nos países em desenvolvimento. Os investigadores demonstraram que a diabetes aumenta o risco de COVID-19. Os doentes diabéticos são menos reactivos ao tratamento e têm um maior risco de morte. Nos doentes diabéticos, a imunidade inata é prejudicada devido aos elevados níveis de glicose no sangue, pelo que a glicosilação das citocinas perturba a função das citocinas dependentes dos linfócitos T auxiliares do tipo I (Thl). A microangiopatia pulmonar, os danos nos tecidos causados pelo stress oxidativo na hiperglicemia e a inflamação pulmonar predispõem os doentes à COVID-19, tal como acontece com os doentes susceptíveis à tuberculose[33] .

Hipertensão arterial:

A hipertensão é frequentemente uma doença genética que é exacerbada por estímulos externos, como o estilo de vida, a alimentação e o stress. Com a idade, a pressão arterial também aumenta, geralmente devido a uma doença como a aterosclerose. Os investigadores descobriram que a COVID-19 e a sua taxa de mortalidade são elevadas nestes indivíduos. Como o SARSCoV-2 entra nas células através dos receptores ACE2, pensou-se que o vírus estava ligado ao sistema renina-angiotensina-aldosterona (RAAS) através do ACE2. Assim, a medicação com bloqueadores dos receptores da angiotensina (BRA), como o losartan, pode estar associada a um aumento da expressão da ACE2 na suscetibilidade à COVID-19. Aparentemente, é provável que a pressão arterial elevada aumente a mortalidade por COVID-19, afectando a função pulmonar e prejudicando o fornecimento de oxigénio[35] .

Doenças cardiovasculares:

Os doentes com doenças cardiovasculares são mais sensíveis à COVID-19. A razão pode estar relacionada com a expressão do ACE2 nos miócitos e nos fibroblastos vasculares. A presença do vírus nas células cardiovasculares pode danificá-las e estimular a infiltração de células inflamatórias mononucleares no tecido cardíaco e a inflamação irá exacerbar a doença.

Malignidade:

O cancro é o crescimento anormal das células que resulta de mutações no ADN, especialmente nos genes de reparação do ADN danificados, e de uma mutação nos proto-oncogenes. Os doentes com cancro são mais susceptíveis à infeção do que os indivíduos não cancerosos, porque o crescimento e a proliferação das células imunitárias estão enfraquecidos devido à malignidade e aos processos terapêuticos, como a quimioterapia; por conseguinte, será criado um estado imunossupressor no organismo[36] . Assim, os doentes com cancro têm maior probabilidade de desenvolver COVID-19 do que os não cancerosos. Além disso, o desenvolvimento do estado de crise em doentes oncológicos com COVID-19 é maior do que em indivíduos não oncológicos.

Outros factores de acolhimento:

Outros factores podem aumentar o risco da doença COVID-19 ao enfraquecer a função pulmonar, a circulação cardíaca, a excreção de produtos residuais, bem como ao enfraquecer o sistema imunitário. Podem ser mencionados os seguintes factores: doença pulmonar obstrutiva crónica (DPOC), doença renal crónica, desnutrição, imunodeficiência, genótipos específicos de interleucinas e interferões, asma, doenças auto-imunes como a esclerose múltipla, a artrite reumatoide e o lúpus eritematoso sistémico, doença cerebrovascular e doença hepática crónica[35] .

Ambiente:

O ambiente inclui todos os factores externos que afectam o hospedeiro, o agente e as suas interacções. Inclui factores físicos, como a temperatura, a humidade e a geologia; factores socioeconómicos, como a pobreza, a poluição, o saneamento, a aglomeração, a disponibilidade de serviços de saúde e a constituição psicológica; e factores biológicos, como os insectos que transmitem o agente causador de uma doença.

FACTORES DE RISCO AMBIENTAIS

Aglomeração de pessoas:

Parece que a forma mais importante de transmissão do SARS-CoV-2 é a presença de pessoas desprotegidas em locais onde existe a possibilidade de uma pessoa infetada. Assim, a presença de uma pessoa em veículos públicos, como autocarros, metro, comboios e aviões, se não for respeitado o distanciamento social, será um fator de risco de contaminação. Além disso, a presença em lojas, santuários, competições desportivas e outros locais com muita gente pode aumentar o risco de contaminação[36] .

Baixa escolaridade:

A formação correcta e adequada é um fator importante para cortar a cadeia de transmissão; por conseguinte, as pessoas que não têm formação adequada neste domínio transmitem o vírus inconscientemente. Por exemplo, as pessoas sem formação que tentam distribuir desinfectantes entre os indivíduos podem provocar encontros sociais ou os profissionais de saúde

(HCWs) com equipamento de proteção individual (EPI), como batas, máscaras e luvas, que estavam presentes com os doentes; vão para os centros administrativos do hospital e contaminam o ambiente e, como o vírus permanece nos dispositivos durante muito tempo, oferecem a possibilidade de infetar pessoas.

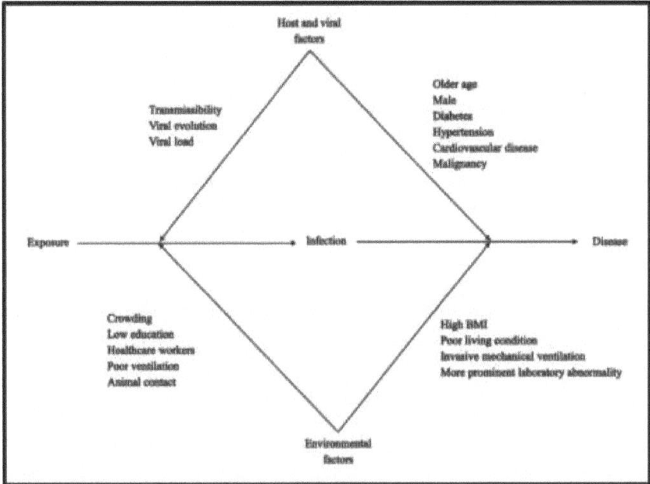

Figura 36: Factores de risco para a COVID-19[35]

Riscos profissionais:

A COVID-19 é uma doença profissional que infectou pela primeira vez pessoas que trabalhavam ou visitavam o mercado de marisco e de animais húmidos em

Wuhan. Devido à capacidade de o vírus se propagar rapidamente e de os doentes se dirigirem aos centros médicos, pode dizer-se que as pessoas mais susceptíveis de contrair a doença são os profissionais de saúde. Dos 138 doentes internados por COVID-19 no Hospital Zhongnan, em Wuhan, China, 40 doentes (29%) eram profissionais de saúde. Embora os profissionais de saúde utilizem alguns métodos de segurança, estão em risco de contrair o SARS-CoV-2 e quanto menos prestarem atenção às precauções de segurança, maior é a probabilidade de serem infectados. Os procedimentos que têm o potencial de produzir aerossóis e gotículas podem ser uma fonte potencial de contaminação, sendo o mais importante a entubação traqueal. Outros procedimentos contaminantes incluem a aspiração das vias aéreas, a ventilação não invasiva, a ventilação manual, a traqueotomia, a reanimação cardiopulmonar e a manipulação de máscaras de oxigénio em pessoas com COVID-19[27] . Outros trabalhos perigosos nas cidades incluem os varredores, que correm o risco de contaminação durante a eliminação de resíduos contaminados, e os motoristas de táxi e de autocarro, que correm o risco de contacto com pessoas assintomáticas.

Má ventilação:

Não existe uma vacina ou tratamento específico de longa duração para esta infeção, e as pessoas assintomáticas podem infetar outras, pelo que os locais onde o ar condicionado é deficiente podem infetar as pessoas. Assim, é essencial uma ventilação adequada em hospitais, clínicas, escritórios e bancos, e onde quer que haja uma reunião de pessoas, deve haver fluxo de ar.

Contacto com animais:

O vírus é transmitido do morcego para o ser humano através do hospedeiro intermediário. Pode estar presente nas fezes humanas e infetar outros animais. Ao examinar a presença de anticorpos em gatos, cães, macacos, bovinos e ovinos, é possível determinar quantos animais que estiveram em contacto com humanos estão infectados[27] . Estes animais podem ser capazes de atuar como morcegos reservatórios e infetar os aldeões e os veterinários que estão mais em contacto direto com os animais.

Outros factores ambientais:

Outros factores ambientais[36] que podem causar a COVID-19, bem como a sua forma grave, incluem falta de higiene, prisões, lares de idosos, dormitórios, más condições de vida, desemprego, índice de massa corporal (IMC) elevado, stress, apanhar o metro, comer num restaurante e anomalias laboratoriais mais proeminentes.

Para diagnosticar e compreender uma doença, o médico deve considerar o doente no contexto da população a que pertence. As doenças infecciosas muitas vezes não ocorrem isoladamente, mas sim num grupo de pessoas que são expostas ao agente a partir de uma única fonte. Os primeiros casos identificados em Wuhan foram considerados como tendo adquirido a infeção a partir de uma fonte animal, porque muitos referiram ter visitado ou trabalhado no Huanan Wholesale Seafood Market.

Outro fator ambiental que é crucial na atual pandemia é o historial de viagens. As pessoas com antecedentes de viagens à China, Itália, França, Irão e outros países afectados pelo coronavírus foram rastreadas e muitas foram colocadas em quarentena na Índia e em muitos outros países para controlar a propagação da infeção através da deteção precoce e do isolamento.

Uma combinação de factores como a sobrepopulação, a alteração do comportamento humano, as alterações ambientais, a falta de instalações de saúde adequadas e as viagens aéreas conduziu ao desenvolvimento de um ecossistema dominado pelo homem que proporciona condições favoráveis ao aparecimento de organismos microscópicos perigosos, especialmente vírus ARN de mutação rápida, que causam estragos nas pessoas e constituem ameaças existenciais para a humanidade.

FASES DE UMA PANDEMIA

A OMS desenvolveu várias fases de pandemias em 1999 e reviu-as em 2005 no contexto da pandemia de gripe, para ajudar os países na preparação para a pandemia e na planificação da resposta (Fig. 37). Estas fases ajudam a avaliar a propagação de uma pandemia e a aplicar medidas de atenuação[18].

<u>As seis fases são as seguintes:</u>

Fase 1: Não há registo de vírus que circulem entre os animais e que causem infecções nos seres humanos.

Fase 2: Sabe-se que um vírus da gripe animal que circula entre animais domesticados ou selvagens pode causar infecções nos seres humanos. Por isso, é considerado uma ameaça potencial de pandemia.

Fase 3: Um vírus reasortante da gripe animal ou humano-animal causou casos esporádicos ou pequenos grupos de doença em pessoas. No entanto, não resultou numa transmissão entre humanos suficiente para sustentar surtos a nível comunitário.

Fase 4: Verificou-se a transmissão entre humanos de um vírus da gripe animal ou humano-animal reassortante capaz de causar surtos a nível comunitário.

Fase 5: Propagação de um vírus de pessoa para pessoa em pelo menos dois países de uma região da OMS.

Fase 6: Surtos a nível comunitário em pelo menos um outro país de uma região diferente da OMS, para além dos critérios da fase 5.

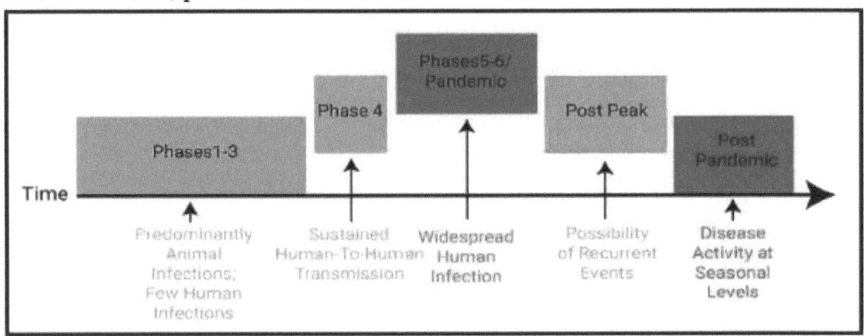

DISTRIBUIÇÃO:

CURVA EPIDÉMICA DA INFECÇÃO

• Uma curva epidémica de infeção[33] é um gráfico estatístico utilizado em epidemiologia para visualizar o início do surto de coronavírus.

• Numa curva epidémica, existem três zonas: fase crescente, fase de planalto e fase de declínio (Fig. 38).

Fase de crescimento:

• Este período é afetado por muitos parâmetros diferentes, como a demografia do país, a distribuição etária, a preparação do sistema de saúde para um surto, a aplicação de algumas medidas preventivas, o tempo de reação do país a uma pandemia e a reação da sociedade a novas regras de aplicação.

• Países diferentes podem apresentar padrões de curvas bastante diferentes e estes factos podem complicar a formulação de qualquer hipótese sobre o padrão pandémico de um país.

• No entanto, parece que este período demora geralmente 3 ou 4 semanas para a COVID-19.

Fase de planalto:

• Nesta fase, a incidência da doença é estável.

• De acordo com os relatórios diários nacionais, são necessárias 2 ou 3 semanas para que a COVID-19

Fase decrescente:

• A atividade da doença diminuirá após 2 ou 3 semanas.

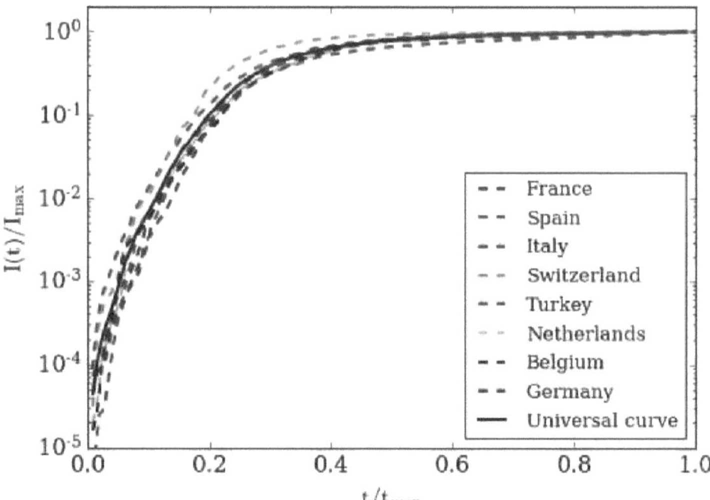

Figura 38: Curva epidémica universal da infeção[34]

As curvas a tracejado representam I (t) para países individuais, enquanto a curva

49

preta sólida representa uma média de I (t) dos oito países. A curva sólida é a curva epidémica universal para a COVID-19.

GLOBAL:

- A atual pandemia mundial de COVID-19 causada pelo SARS-CoV-2 foi identificada pela primeira vez em dezembro de 2019 em Wuhan, na China[20].

-Em 8 de janeiro de 2020, o Centro Chinês de Controlo e Prevenção de Doenças anunciou oficialmente o novo vírus corona como agente patogénico causador da COVID-19.

S Em 30 de janeiro de 2020, o Comité de Emergência do Regulamento Sanitário Internacional da Organização Mundial de Saúde (OMS) declarou o surto uma "Emergência de Saúde Pública de Interesse Internacional" (ESPII)

• Uma PHEIC[22] é definida no Regulamento Sanitário Internacional (2005)[3] como "um acontecimento extraordinário que se considera constituir um risco para a saúde pública de outros Estados através da propagação internacional de doenças e que exige potencialmente uma resposta internacional coordenada".

• Esta definição implica uma situação que é:

S Grave, súbito, invulgar ou inesperado;

-Tem implicações para a saúde pública para além da fronteira nacional do Estado afetado; e

S Pode exigir uma ação internacional imediata.

Em 11 de fevereiro de 2020, a Organização Mundial de Saúde[2] (OMS) anunciou um nome oficial para a doença causada pelo SARS-CoV-2 como "COVID-19".

• Em 11 de março de 2020, a Organização Mundial de Saúde (OMS) designou oficialmente o surto como uma pandemia devido à ampla disseminação da infeção e à elevada taxa de contágio.

• Até 31 de março de 2020, todos os continentes tinham notificado casos confirmados de COVID-19. Até 17 de maio de 2021, foram confirmados mais de 163 milhões de casos, com mais de 3,37 milhões de mortes atribuídas à COVID-19, o que a torna uma das pandemias mais mortíferas da história.

Com base na análise retrospetiva, a partir de dezembro de 2019, o número de casos de COVID-19 em Hubei aumentou gradualmente, atingindo 60 em 20 de dezembro e pelo menos 266 em 31 de dezembro.

Em 30 de dezembro de 2019, um relatório de teste dirigido ao Hospital Central de Wuhan, da empresa Capital Bio Med lab, indicava que havia um resultado positivo erróneo para a SRA, levando um grupo de médicos do Hospital Central de Wuhan a alertar os seus colegas e as autoridades hospitalares competentes para o resultado. No dia seguinte, a Comissão Municipal de Saúde de Wuhan fez o primeiro anúncio público de um surto de pneumonia de causa desconhecida, confirmando 27 casos.

De acordo com fontes oficiais chinesas, os primeiros casos estavam sobretudo ligados ao mercado grossista de marisco de Huanan, que também vendia animais vivos. Em março de 2021, a OMS publicou o seu relatório sobre a potencial fonte zoonótica do vírus. A OMS concluiu que o contágio humano através de um hospedeiro animal intermediário era a explicação mais provável.

2020:

Durante as primeiras fases do surto, o número de casos duplicou aproximadamente a cada sete dias e meio. No início e em meados de janeiro de 2020, o vírus propagou-se a outras províncias chinesas, ajudado pela migração do Ano Novo Chinês e pelo facto de Wuhan ser um centro de transportes e um importante intercâmbio ferroviário.

S A 10 de janeiro, os dados da sequência genética do SARS-CoV-2 foram partilhados através do GISAID.

S Em 20 de janeiro, a China notificou quase 140 novos casos num dia, incluindo duas pessoas em Pequim e uma em Shenzhen.

Um relatório publicado na revista *The Lancet*, em 24 de janeiro, indicava a transmissão humana, recomendava vivamente o uso de equipamento de proteção individual para os profissionais de saúde e afirmava que a despistagem do vírus era essencial devido ao seu "potencial pandémico".

J Em 30 de janeiro de 2020, com 7.818 casos confirmados em 19 países, a OMS declarou o surto de COVID-19 uma Emergência de Saúde Pública de Importância Internacional (ESPII) e, posteriormente, uma pandemia em 11 de março de 2020, uma vez que a Itália, o Irão, a Coreia do Sul e o Japão comunicaram um número crescente de casos.

S Em outubro de 2020, a OMS declarou, numa reunião especial dos seus dirigentes, que uma em cada dez pessoas em todo o mundo poderia estar infetada com a COVID-19. Na altura, isso significava que 780 milhões de pessoas estavam infectadas, mas apenas 35 milhões de infecções tinham sido confirmadas.

S Em 9 de novembro de 2020, a Pfizer divulgou os resultados dos ensaios de uma vacina candidata, mostrando que esta é 90% eficaz contra o vírus.

S Mais tarde, nesse mesmo dia, a Novavax introduziu um pedido de autorização rápida da FDA para a sua vacina.

S O virologista e diretor do Instituto Nacional de Alergia e Doenças Infecciosas dos EUA, Anthony Fauci, indicou que a vacina da Pfizer tem como alvo a proteína spike utilizada pelo vírus para infetar as células.

S Em 9 de novembro de 2020, os Estados Unidos ultrapassaram os 10 milhões de casos confirmados de COVID-19, tornando-se assim o país com mais casos a nível mundial por uma larga margem.

S Em 14 de dezembro de 2020, a Public Health England informou que tinha sido descoberta uma nova variante no Sudeste de Inglaterra, predominantemente em Kent. A variante, designada Variant of Concern 202012/01, apresentava alterações na proteína spike que poderiam tornar o vírus mais infecioso.

2021:

S A 2 de janeiro, o VOC-202012/01, uma variante do SARS-CoV-2 descoberta pela primeira vez no Reino Unido, tinha sido identificada em 33 países em todo o mundo, incluindo Paquistão, Coreia do Sul, Suíça, Taiwan, Noruega, Itália, Japão,

Líbano, Índia, Canadá, Dinamarca, França, Alemanha, Islândia e China.

S Em 6 de janeiro, a variante P.1 foi identificada pela primeira vez em viajantes japoneses que tinham acabado de regressar do Brasil.

No dia 12 de janeiro, foi noticiado que uma equipa de cientistas da Organização Mundial de Saúde chegaria a Wuhan no dia 14 do mês; o objetivo era averiguar a origem do SARS-CoV-2 e determinar quais eram os hospedeiros intermédios entre o reservatório original e os humanos.

-No dia seguinte, dois dos membros da OMS foram impedidos de entrar na China porque, segundo o país, foram detectados anticorpos do vírus em ambos.

S Em 29 de janeiro, foi noticiado que a vacina Novavax foi apenas 49% eficaz contra a variante 501.V2 num ensaio clínico na África do Sul.

J A vacina chinesa contra a COVID-19 CoronaVac indicou uma eficácia de 50,4% num ensaio clínico no Brasil.

Em 12 de março, foi noticiado que vários países, incluindo a Tailândia, a Dinamarca, a Bulgária, a Noruega e a Islândia, tinham suspendido a utilização da vacina contra a COVID-19 da Oxford-AstraZeneca devido ao que se designava por problemas graves de coagulação do sangue, uma trombose do seio venoso cerebral (TSCV). Além disso, a Áustria suspendeu também a utilização de um lote da vacina acima referida.

S Em 20 de março, a OMS e a Agência Europeia de Medicamentos não encontraram qualquer relação entre trombo (um coágulo sanguíneo de importância clínica), o que levou vários países europeus a retomar a administração da vacina AstraZeneca.[ ][259]

S Em 29 de março, foi noticiado que o governo dos EUA estava a planear introduzir "passaportes" de vacinação contra a COVID-19 para permitir que as pessoas que foram vacinadas pudessem embarcar em aviões, navios de cruzeiro e outras actividades.

Desde 17 de maio de 2021, foram notificados mais de 163 milhões de casos em todo o mundo devido à COVID-19; mais de 3,37 milhões morreram e mais de 140 milhões recuperaram.

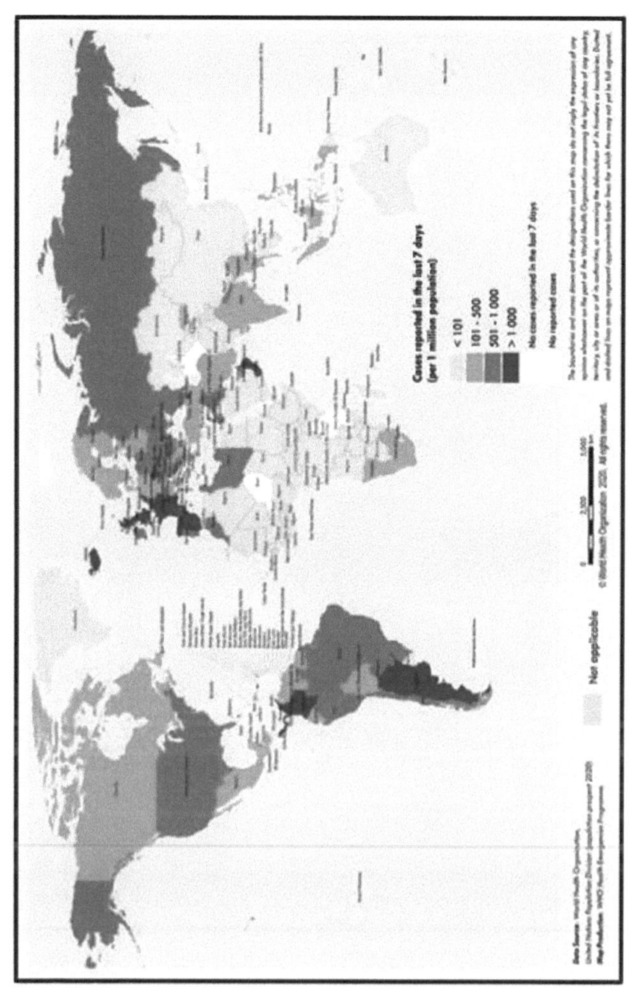

Figura 39: A propagação global do vírus SARS-CoV-2 Fonte: https://www.who.int/emergencies/diseases/novel-coronavirus-2019/situation- reports [Acedido em novembro de 2020]

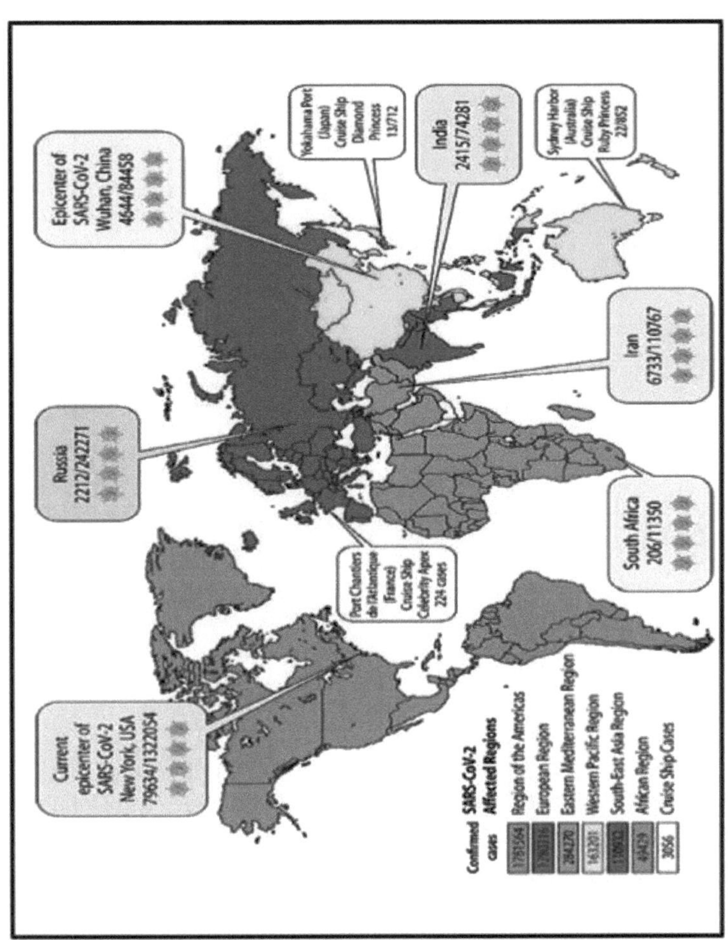

Figura 40: Mapa-mundo representando o cenário das regiões da COVID-19 com casos confirmados de SARS-CoV-2 notificados a partir de 13 de maio de 2020. (Com base em dados da OMS com números actualizados de casos,

As cores diferentes indicam as diferentes regiões geográficas designadas pela OMS com o número de casos confirmados. O número total de casos confirmados por região da OMS é apresentado em faixas de cores diferentes. As principais informações sobre os casos confirmados e as mortes nas seis regiões designadas pela OMS estão representadas em balões circulados. O número de casos de COVID-19 e de mortes em três grandes navios de cruzeiro também é apresentado.

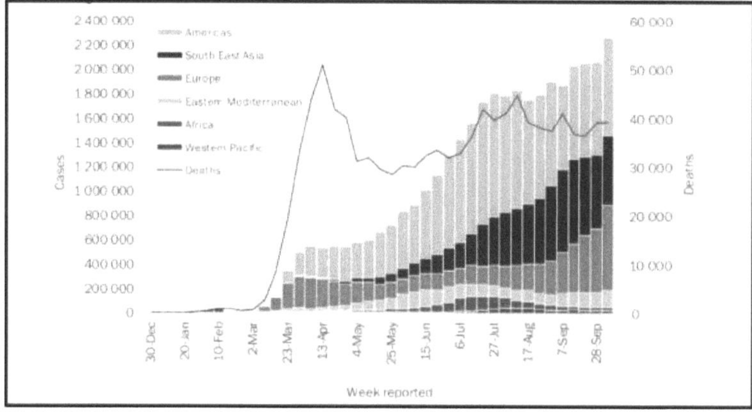

Figura 41: Novos casos diários confirmados de COVID-19 por milhão de pessoas em alguns países (Fonte: Our World in Data, acedido em 25 de setembro de 2020).

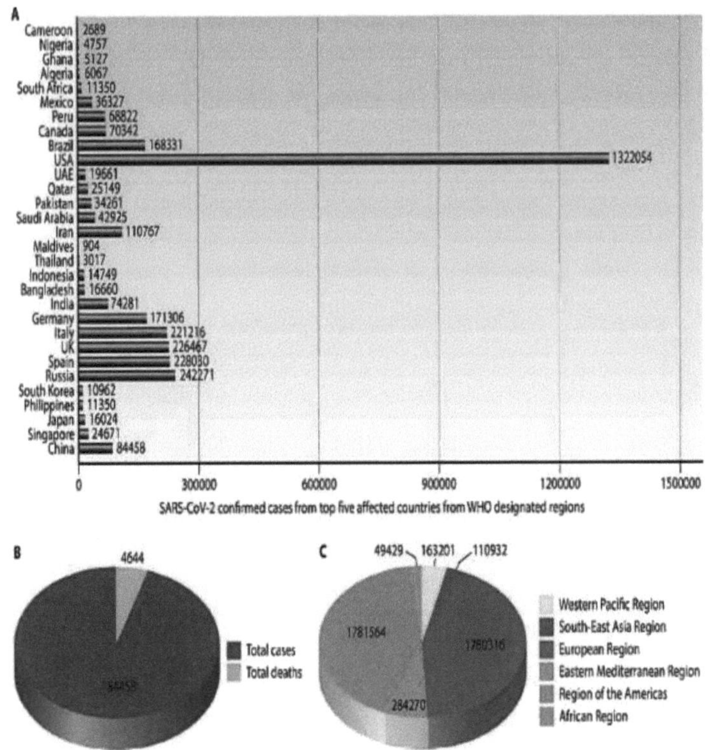

Figura 42: Gráfico de barras e gráfico de pizza para casos e mortes. São mostrados os casos confirmados em laboratório e as mortes na China e no resto do mundo devido ao SARS-CoV-2. (A) Casos confirmados de SARS-CoV-2 nos cinco principais países afectados de cada região designada pela OMS, onde o máximo de vítimas foi notificado à OMS até 13 de maio de 2020. (B) Número total de mortes e casos apenas na China. (C) Número total de casos a nível mundial por região[20] .

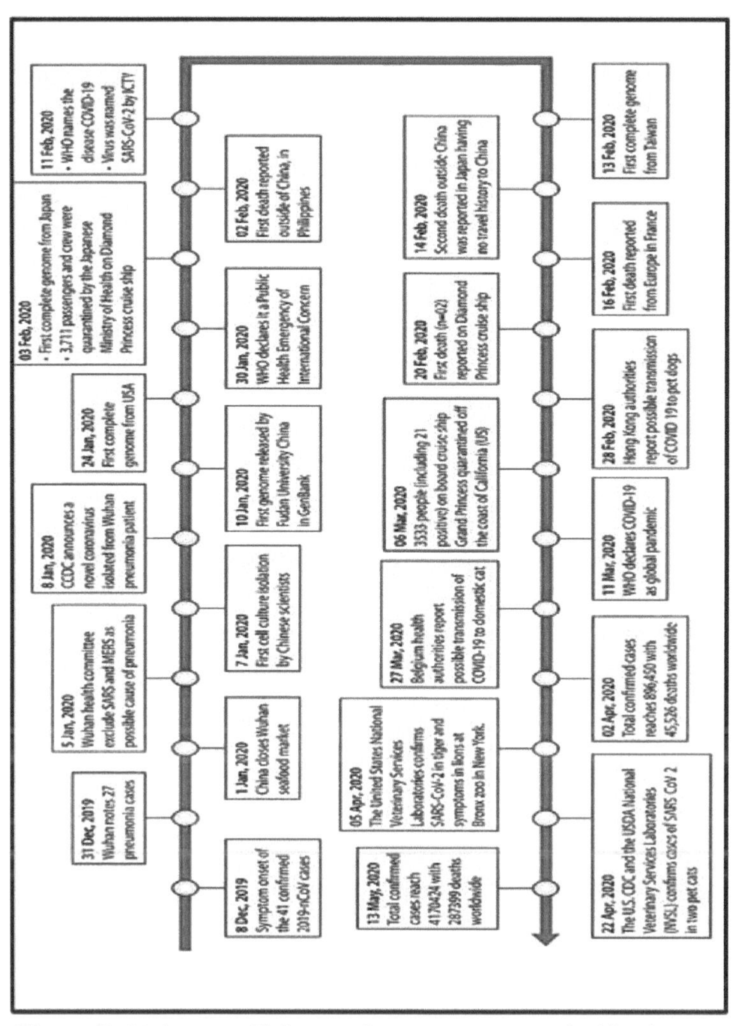

Figura 43: Linha cronológica que descreve os eventos significativos que ocorreram durante o surto de COVID-19 de 8 de dezembro de 2019 a 13 de maio de 202020.

A pandemia de COVID-19 na Índia[40] faz parte da pandemia mundial de COVID-19. O primeiro caso de COVID-19 na Índia, originário da China, foi notificado em 30 de janeiro de 2020. A Índia tem atualmente o maior número de casos confirmados na Ásia. Em maio de 2021, a Índia tem o segundo maior número de casos confirmados no mundo (depois dos Estados Unidos), com quase 24 milhões de casos notificados de infeção por COVID-19 e 262 317 mortes em 13 de maio de 2021.

Os primeiros casos de COVID-19 na Índia foram registados nas cidades de Thrissur, Alappuzha e Kasargod, todas no estado de Kerala, entre três estudantes de medicina indianos que tinham regressado de Wuhan. Foram anunciados confinamentos em Kerala a 23 de março e no resto do país a 25 de março. Em meados de maio de 2020, cinco cidades representavam cerca de metade de todos os casos notificados no país: Mumbai, Deli, Ahmedabad, Chennai e Thane. Em 10 de junho, as recuperações na Índia excederam os casos activos pela primeira vez. As taxas de infeção começaram a baixar em setembro, juntamente com o número de casos novos e activos. Os casos diários atingiram um pico em meados de setembro, com mais de 90 000 casos notificados por dia, caindo para menos de 15 000 em janeiro de 2021[40] .

Uma segunda vaga, com início em março de 2021, foi muito maior do que a primeira, com escassez de vacinas, camas de hospital, garrafas de oxigénio e outros medicamentos em algumas partes do país. No final de abril, a Índia liderava o mundo em termos de casos novos e activos. Em 30 de abril de 2021, tornou-se o primeiro país a notificar mais de 400 000 novos casos num período de 24 horas. Os especialistas acreditam que os números da Índia são muito subnotificados devido a infra-estruturas deficientes, baixas taxas de testes e pessoas que morrem em casa.

A Índia iniciou o seu programa de vacinação em 16 de janeiro de 2021 e, em abril, estava a administrar 3-4 milhões de doses por dia. A Índia autorizou a vacina britânica Oxford-AstraZeneca (Covishield), a vacina indiana BBV152 (Covaxin) e a vacina russa Sputnik V para utilização de emergência. Em 15 de maio de 2021, cerca de 40 298 750 pessoas tinham sido totalmente vacinadas, tendo sido administradas 181 201 743 doses no total.

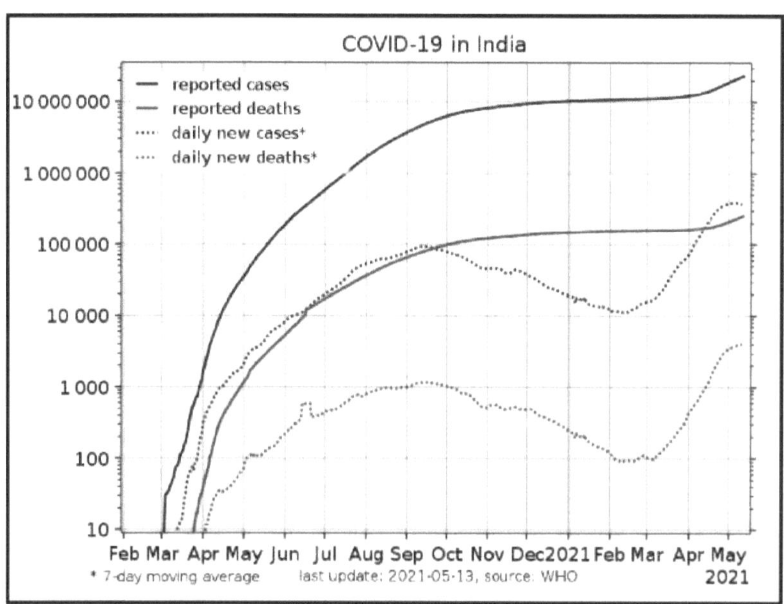

Figura 44: Novos casos diários confirmados de COVID-19 na Índia (Fonte: Dados da OMS, acedidos em 17 de maio de 2021)[37].

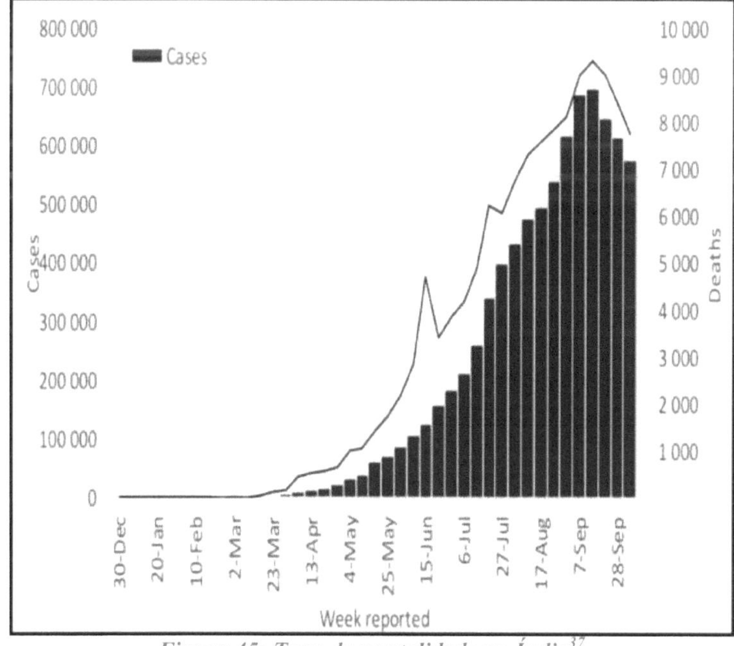

Figura 45: Taxa de mortalidade na Índia[37]

Fonte: https://www.who.int/emergencies/diseases/novel-coronavirus2019/situation-

relatórios [Acedido em dezembro de 2020]

TAXA DE REPRODUÇÃO (R_o):

O número de reprodução (R_0) é um conceito epidemiológico importante para compreender a transmissão de doenças. O número básico de reprodução (Ro) é o número médio esperado de casos secundários que podem surgir a partir de um caso numa população suscetível[18]

Ou

É definido como o número médio de novos casos gerados por cada caso infetado.

O R0 é a essência da epidemiologia das doenças infecciosas e indica o risco de propagação de uma epidemia. Não é um valor fixo e depende de uma série de factores, como a suscetibilidade da população do hospedeiro à infeção, a demografia, a situação socioeconómica e a sazonalidade. O R0 é uma medida de saúde pública útil em termos de propagação da doença e da sua eventual contenção. No decurso de um surto de doença, as intervenções destinadas a controlar a propagação podem ser descritas como tentativas de baixar o valor de R0.

Em termos de número de reprodutores, existem três situações possíveis (Fig. 46):

R = 1 indica que o número de casos é estável e que a doença é endémica O

R_o >1 indica que o número de casos está a aumentar e que acabará por se transformar numa endemia

Ro<1 indica que o número de casos está a diminuir e que a epidemia será controlada em breve.

A maioria dos estudos estimou que a Ro do SARS-CoV2 se situa num intervalo de 2,0 a 3,0.[38] O R0 médio da COVID-19 é estimado num intervalo entre 2,2 e 2,7, com um tempo de duplicação dos casos em 6-7 dias. Uma vez que Ro é um valor médio, o seu significado pode ser obscurecido por uma distribuição altamente dispersa em que um punhado de pessoas infetadas está a causar a maior parte da transmissão secundária.

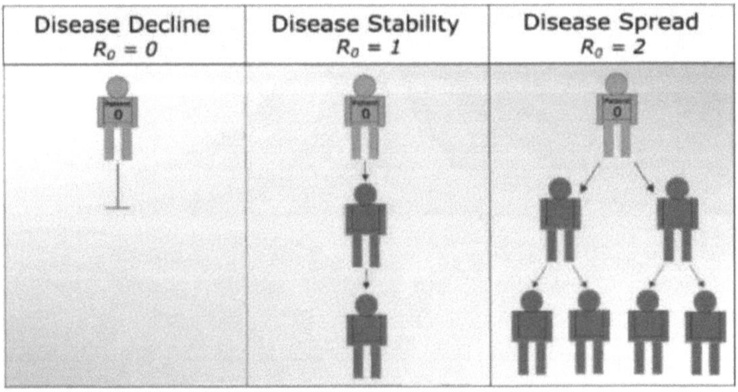

Figura 46: Número básico de reprodução e propagação de doenças infecciosas[41]

Wu et al[3] 3 comunicaram que o R_o para o SARS-CoV-2 era de 2,68, muito semelhante aos relatórios da OMS e do Centro Chinês de Controlo de Doenças. Os primeiros relatórios da China mostram que um número reprodutivo para a COVID-19 foi de 2,2 a 2,7 dias. Isto significa que o número de pessoas infectadas duplicará a cada 6-7 dias[21] .

Liu et al.[35] descobriram que o Ro médio era de 3,8 (1,4-6,49) na sua revisão de 14 estudos. Este estudo também demonstrou que, mesmo na mesma região geográfica, podem ser calculados diferentes valores de Ro através da utilização de diferentes métodos e pressupostos.

Zhang et al estimaram que a mediana e o intervalo de confiança (IC) de 95% de Ro eram de cerca de 2,28 (2,06-2,52) para os primeiros surtos de COVID-19. Isto significa que uma pessoa infetada pode transmitir a COVID-19 a uma média de duas a três outras pessoas[42] .

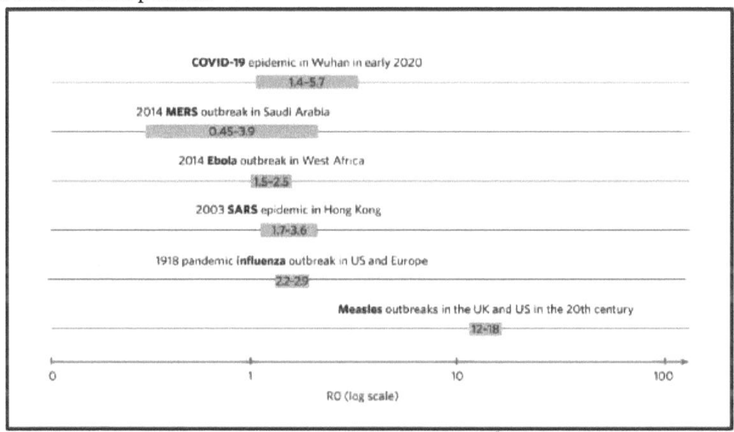

Figura 47: Valores de Ro do sarampo, gripe, SARS, Ébola, MERS e pandemia de COVID-19[41]

Intervalo de série (SI):

Para compreender a rotação de casos e a transmissibilidade da COVID-19, o intervalo de série (SI) entre o início da doença num caso primário e o início da doença num caso secundário é importante[18] .

Estudos recentes estimaram o SI médio para a COVID-19 em 3,77 (2,23-4,82) dias. Um SI mais curto torna a COVID-19 mais difícil de conter e mais suscetível de se transmitir rapidamente nas populações. Tendo em consideração o R_o e o SI da COVID-19, pode inferir-se que são necessários aproximadamente 4 dias para que uma pessoa infetada transmita a COVID-19. É muito provável que o indivíduo possa infetar cerca de duas ou três outras pessoas, o que torna a propagação da COVID-19 extremamente rápida e perigosa.

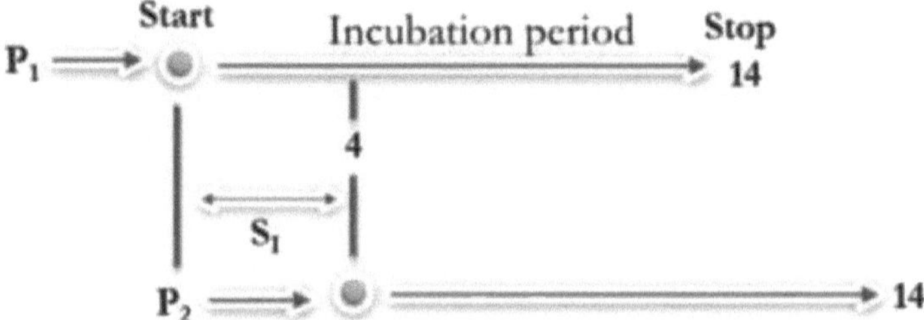

Figura 48: O Intervalo de Série da COVID-19 a partir de 6 de março de 2020. O tempo entre o início dos sintomas no doente um (P1) e o início no doente dois (P2) é igual ao SI. Quanto mais curto for o período, mais perigosa e transmissível é a doença infecciosa, e vice-versa[26]

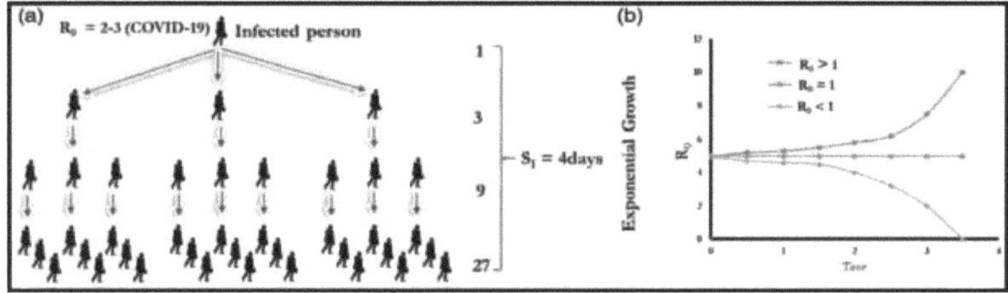

Figura 49: A associação entre R_o e SI nos estimadores de CO VID-19. A extensão da dispersão depende de Ro.

TAXA DE ATAQUE SECUNDÁRIO:

O outro parâmetro que determina a infecciosidade é a taxa de ataque secundário. Esta é definida como a probabilidade de uma infeção ocorrer num grupo específico de pessoas susceptíveis expostas a um caso primário (por exemplo, contactos domésticos ou contactos próximos). A taxa de ataque secundário dá uma ideia de como os comportamentos sociais afectam a transmissibilidade. As taxas de ataque secundário entre os contactos domiciliários foram semelhantes na Coreia do Sul e nos Estados Unidos (7,5% e 10,5%, respetivamente)[39,40].

DISPERSÃO:

O fator de dispersão, k, descreve o grau de agregação de uma doença através de eventos de superdisseminação (SSE). Um fator de dispersão pequeno significa que um número relativamente pequeno de casos é responsável pela transmissão, ao passo que um k maior indica que a transmissão está mais uniformemente distribuída[26].

No caso da COVID-19, estima-se que uma pequena fração (10%) de indivíduos infectados esteja na origem de 80% das infecções secundárias através da SSE. Em muitos casos, uma única pessoa infetada transmite o vírus a um grande número de pessoas enquanto participa em grandes reuniões, tais como reuniões, conferências, serviços religiosos, eventos desportivos ou outros encontros sociais. Ocorreram grandes grupos de doenças em reuniões, lares de idosos, igrejas, prisões, fábricas de transformação de alimentos e em navios. Dois outros factores que afectam os grupos de surtos de doença são o tempo e o espaço físico. Quanto maior for o período de exposição do grupo que permanece junto, maior é a probabilidade de propagação viral. Os espaços interiores e mal ventilados são especialmente propícios à transmissão.

Um estudo japonês[39] indicou que as probabilidades de transmissão num ambiente fechado foram estimadas em 18,7 vezes mais do que num ambiente ao ar livre.

TAXA DE MORTALIDADE DE CASOS:

A taxa de letalidade é outro aspeto importante de qualquer epidemia ou pandemia. A CFR pode ser definida como o rácio entre o número de mortes confirmadas e o número de casos confirmados num determinado período de tempo[27].

Em 14 de abril de 2020, o número de óbitos entre os casos confirmados foi estimado em 126 066 a 1 992 189, resultando numa CFR de 6,33%. Este valor difere da CFR de 3,70% calculada em 15 de março de 2020[41]. No entanto, vários factores podem impedir a determinação exacta da TFC. Comparámos a TPC mundial com a TPC africana. A TFC mais elevada foi observada em Itália, seguida da Espanha e dos Países Baixos. Em África, países como o Egipto, a Argélia, o Burkina Faso e Marrocos apresentaram TFC superiores a 5%.

Os casos assintomáticos de COVID-19, os doentes com sintomas ligeiros ou os indivíduos que são mal diagnosticados podem ser deixados de fora do denominador, o que leva a uma subestimação ou sobrestimação da CFR. As elevadas CFR reflectem o acesso limitado aos cuidados de saúde por parte dos doentes mais vulneráveis e as limitações dos sistemas de saúde, incluindo a capacidade limitada dos sistemas de vigilância para desencadear uma resposta atempada.

A CFR pode não representar os resultados exactos das mortes causadas pela COVID-19, uma vez que depende de vários factores, como a fase do surto no país, a extensão dos testes e até a precisão dos testes. A CFR apresenta uma grande variação entre os grupos etários. O grupo etário dos 80 anos é considerado um grupo etário vulnerável devido ao maior risco de morte que lhe está associado em todos os países.

Os dados da fase inicial do CFR da China mostraram que as pessoas com problemas de saúde subjacentes, como doenças cardiovasculares, cancro, hipertensão, doenças respiratórias crónicas e diabetes, estavam em maior risco.

Verificou-se que a taxa de letalidade desta pandemia variava em função da idade, do sexo e da presença ou ausência de doenças coexistentes como a diabetes, a hipertensão, as doenças respiratórias, etc. A taxa de mortalidade por COVID-19 foi mais elevada para as pessoas com doença cardiovascular subjacente (10,5%), seguida da diabetes (7,3%), da doença respiratória crónica (6,3%), da hipertensão (6,0%) e do cancro (5,6%). A taxa global de letalidade foi de 6,3, de acordo com o relatório de situação da OMS de 13 de abril de 2020[27].

No entanto, foi também registada uma diferença notável nas taxas de mortalidade entre países. Verificou-se que esta taxa é extremamente mais elevada nos países com populações mais idosas.

Em Itália, a idade média das pessoas que morreram de COVID-19 era de 78 anos, ao passo que a idade média dos doentes era de 62 anos. Na Turquia, a atual taxa de letalidade é de 2,1%. A mortalidade associada à COVID-19 é um processo multifatorial e as doenças subjacentes e os encargos com os cuidados de saúde, bem como a idade, podem estar relacionados com uma maior mortalidade.

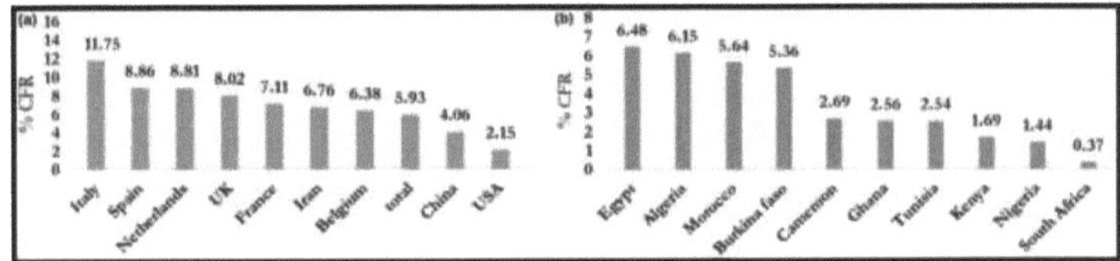

Figura 50: Os 10 principais CFRs da COVID-19 durante um período de 3 meses (início a 1 de abril)

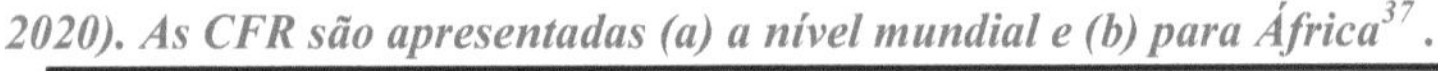

2020). As CFR são apresentadas (a) a nível mundial e (b) para África[37].

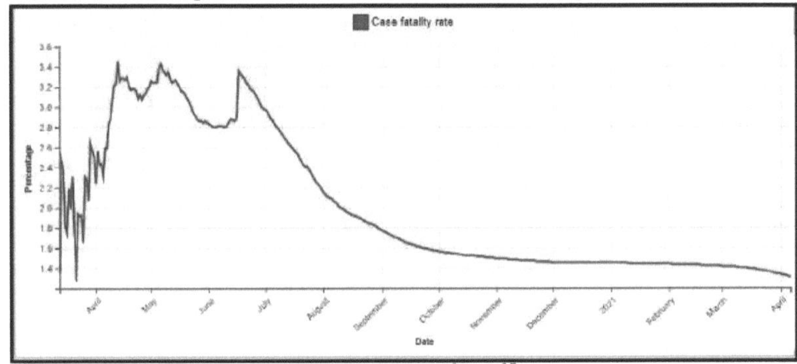

Figura 51: Taxa de mortalidade de casos na Índia[37]

RÁCIO DE MORTALIDADE POR INFECÇÃO (IFR):

Uma métrica crucial para avaliar a gravidade de uma doença é o rácio de mortalidade por infeção (IFR), que é o número cumulativo de mortes atribuídas à doença dividido pelo número cumulativo de indivíduos infectados (incluindo infecções assintomáticas e não diagnosticadas), medido ou estimado a partir de uma data específica.

Em dezembro de 2020, o IFR ponderado pela população era de 0,5% a 1% em alguns países (França, Países Baixos, Nova Zelândia e Portugal), de 1% a 2% em vários outros países (Austrália, Inglaterra, Lituânia e Espanha) e de cerca de 2,5% em Itália; estas estimativas incluíam os óbitos em instalações de cuidados a idosos[37]

CAPÍTULO 4

Manifestações clínicas

A deteção precoce da COVID-19 num indivíduo é importante para poder oferecer um tratamento atempado ao doente, o que pode contribuir muito para salvar a vida da pessoa e também para controlar a propagação da doença a outras pessoas.

Nas fases iniciais da doença, a maioria dos doentes infectados com o novo coronavírus apresentou sintomas semelhantes aos de uma constipação comum ou de uma gripe. Por conseguinte, torna-se crucial diferenciar entre a COVID-19 e a constipação comum. A OMS forneceu orientações para a definição de casos, que podem ajudar a reconhecer se um doente foi infetado pelo novo coronavírus.

Caso: Uma pessoa com uma infeção respiratória aguda (início súbito de pelo menos um dos seguintes sintomas: febre, tosse, dor de garganta, falta de ar) que requer ou não hospitalização[43]

E

Nos 14 dias anteriores ao início dos sintomas, preenche pelo menos um dos seguintes critérios epidemiológicos:

- Esteve em contacto próximo com um caso confirmado ou provável de COVID-19
- Historial de viagens a zonas da China com transmissão comunitária contínua do SARS-CoV-2
- Trabalhou ou frequentou um estabelecimento de saúde onde estavam a ser tratados doentes com COVID-19

Caso suspeito:

De acordo com as directrizes da OMS[43] , uma pessoa é um caso suspeito se apresentar alguma das seguintes características:

J 1A Doente com doença respiratória aguda (febre e, pelo menos, um sinal/sintoma de doença respiratória (por exemplo, tosse, falta de ar), sem outra etiologia que explique totalmente o quadro clínico e com antecedentes de viagem ou residência num país/zona ou território que comunique a transmissão local da COVID-19 nos 14 dias anteriores ao início dos sintomas.

-S 2A Doente com qualquer doença respiratória aguda e que tenha estado em contacto com um caso confirmado ou provável de COVID-19 (ver definição de contacto) nos 14 dias anteriores ao início dos sintomas.

-S 3A Doente com infeção respiratória aguda grave (febre e, pelo menos, um sinal/sintoma de doença respiratória (por exemplo, tosse, falta de ar) que requer hospitalização e que não tem outra etiologia que explique totalmente o quadro clínico.

Caso provável:

Do mesmo modo, um caso suspeito para o qual os testes à COVID-19 são inconclusivos torna-se um caso provável - sendo "inconclusivo" o resultado do teste comunicado pelo laboratório.

Caso confirmado:

Uma pessoa com confirmação laboratorial da infeção por COVID-19, independentemente dos sinais e sintomas clínicos, é um caso confirmado de COVID-19[43] .

Contacto:

Durante esta pandemia, o termo "contacto" tem sido amplamente utilizado nos meios de comunicação social. O vírus está a passar de pessoa para pessoa na comunidade. O problema torna-se mais grave porque muitas das pessoas infectadas são assintomáticas. Uma pessoa saudável torna-se o contacto se for exposta a um doente com COVID-19.

A OMS define contacto como uma pessoa que tenha tido qualquer uma das seguintes exposições durante os dois dias anteriores e os 14 dias posteriores ao início dos sintomas de um caso provável ou confirmado:

J Contacto direto com um caso provável ou confirmado num raio de 2 metros e durante mais de 15 minutos

S Contacto físico direto com um caso provável ou confirmado

S Prestar cuidados directos a um doente com um caso provável ou confirmado de COVID-19 sem utilizar EPI adequados

S Outras situações indicadas pelas avaliações de risco locais.

HISTÓRIA DAS VIAGENS:

O primeiro e mais importante passo para identificar um caso de COVID-19 é o historial de viagens. Se uma pessoa que viajou para países como a China, os EUA, a Itália, a França, a Espanha e o Reino Unido desenvolver posteriormente tosse e febre, é muito provável que tenha COVID-19[18] . O historial de viagens foi extremamente importante nos primeiros meses da pandemia. No entanto, desde que a pandemia se espalhou por todas as partes do mundo, a história das viagens perdeu alguma da sua relevância. Continua a ser crucial nos países que ainda não foram gravemente afectados[44] .

Período de incubação e intervalo entre séries:

O vírus tem um período de incubação de 2-14 dias; em média, os doentes apresentam sintomas no prazo de 3-5 dias. O tempo decorrido desde a infeção até à manifestação dos sintomas parece basear-se no funcionamento do sistema imunitário do indivíduo. Os adultos mais velhos, com mais de 70 anos de idade, têm períodos de incubação mais curtos e cursos de doença mais graves. As pessoas com menos de 18 anos de idade têm menos probabilidades de apresentar os principais sintomas de febre e tosse do que os adultos com idades compreendidas entre os 18 e os 64 anos[44] .

Lauer et al determinaram que 2,5% dos doentes desenvolverão sintomas no prazo de 2,2 dias (IC 95%, 1,8 a 2,9 dias) e os restantes 97,5% dos doentes desenvolverão sintomas no prazo de 11,5 dias (IC 95%, 8,2-15,6 dias)[41] .

Intervalo de série[41] refere-se ao intervalo de tempo entre o início dos sintomas no caso primário e no caso secundário. Observa-se que o intervalo de série médio é de aproximadamente 4 a 5 dias.

Ao analisar os dados de 468 pares de infetores-infetados, Du et al observaram que 59 casos secundários apresentavam sintomas mais cedo do que o seu caso primário. Este facto indica que existe a possibilidade de a transmissão da doença ter ocorrido durante a fase assintomática da doença neste grupo de doentes[41] .

Se a transmissão ocorrer durante o período sintomático do caso primário, o intervalo de série é mais longo do que o período de incubação. No entanto, esta relação pode inverter-se quando a transmissão é pré-sintomática. Além disso, é possível que o caso secundário possa mesmo ter o início da doença antes do início da doença no seu infectador[41] .

Transmissão sintomática (período de incubação ≤ intervalo de série)

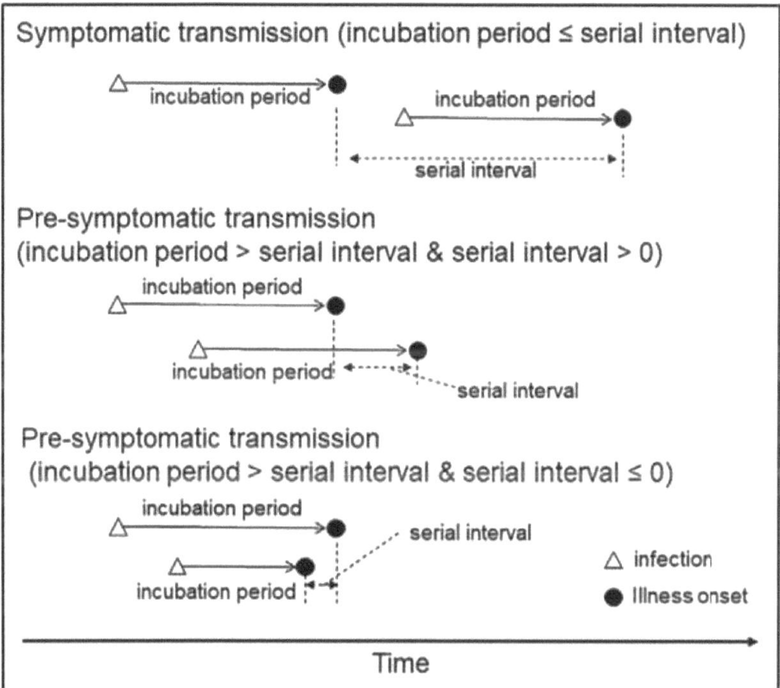

Figura 52: A relação entre o período de incubação e o intervalo de série[26] .

Sintomas:

Os sintomas mais comuns da COVID-19 são os seguintes[45] :

- A febre pode ou não estar associada a arrepios
- Tosse seca
- Dor de garganta
- Congestão ou corrimento nasal
- Falta de ar
- Dores no corpo
- Fadiga

- Perda do olfato
- Perda do paladar

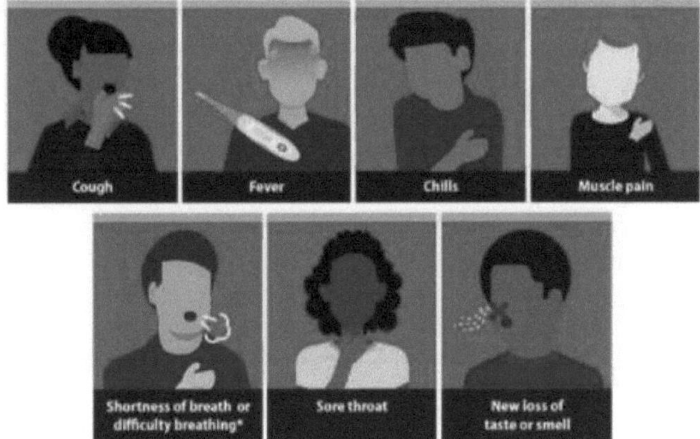

Figura 53: Sintomas clínicos da COVID-19

Outros sintomas incluem:

- Anorexia
- Produção de expetoração
- Confusão
- Tonturas
- Dor de cabeça
- Dor no peito
- Presença de sangue na tosse
- Erupção cutânea ou descoloração dos dedos das mãos e dos pés
- Nova perda de paladar ou olfato
- Diarreia
- Náuseas/vómitos
- Dor abdominal

Por vezes, os indivíduos afectados pela COVID podem ser assintomáticos. No outro extremo, há aqueles que desenvolvem insuficiência respiratória, sépsis, choque sético e Síndrome de Disfunção de Múltiplos Órgãos (MODS) e podem necessitar de suporte ventilatório.

Os CDC informam que os casos positivos registam[45] :

J Febre (83-99%)

J Tosse (59-82%)

J Fadiga (44-70%)

S Anorexia (40-84%)

J Falta de ar (31 -40%)

J Produção de expetoração (28-33%)

J Mialgia (11-35%)

A maioria dos doentes com COVID-19 representa casos relativamente ligeiros. De acordo com dados recentes da Comissão Nacional de Saúde da China (2020)[26] , a proporção de casos graves entre todos os doentes com COVID-19 na China foi de cerca de 15% a 25%. Os doentes com uma doença ligeira apresentam apenas febre baixa, fadiga ligeira e nenhuma pneumonia, sendo que alguns doentes não apresentam febre evidente ao longo da evolução da doença, o que dificulta o diagnóstico clínico.

No entanto, 7,3-32% dos doentes evoluem para um estado grave (dispneia, frequência respiratória de 30/min, saturação de oxigénio no sangue de 93%, relação entre a pressão parcial de oxigénio arterial e a fração de oxigénio inspirado de 300 mmHg ou infiltrados pulmonares >50% em 24-48 h) ou crítico (insuficiência respiratória, choque sético e/ou disfunção ou falência de múltiplos órgãos). O tempo médio desde o início dos sintomas até à admissão na UCI foi de 9,5-10,5 dias[18.]

Período de infecciosidade:

Não é claro o período de tempo durante o qual um doente com COVID-19 permanece infecioso. A carga do vírus nas secreções orofaríngeas atinge o seu pico durante a fase sintomática inicial da doença. O doente pode continuar a libertar o vírus mesmo após a resolução dos sintomas. Num estudo realizado na China[21] , a duração média da libertação do vírus foi de 20 dias (intervalo interquartil [IQR] 17,0-24,0) entre os sobreviventes. Um estudo da dinâmica viral em casos ligeiros e graves revelou que os casos ligeiros tendem a eliminar o vírus precocemente, enquanto os casos graves podem ter uma eliminação viral prolongada[46] .

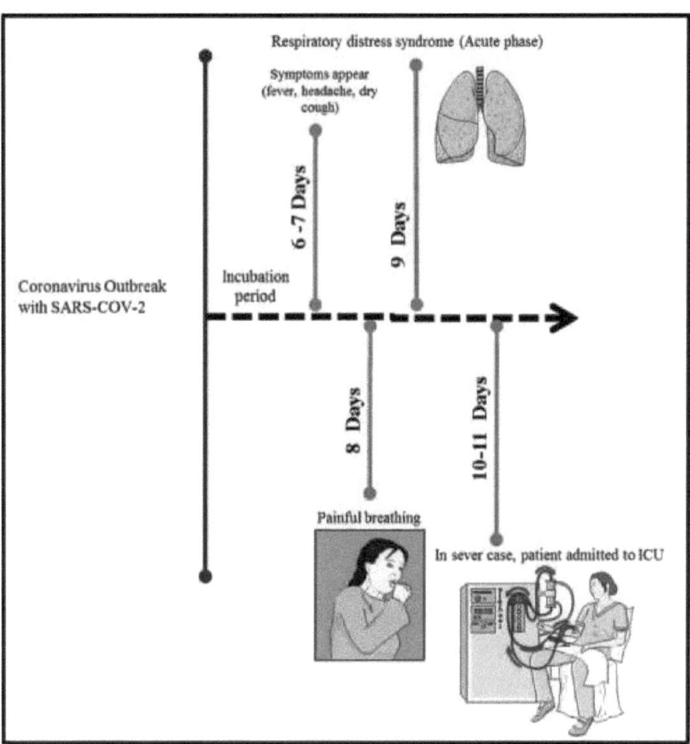

Figura 54: Evolução clínica da infeção por COVID-19[44b]

Asymptomatic Infection
• Absence of clinical signs and symptoms of the disease and normal chest X-ray or CT scan associated with positive test for SARS-CoV-2

Mild Infection
• Fever, fatigue, myalgia with upper airway symptoms such as cough, sorethroat, runny nose and sneezing. Some cases may not have fever and others may experience gastrointestinal symptoms such as nausea, vomiting, abdominal pain and diarrhoea.

Moderate Infection
• Clinical signs of pneumonia. Persistent fever, initially dry cough which becomes productive, may have wheezing or crackles on pulmonary auscultation but shows no respiratory distress. Some individuals may not have symptoms or clinical signs, but chest CT scan reveals typical pulmonary lesions.

Severe Infection
• Initial respiratory symptoms may be associated with gastrointestinal symptoms such as diarrhoea. The clinical deterioration usually occurs in a week with the development of dyspnoea and hypoxemia (blood oxygen saturation [SaO2] <94%)

Critical Infection
• Patients can quickly deteriorate to acute respiratory distress syndrome or respiratory failure and may present shock, encephalopathy, myocardial injury or heart failure, coagulopathy, acute kidney injury and multiple organ dysfunction.

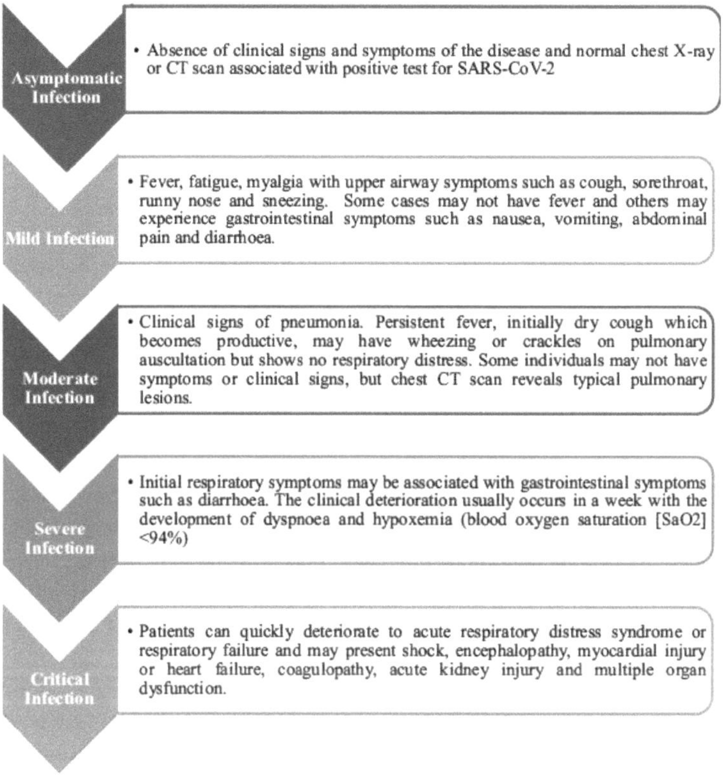

Quadro 5: Características clínicas da COVID-19 segundo o CDC e a OMS[46]

	CDC (Centro de Controlo de Doenças)	OMS (Organização Mundial de Saúde)
Características clínicas	• Febre • Respiratório inferior tractoinfecção (possivelmente pode exigir hospitalização)	• Infeção respiratória aguda (IRA) • Febreorme medida temperatura ≥38C° • Tosse • Início nos últimos ~10 dias • Necessita de hospitalização
Epidemiológico risco	• História das viagens da província de Hubei • História das viagens a partir da China continental • Contacto próximo com doentes com COVID-19 confirmados laboratorialmente nos 14 dias seguintes ao início dos sintomas	• História das viagens da província de Hubei • Profissionais de saúde que trabalharam num ambiente onde são tratados doentes com IRA Evolução clínica inesperada apesar do tratamento, incluindo deterioração rápida Contacto próximo (num raio de 2 metros durante mais de 15 minutos) com infeção confirmada pelo SARS-CoV-2 Presente em instalações de cuidados de saúde e hospitais em países onde a COVID-19 foi notificada • Todas as situações anteriores ocorridas nos 14 dias anteriores ao início dos sintomas

Os sintomas da COVID-19 começam inicialmente com fadiga, febre baixa intermitente de duração prolongada, mialgia, tosse seca e falta de ar, que depois melhoram com a identificação precoce e o tratamento conservador ou pioram e progridem para dispneia e tosse produtiva[45].

J A duração média da febre foi de 12 dias (8-13 dias) e a tosse persistiu durante 19 dias (IQR: 12-23 dias) nos sobreviventes.

S O tempo médio para o início da dispneia em várias coortes foi de 6 dias após a exposição.

- A mediana do tempo de admissão, desenvolvimento de SDRA e necessidade de ventilação mecânica e cuidados na UCI foi de 8, 8,2 e 10 dias, respetivamente.
- A mediana do tempo de alta desde o início da doença foi de 22 dias (IQR: 18-25 dias), enquanto a mediana do tempo até à morte foi de 18,5 dias (15-22 dias).
- A duração média da excreção viral foi de 20 dias (IQR 17-24 dias) desde o início da doença até à morte.

A duração média da excreção viral foi de 19 dias (17-22 dias) e 24 dias (22-30 dias) em doentes com doença grave e doença crítica, respetivamente[21]

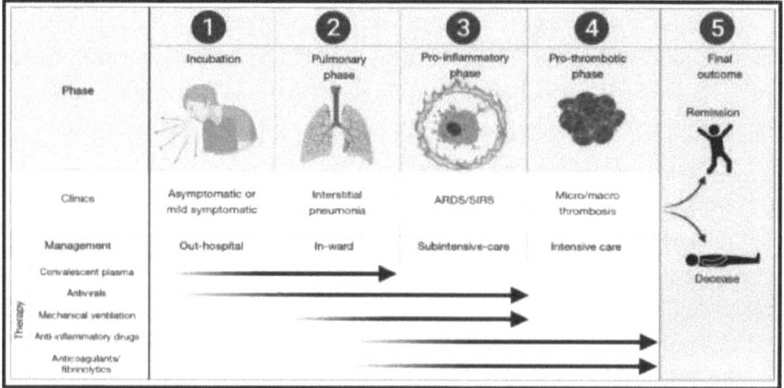

Figura 56: Progressão clínica da COVID-19[47]

Complicações como:

J A pneumonia bilateral desenvolveu-se numa mediana de 12 dias (8-15 dias)

S A SDRA desenvolveu-se numa mediana de 9 dias (7-13 dias)

Sépsis e choque sético 15 dias (10-17 dias)

S lesão cardíaca aguda15 dias (13-19 dias)

A lesão renal aguda e a infeção secundária desenvolveram-se numa mediana de 17 dias (13-19 dias)[47] .

MANIFESTAÇÕES PULMONARES:

O vírus liga-se à proteína ACE 2 para entrar nas células humanas. As proteínas ACE 2 são expressas no epitélio das vias respiratórias, no parênquima pulmonar e no endotélio vascular. A ACE 2 é mais expressa na superfície apical do epitélio das vias respiratórias do que na superfície baso-lateral. Assim, o pulmão torna-se mais suscetível a esta infeção[48] .

O envolvimento respiratório na COVID-19 pode manifestar-se de várias formas

- Infeção do trato respiratório superior
- Pneumonia e síndrome do desconforto respiratório agudo [SDRA]
- Embolia pulmonar e trombose vascular pulmonar
- Outras apresentações

Infeção do trato respiratório superior:

Febre, tosse, fadiga, rinorreia, congestão nasal e dispneia são os sintomas mais comuns observados nas pessoas internadas no hospital com COVID-19, de acordo com os dados de 3 centros em Wuhan, na China. A hemoptise foi observada em 2 de 39 (5%) doentes num centro na China e, noutro centro, de 99 doentes estudados, 1 doente teve um pneumotórax[18] . A dispneia foi obviamente mais proeminente nos doentes que necessitaram de cuidados na UCI. Existe um número crescente de provas da presença de disfunção olfactiva (anosmia/hiposmia). A importância de considerar a anosmia como um sintoma da COVID-19 foi afirmada numa declaração emitida pela ENT UK e pela British Rhinological Society na sequência de uma série de relatórios sobre anosmia provenientes dos EUA, França e Norte de Itália[21] . Um estudo multicêntrico europeu sobre a disfunção olfactiva na COVID-19 ligeira a moderada (n= 417) mostrou que 85,6% apresentavam disfunção olfactiva. Esta é uma descoberta muito importante, pois indica que a anosmia pode ser um sinal precoce para identificar os doentes com COVID-19[26] .

Pneumonia:

A doença pode evoluir para o desenvolvimento de pneumonia, pneumonia grave, sépsis, choque sético e SDRA. A pneumonia na COVID-19 pode variar de ligeira a grave. As características radiológicas comuns, incluindo a tomografia computorizada (TC), são

J Opacidades pulmonares múltiplas

S Vários tipos de opacidades, tais como sombras em vidro despolido, sombras em vidro despolido com consolidações e consolidações bilaterais.

S Vários lobos são afectados, especialmente os lobos inferiores.

S O padrão de pavimentação louco e a pneumonia em organização são observados numa fase mais tardia da doença.

A radiografia do tórax não é sensível para detetar alterações subtis observadas no envolvimento pulmonar precoce[48] .

SDRA:

O tempo médio desde o desenvolvimento do primeiro sintoma até à SDRA é de 8 dias. Numa série de casos retrospetiva de 1591 doentes em estado crítico com COVID-19 internados numa unidade de cuidados intensivos (UCI) na Lombardia, Itália, verificou-se que 99% (1287 de 1300 doentes) necessitaram de suporte respiratório. 88% necessitaram de intubação endotraqueal e 11% de ventilação não invasiva. A mortalidade na UCI foi de 26%[32] .

Embolia pulmonar e trombose vascular pulmonar:

A embolia pulmonar (EP) é comum na pneumonia por COVID-19. Numa série de 107 doentes internados na UCI com pneumonia, verificou-se um elevado número de EP (20,6%). A frequência de EP na série COVID-19 foi duas vezes superior à frequência no período de controlo. Deve suspeitar-se de EP nos doentes com agravamento súbito da hipoxia, hipotensão, taquicardia e arritmia de início recente. É mais comum em doentes internados em unidades de cuidados intensivos e em doentes que necessitam de ventilação mecânica. Um documento de aconselhamento da Sociedade Europeia de Radiologia e da Sociedade Europeia de Imagiologia Torácica sugeriu que **"se deve suspeitar de EP se for necessário oxigénio**

suplementar num doente com extensão limitada da doença e se for indicada uma aquisição adicional de TC com contraste".

Há uma maior evidência de trombose dos vasos pulmonares. A histologia post mortem dos vasos pulmonares em doentes com COVID-19 apresenta trombose generalizada com microangiopatia. Os microtrombos capilares alveolares foram 9 vezes mais prevalentes em doentes com COVID-19 do que em doentes com gripe[49] .

Hipóxicos felizes:

Entre as muitas surpresas do novo coronavírus, alguns doentes parecem desafiar a fisiologia básica da hipoxia, uma vez que podem ser bem observados em geral e descrever-se a si próprios como estando confortáveis, sem sinais de sofrimento. Nestes doentes, foram registados valores de SpO2 e SaO2 tão baixos como 62% e 69%, respetivamente. Os médicos chamam-lhes **"Happy Hypoxics" (Hipóxicos felizes)[49]** .

Mecanismo:

É provável que o inchaço e a inflamação dos pulmões dificultem a perfusão de oxigénio. Existem provas de que a COVID-19 pode provocar a coagulação do sangue com o desenvolvimento de microtrombos, afectando assim todo o organismo. Com especial incidência nos pulmões, os microtrombos podem ocluir os vasos muito distais que participam nas trocas gasosas. Curiosamente, há relatos de que a anticoagulação melhorou drasticamente a descoloração azulada dos dedos dos pés e a falta de ar. Por conseguinte, a gravidade da COVID-19 pode ser indicada pelos níveis de d-dímero, uma vez que reflecte a ativação da cascata de coagulação, a falência de órgãos e a tempestade de citocinas. Um nível elevado de d-dímero durante a admissão está associado a uma elevada mortalidade e morbilidade. Como tal, a anticoagulação será definitivamente uma pedra angular na gestão dos doentes com COVID-19[26] .

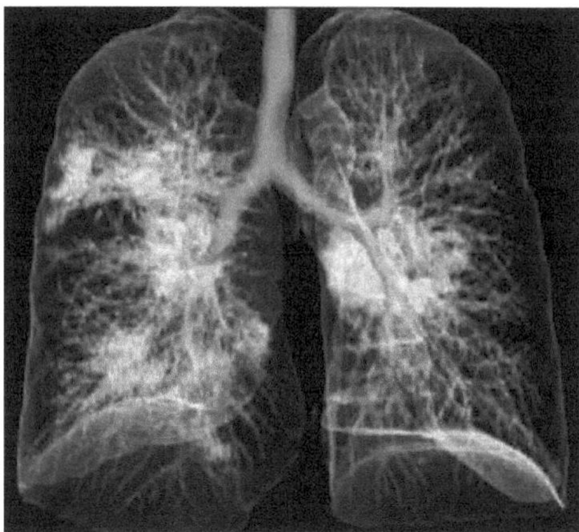

Figura 57: Tomografia computadorizada de pulmão de um paciente positivo para COVID-19 demonstrando uma falta de

perfusão distal
Outras apresentações:

Os doentes com doenças pulmonares coexistentes como asma, doença pulmonar obstrutiva crónica, bronquiectasias, doenças pulmonares intersticiais e outras doenças pulmonares crónicas podem apresentar características de uma exacerbação da sua condição pulmonar secundária a uma infeção com COVID-19.

MANIFESTAÇÕES EXTRA-PULMONARES

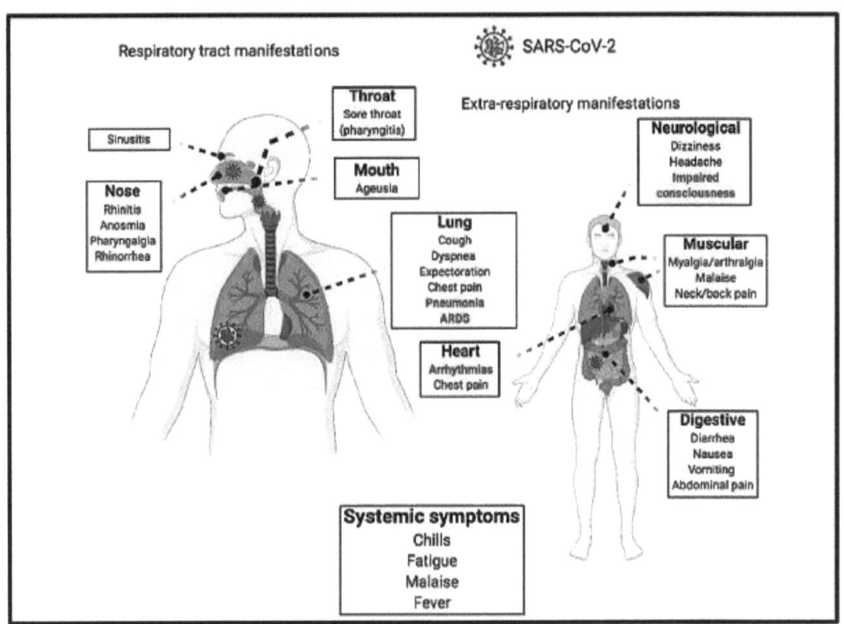

Figura 58: Manifestações extra-pulmonares da COVID-19

MANIFESTAÇÕES NEUROLÓGICAS

Os doentes diagnosticados com COVID-19 podem desenvolver manifestações neurológicas que podem afetar o SNC ou o SNP ou causar lesões nos músculos esqueléticos. Os doentes podem apresentar manifestações neurológicas antes do diagnóstico da COVID-19 e/ou sem apresentar qualquer dos sintomas típicos da COVID-19, como febre e tosse[50].

Possíveis manifestações do SNC[51] incluem:

- Dor de cabeça
- Tonturas
- Formigueiro ou dormência nas mãos e nos pés
- Confusão
- Delírio
- Convulsões
- Acidente vascular cerebral

76

- Perda de consciência
- Encefalite
- Meningite.

As possíveis manifestações PNS incluem:

- Perda do sentido do paladar, do olfato e da visão
- Manifestação rara observada na síndrome de Guillain-Barré

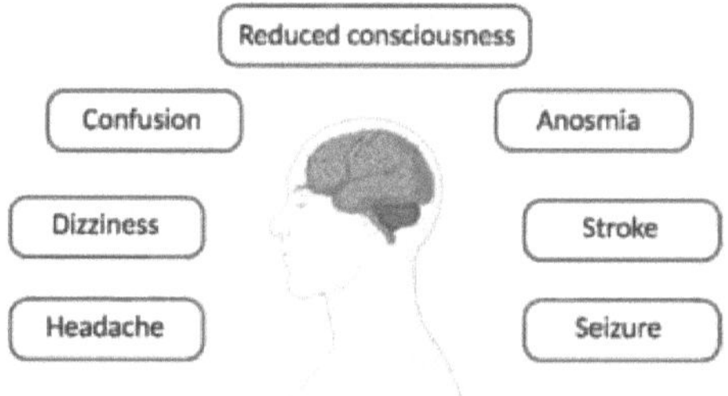

Figura 59: Ilustração das manifestações neurológicas da COVID-19[51]

MANIFESTAÇÕES GASTROINTESTINAIS

Foram registadas manifestações gastrointestinais em cerca de 11,4 a 61,1% dos doentes com COVID-19[4] 8. A maior parte dos sintomas gastrointestinais associados à COVID-19 são muito ligeiros e autolimitados e incluem anorexia, diarreia, náuseas, vómitos e dor/desconforto abdominal. Em alguns estudos, a anorexia e a diarreia foram os sintomas GI mais comuns, enquanto noutros as náuseas e os vómitos foram mais proeminentes[50].

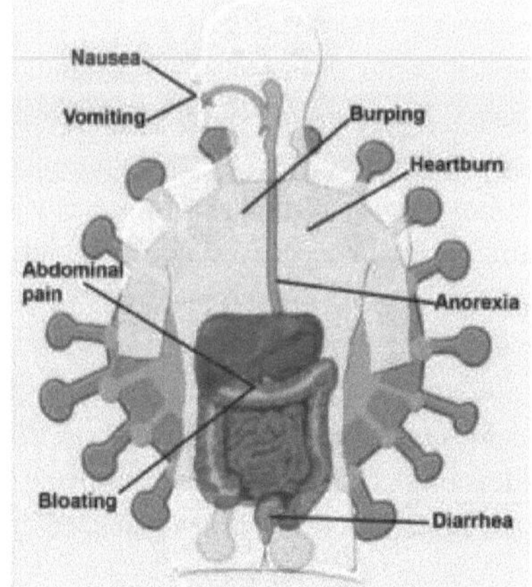

Figura 60: Sintomas gastrointestinais da COVID-19

Diarreia:

A diarreia foi registada em 2-50% dos casos e foi considerada mais comum na doença grave (moderada 69,2%, grave 100%). Han et al. verificaram que 20% dos seus doentes apresentavam diarreia como primeiro sintoma, enquanto nos restantes a diarreia ocorria até 10 dias após o início dos sintomas respiratórios[18].

A maioria dos doentes referiu ter tido diarreia não grave, não desidratante e de baixo volume, com uma duração média de 5,4 dias e uma melhoria no 13º dia de doença.

Náuseas e vómitos:

Uma maior incidência de náuseas[21] foi associada a uma doença mais grave. Os doentes que apresentam náuseas, vómitos e diarreia têm mais probabilidades de ter febre do que os que apresentam apenas um dos sintomas. Os recém-nascidos com COVID-19 apresentaram vómitos e recusa de leite associados aos sintomas respiratórios.

Dor abdominal:

A dor abdominal é um sintoma raro quando comparado com outros sintomas gastrointestinais, mas era comum entre os doentes que recebiam cuidados na unidade de cuidados intensivos (UCI). Uma proporção menor de doentes que apresentavam dor abdominal tinha uma causa abdominal importante, como pancreatite aguda, apendicite aguda, obstrução intestinal, isquemia do intestino delgado, isquemia sigmoide, hemoperitoneu, hemopneumoperitoneu ou síndrome do compartimento abdominal[26].

Anorexia:

Numa meta-análise de sessenta estudos, cerca de 26,8% tinham a anorexia como o sintoma mais comum, o que explica as dificuldades com a alimentação enteral e a manutenção de um estado nutricional adequado[18]. Além disso, os indivíduos que mais tarde desenvolveram pneumonia refractária tinham uma maior incidência de anorexia na admissão.

Outras manifestações gastrointestinais:

Os sintomas GI importantes, como a diarreia com sangue, são mais comuns nas pessoas com doença grave. As manifestações gastrointestinais menos comuns incluem obstipação e colite hemorrágica. O momento do aparecimento destes sintomas é imprevisível. Em alguns doentes, estão presentes nas fases iniciais da doença (antes das outras manifestações clínicas), enquanto na maioria se desenvolvem em fases posteriores. Os doentes com sintomas cardinais gastrointestinais tiveram internamentos hospitalares significativamente mais tardios do que os doentes com sintomas respiratórios. Os médicos devem ter um elevado grau de suspeição em doentes com febre e sintomas gastrointestinais, uma vez que este pode ser o único indicador de COVID-19 e pode indicar a progressão para uma doença grave e também o desenvolvimento de complicações[26].

MANIFESTAÇÕES ORAIS

Os ACE2 estão altamente enriquecidos nas células epiteliais da língua e também nas células epiteliais, células T, células B e fibroblastos da mucosa oral. As células ACE2+ nas glândulas salivares poderiam ser as células alvo deste vírus e gerar saliva infecciosa de forma sustentada, teoricamente[52].

Expressão da furina na língua:

A furina foi implicada na infeção por vírus, clivando as glicoproteínas do envelope viral e melhorando a infeção com as células hospedeiras. Foi identificado um local de clivagem semelhante à furina na proteína Spike do 2019-nCoV. A furina é altamente expressa no tecido pulmonar, proporcionando mais provavelmente um ganho de função para a infecciosidade do 2019-nCoV[32].

A expressão da furina pode ser detectada por imunomarcação nos epitélios da língua humana. Em combinação com a elevada expressão de ACE2, a língua apresenta um elevado risco de infeção por coronavírus na cavidade oral. Embora indique que as células que expressam furina têm, teoricamente, uma menor restrição à entrada do vírus, deve ainda ser cauteloso se o local de clivagem semelhante à furina desempenha um papel importante nesta infeção[53].

A disgeusia é o primeiro sintoma oral reconhecido da COVID-19. As lesões herpetiformes, a candidíase, as lesões tipo aftas e as lesões orais da doença tipo Kawasaki são as manifestações orais mais comuns da doença COVID-19[54]. Uma idade mais avançada e a gravidade da doença COVID-19 parecem ser os factores mais comuns que prevêem a gravidade das lesões orais nestes doentes. A falta de higiene oral, as infecções oportunistas, o stress, as doenças subjacentes (diabetes mellitus, imunossupressão), o trauma (secundário à intubação), o compromisso vascular e a resposta hiper-inflamatória secundária à COVID-19 podem ser os factores predisponentes mais importantes para o desenvolvimento de lesões orais em doentes com COVID-19. As manifestações orais desta doença incluem erosão, bolha, vesícula, pústula, úlcera, língua fissurada ou despapilada, placa, pigmentação, halitose, mácula, pápula, áreas esbranquiçadas, crosta hemorrágica, necrose, petéquias, inchaço, eritema e hemorragia espontânea.

As áreas mais comuns de envolvimento, por ordem decrescente, foram a língua (38%), a mucosa labial (com 26%), o palato (com 22%), a gengiva (com 8%), a mucosa bucal (com 5%), a orofaringe (com 4%) e a amígdala (com 1%). O tempo de latência entre o aparecimento dos sintomas sistémicos e as lesões orais variou entre 4 dias antes e 12 semanas após o início dos sintomas sistémicos. O período de latência mais longo pertenceu às lesões do tipo Kawasaki. As lesões orais cicatrizaram entre 3 e 28 dias após o aparecimento[53].

Língua COVID:

Uma possível associação entre a língua geográfica (LG) e a infeção por SARS-CoV-2, recentemente designada por "língua COVID". Geralmente, apresenta-se com áreas irregulares de despapilação no aspeto dorsal da língua. Estas áreas podem mudar de forma, tamanho e posição, à semelhança da deriva continental, como o seu nome sugere[26]. Existem algumas evidências que sugerem que a GT pode estar associada a níveis elevados da citocina inflamatória interleucina-6 (IL-6), a mesma citocina que é regulada de forma elevada na doença COVID-19 grave. Também vale a pena mencionar que a expressão do recetor da enzima conversora da angiotensina 2 (ACE2) é mais elevada na língua do que noutros tecidos orais. Os receptores ACE2 são o ponto de entrada do vírus SARS-CoV-2[54].

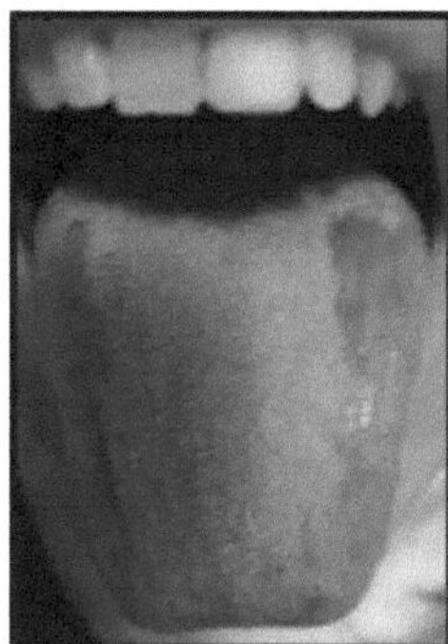

Figura 61: Atrofia bilateral da superfície da língua[54]

Lesões do tipo aftas:

As lesões do tipo aftoso aparecem como múltiplas úlceras superficiais com halos eritematosos e pseudomembranas branco-amareladas nas mucosas queratinizadas e não queratinizadas. O tempo de latência situa-se entre 2 e 10 dias. As lesões aftosas sem necrose foram observadas em indivíduos mais jovens com infeção ligeira, enquanto as lesões aftosas com necrose e crostas hemorrágicas foram observadas mais frequentemente em doentes mais velhos com imunossupressão e infeção grave. Estas lesões cicatrizaram ao fim de cinco a quinze dias. O aumento do nível do fator de necrose tumoral (TNF)-α nos doentes com COVID-19 pode levar à quimiotaxia dos neutrófilos para a mucosa oral e ao desenvolvimento de lesões do tipo aftoso. O stress e a imunossupressão secundários à infeção por COVID-19 podem ser outras razões possíveis para o aparecimento de tais lesões em doentes com COVID-19[54].

Lesões herpetiformes/zosteriformes:

As lesões herpetiformes apresentavam-se como múltiplas úlceras unilaterais, dolorosas, redondas, cinzento-amareladas, com um rebordo eritematoso nas mucosas queratinizadas quer não queratinizadas. As manifestações destas lesões precederam, coincidiram ou seguiram-se a sintomas sistémicos. A imunossupressão e o stress associados à COVID-19 foram a causa sugerida para o aparecimento da gengivoestomatite herpética secundária[53].

Úlcera e erosão:

As lesões ulcerativas ou erosivas surgiram como lesões dolorosas com bordos irregulares na língua, no palato duro e na mucosa labial. As lesões surgiram após um período de latência de 4 a 7 dias e recuperaram após 5 a 21 dias. Foram sugeridos diferentes factores, incluindo erupção medicamentosa, vasculite ou vasculopatia trombótica secundária à COVID-19, como causas para o desenvolvimento de lesões ulcerativas e erosivas.

Placas brancas/vermelhas:

Foram registadas manchas ou placas brancas e vermelhas no dorso da língua, na gengiva e no palato de doentes com confirmação ou suspeita de COVID-19. A candidíase devida a terapia antibiótica de longa duração, a deterioração do estado geral e a diminuição da higiene oral podem ser a causa de manchas ou placas brancas ou vermelhas.

Lesões do tipo angina bolhosa:

As lesões semelhantes à angina bolhosa são observadas como bolhas eritematosas púrpuras assintomáticas sem hemorragia espontânea na língua e no palato duro em dois casos confirmados de COVID-19[32] .

Síndrome do doce atípico:

Relato de um caso de uma mulher de 61 anos que se queixava de febre, fadiga, artralgia, mialgia, vários nódulos eritematosos no couro cabeludo, tronco e extremidades, e pequenas úlceras aftosas no palato duro e na mucosa bucal[26] . A biopsia cutânea revelou infiltração neutrofílica difusa na derme superior com infiltração granulomatosa na derme inferior e na área subcutânea, compatível com a síndrome de Sweet, semelhante ao eritema nodoso.

Doença do tipo Kawasaki:

As lesões orais, incluindo queilite, glossite e língua eritematosa e inchada (língua de morango vermelho), apareceram em doentes com COVID-19 com doença semelhante à Kawasaki **(Kawa-COVID)**. A longa duração da latência entre o aparecimento de sintomas sistémicos (respiratórios ou gastrointestinais) e o aparecimento de sintomas orais ou cutâneos pode dever-se a uma resposta de hiperactivação tardia do sistema imunitário e à libertação secundária de citocinas inflamatórias agudas, em vez de efeitos directos do vírus na pele e na mucosa oral[32] .

Doença periodontal necrotizante:

Foi relatado o caso de uma mulher de 35 anos com suspeita de COVID-19 que se apresentou com febre, linfadenopatia submandibular, halitose e lesões orais. As lesões orais incluíam uma gengiva dolorosa, difusa, eritematosa e edematosa com necrose das áreas interpapilares. O diagnóstico sugerido foi de doença periodontal necrosante devido a co-infecções bacterianas (especialmente prevotella intermedia) juntamente com a COVID-19. As lesões foram curadas após cinco dias[18] .

Vesículas e pústulas:

Relato de uma mulher de 9 anos de idade que apresentou febre, fraqueza, dor abdominal e diarreia que coincidiram com exantema papular eritematoso oral e acral[21] . As lesões orais incluem erupções vesiculares e erosões na língua e na mucosa bucal. O teste PCR para a COVID-19 foi positivo. As lesões são curadas ao fim de uma semana.

Petéquias:

Foram registadas petéquias no lábio inferior, no palato e na mucosa da orofaringe. O tempo de latência dos doentes com petéquias foi mais curto em comparação com os doentes com petéquias e lesões maculares. A trombocitopenia devida à infeção por COVID-19 ou ao medicamento prescrito foi sugerida como possível causa das petéquias[26] .

Lesões inespecíficas (mucosite):

Em vários estudos, foram relatadas máculas eritemato-violáceas, manchas, pápulas e placas na língua, mucosa labial, palato duro e orofaringe. A vasculopatia trombótica, a vasculite e a hipersensibilidade associadas à COVID-19 podem ser as causas da mucosite em doentes com COVID-19. A hipersensibilidade das mucosas, que é secundária à COVID-19, a vasculopatia trombótica e a vasculite podem ser as causas prováveis de mucosite na COVID-19[26].

Pigmentação pós-inflamatória:

Houve um relato de pigmentação na gengiva anexa e interpapilar numa mulher de 40 anos. O aumento dos níveis de citocinas inflamatórias (incluindo interleucina-1 [IL-1], fator de necrose tumoral [TNF]-α) e metabolitos do ácido araquidónico Coronavirus - An Invisible Enemy: A Review on its Pandemicity (prostaglandinas) secundário à produção de fator de células estaminais (SCF) e fator de crescimento de fibroblastos básicos (bFGF) dos queratinócitos da camada basal conduzem a pigmentações pós-inflamatórias[21].

Mucormicose:

A mucormicose é uma infeção fúngica invasiva rara e potencialmente letal, causada por fungos saprófitas aeróbios Rhizopus, que colonizam a mucosa oral e nasal e os seios paranasais. A doença geralmente evolui rapidamente em pacientes imunocomprometidos ou debilitados, ou seja, aqueles com diabetes não controlada, infeção por HIV não controlada, doenças hematológicas malignas e transplante de órgãos sólidos. A mucormicose apresenta geralmente um pior resultado em comparação com outras infecções fúngicas invasivas. A necrose dos tecidos é a caraterística principal da mucormicose. As manifestações orais incluem normalmente exposição e necrose óssea, o que exige um exame histopatológico para confirmar o diagnóstico devido às suas características inespecíficas e possíveis semelhanças com osteomielite bacteriana, trauma e infecções iatrogénicas[53].

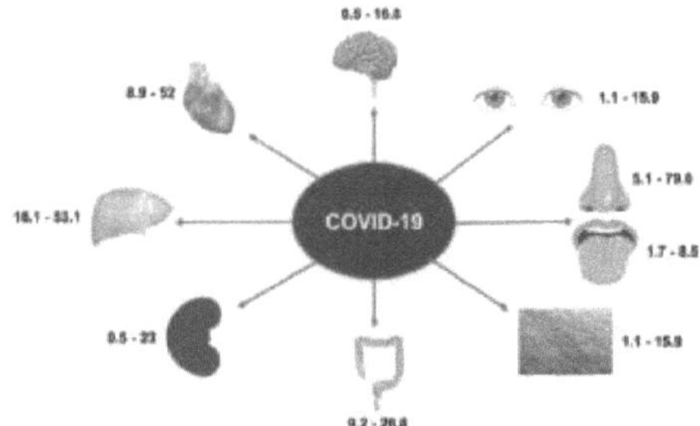

Figura 62: Intervalos de prevalência relatados (%) de manifestações extra-respiratórias

em doentes com COVID-19[50]

MANIFESTAÇÕES CARDIOVASCULARES

É compreensível que o sistema cardiovascular não seja poupado durante a infeção por SARS-CoV-2. Principalmente os indivíduos com mais de 65 anos de idade e com comorbilidades pré-existentes, como a diabetes, a hipertensão e a obesidade, correm um maior risco de complicações cardiovasculares graves[26] .

As complicações cardiovasculares mais comuns incluem o enfarte do miocárdio, a insuficiência cardíaca, a inflamação cardíaca, a arritmia e a hipercoagulabilidade. Uma complicação cardiovascular menos comum é a cardiomiopatia de esforço. Para além das condições cardiovasculares agudas, é importante considerar também as complicações a longo prazo que podem surgir.

Verificou-se que cerca de um terço dos doentes com COVID-19 desenvolveram complicações cardiovasculares. Raramente, os doentes mais jovens e saudáveis podem desenvolver miocardite fulminante aguda que conduz a descompensação cardíaca aguda e arritmia maligna que resulta em morte súbita .[50]

Tabela 6: Complicações cardiovasculares da COVID-19[26]

COMPLICAÇÕES CARDIOVASCULARES	FISIOPATOLOGIA subjacente
Miocardite	O possível mimetismo molecular exibido pelo SARS-CoV-2 resulta em inflamação do coração
Insuficiência cardíaca	A insuficiência cardíaca com fração de ejeção preservada ocorre devido a miocardite. A insuficiência cardíaca também pode ocorrer devido a arritmia secundária a lesão cardíaca. A cardiomiopatia de stress também pode resultar em insuficiência cardíaca.
Arritmia	A arritmia pode ser devida a insuficiência cardíaca, miocardite ou lesão cardíaca que ocorre na infeção por SARS-CoV-2
Enfarte do miocárdio	O enfarte do miocárdio pode ocorrer devido à lesão cardíaca causada pela infeção por SARS-CoV-2
Cardiomiopatia de stress	O stress fisiológico (elevada carga inflamatória, hipoxia, etc.) devido à infeção por SARS-CoV-2 resulta em cardiomiopatia de stress
Embolia pulmonar, acidente vascular cerebral, trombose venosa profunda e coagulação intravascular disseminada	A lesão vascular causada pelo SARS-CoV-2 resulta num estado de hipercoagulabilidade que foi encontrado em muitos doentes com COVID-19 (indicado por fibrinogénio e dímero D elevados)

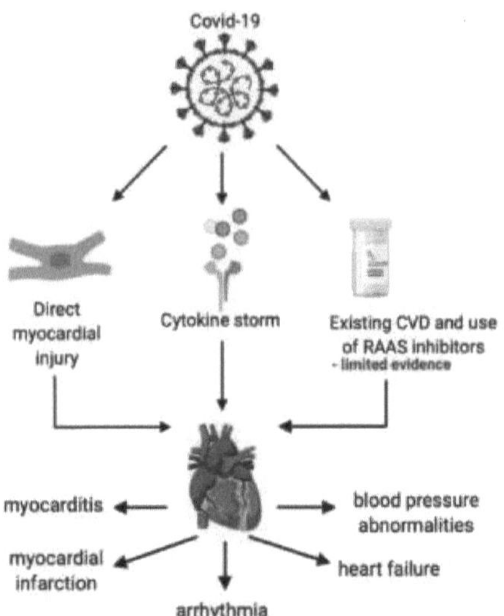

Figura 63: Resumo dos efeitos da COVID-19 no CVS[55]

MANIFESTAÇÕES RENAIS:

O envolvimento renal é comum em doentes com COVID-19; os doentes podem apresentar proteinúria na admissão hospitalar, enquanto a lesão renal aguda (LRA) se desenvolve frequentemente em fases posteriores em doentes em estado crítico e é reconhecida como um marcador de disfunção de múltiplos órgãos e da gravidade da doença[56].

No rim, a ACE2 está presente em várias células, como os podócitos, as células mesangiais, o epitélio da cápsula de Bowman, a borda em escova das células proximais e os ductos colectores. Os doentes internados na UCI apresentam níveis mais elevados de IL-1β, IL-8, IFN-γ e TNF-α. Isto sugere um papel potencial da síndrome de libertação de citocinas (SRC), também conhecida como "tempestade de citocinas", comparável à LRA associada à sépsis (LRA-SA), em que a resposta inflamatória sistémica descontrolada conduz a lesões renais. A IRA ocorreu em 5,1% dos doentes hospitalizados, o que se traduziu num maior risco de morte[57].

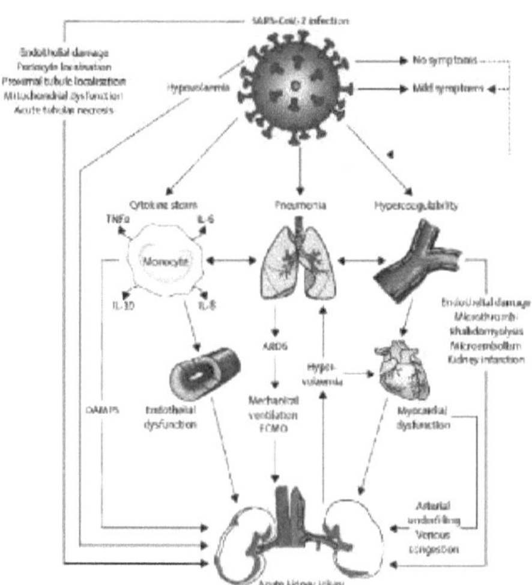

Figura 64: Lesão renal aguda na COVID-19[56]

MANIFESTAÇÕES ENDÓCRINAS:

O envolvimento do sistema endócrino é expetável na COVID-19, uma vez que a interação entre o SARS CoV-2 e o sistema endócrino ocorre a vários níveis. A presença generalizada de receptores ACE-2 em vários tecidos sugere a possibilidade de infeção viral direta[50] .

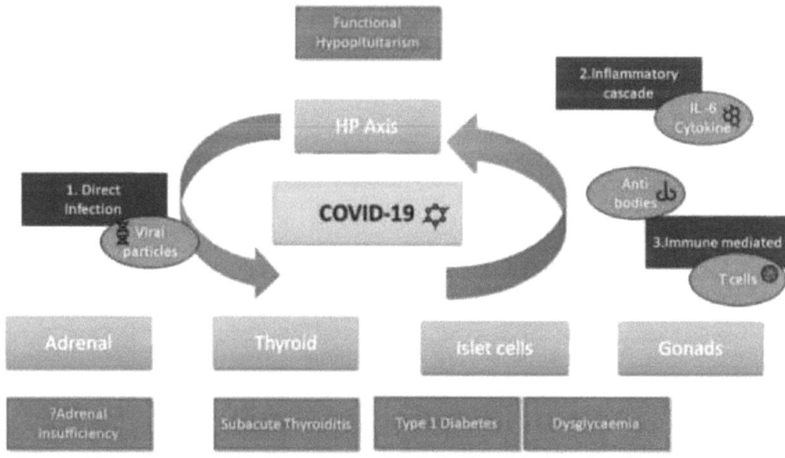

Figura 65: Manifestações endócrinas da COVID-19[58]

Quadro 7: Manifestações endócrinas da COVID-19[50,58]

Envolvimento das glândulas	Possível mecanismo patogénico	Implicações clínicas
Eixo hipotálamo-pituitário	Eixo HPA intacto, lesão direta das células do hipotálamo e da	O cortisol sérico basal pode servir como marcador

	hipófise anterior, lesão indireta devido à tempestade de citocinas e aos mediadores inflamatórios. Presença de anticorpos anti ACTH	de gravidade e mortalidade. Hipotiroidismo central com TSH baixa, T3 baixa e T4 normal baixa.
Gónadas	A lesão das células testiculares resulta numa baixa de testosterona e na ativação do eixo hipotálamo-pituitária-gonadal (HPG). A presença de receptores ACE-2 nos testículos resulta na entrada do vírus e na sua presença no sémen	Níveis elevados de LH e níveis baixos de testosterona no soro. a testosterona pode servir como um marcador de gravidade em homens idosos. A análise do sémen de doentes com COVID-19 revelou a presença do SARS CoV-2.
Pâncreas e células das ilhotas	Lesão citopática direta causada pelo vírus nas células das ilhotas, levando à alteração do funcionamento e hiperglicemia. Resposta do organismo ao stress. Hiperglicemia induzida por medicamentos. Lesão viral direta das células pancreáticas devido à presença de receptores ACE-2. Possível mecanismo autoimune	Desenvolvimento de diabetes de início recente na infeção por SARS CoV-2 Amilase e lipase séricas elevadas Cetose na presença e ausência de diabetes
Glândula tiroide	Lesão direta por vírus na glândula tiroide Lesão imunomediada da glândula tiroide	Tiroidite subaguda atípica

MANIFESTAÇÕES DERMATOLÓGICAS

Exantema semelhante ao da varicela:

O exantema tipo varicela é uma manifestação cutânea específica associada à COVID-19. Caracteriza-se clinicamente por lesões pápulo-vesiculares monomórficas generalizadas. No recente estudo prospetivo de âmbito nacional realizado em Espanha, este exantema foi descrito em 9% dos 375 doentes estudados. As lesões aparecem numa média de 3 dias após os sintomas e têm uma duração média de 8 dias. O tronco estava constantemente envolvido e o prurido foi relatado em poucos doentes[50].

Exantema maculo-papular:

Uma erupção maculo-papular, também conhecida como erupção morbiliforme, apresentando características clínicas que se assemelham a exantemas virais típicos que tinham sido descritos em doentes afectados pela COVID-19[59] . Surgiu concomitantemente com os outros sintomas da infeção, durando um curto período (3-10 dias), e foi também relatado prurido na maioria dos doentes. Foi associada a doença grave em doentes mais velhos. A erupção eritematosa era particularmente acentuada na fossa antecubital e nas pregas axilares.

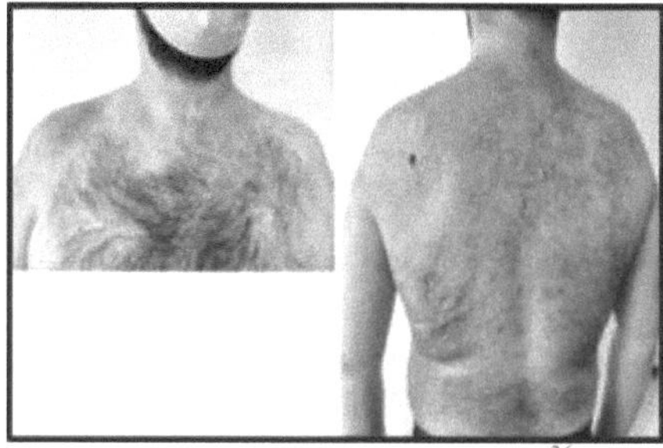

Figura 66: Erupção morbiliforme no tronco e pescoço[26]

Padrão vascular:

Foram descritas várias lesões vasculares na infeção por SARS-CoV-2, incluindo lesões semelhantes a frieiras (**o "dedo do pé COVID"**), especialmente comuns em crianças, lesões livedoides, lesões purpúricas e lesões necróticas acrais. A maioria destas manifestações clínicas tinha uma contrapartida patológica trombótica ou microtrombótica[18] .

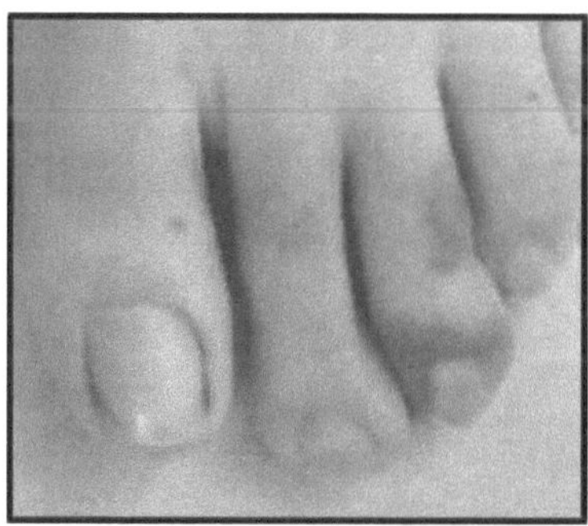

Figura 67: O dedo do pé da COVID

Tipo frieira:

As lesões cutâneas do tipo frieira ou perniose apresentam-se como manifestações eritemato-edematosas que afectam as zonas acrais, sobretudo os dedos dos pés e as plantas dos pés, com possível evolução bolhosa, que são assimétricas e, na sua maioria, pruriginosas e/ou dolorosas em doentes jovens, na ausência de sintomas sistémicos. Na série de casos relatada por Recalcati, as erupções resolveram-se após 2-4 semanas sem qualquer tratamento[21] .

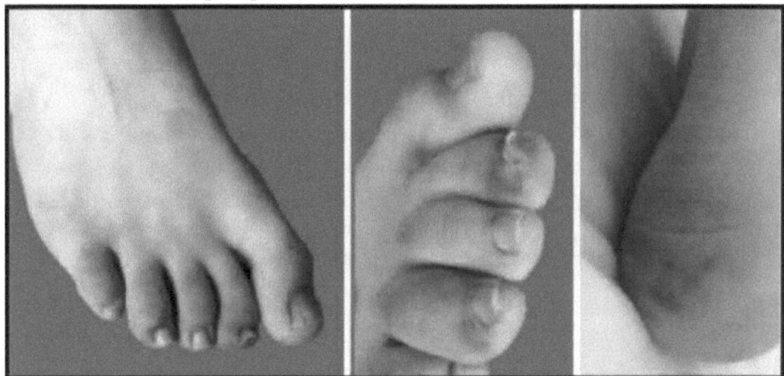

Figura 68: Lesões de frieiras nos dedos dos pés e no calcanhar

Lesões purpúricas/petéquias:

Foi descrito um amplo espetro de lesões purpúricas e petequiais como possíveis manifestações associadas à infeção por SARS-CoV-2. Aparecem em qualquer altura durante o curso da COVID-19, estão localizadas no tronco, nádegas, membros, tipicamente em doentes adultos e podem estar associadas a sintomas como uma sensação de ardor. Diaz-Guimaraens et al. observaram um doente com máculas eritematosas, pápulas e petéquias que afectavam as fossas poplíteas, as nádegas e as coxas anteriores, mas que atingiam as regiões acrais e as mucosas .[26]

Doença de Kawasaki:

Recentemente, foi relatada uma associação entre o SARS-CoV-19 e a síndrome de Kawasaki, uma vasculite aguda da infância, que pode complicar com doença cardíaca, principalmente em países desenvolvidos. Esta associação pode corroborar a ocorrência de um dano endotelial associado à infeção por SARS-CoV-2[32] .

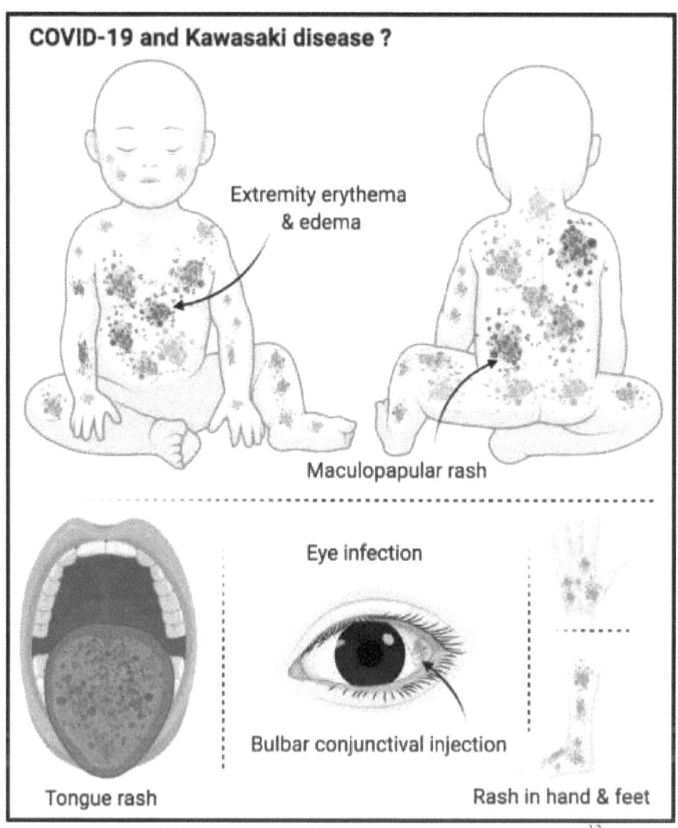

Figura 69: SARS-CoV-2 e doença de Kawasaki[32]

Erupção acro-papular:

Uma erupção papular acral pode ser a expressão de várias doenças virais. Recentemente, as erupções papulares com distribuição acral foram associadas à infeção por SARS-CoV-2. Estabanez et al. relataram um caso de COVID-19 associado ao desenvolvimento de confluência testada para SARS-CoV-2[50] . Apesar do tratamento tópico com esteróides, três dias depois, as lesões tornaram-se pápulas eritematosas confluentes, amareladas e pruriginosas treze dias depois de serem placas com um componente pruriginoso.

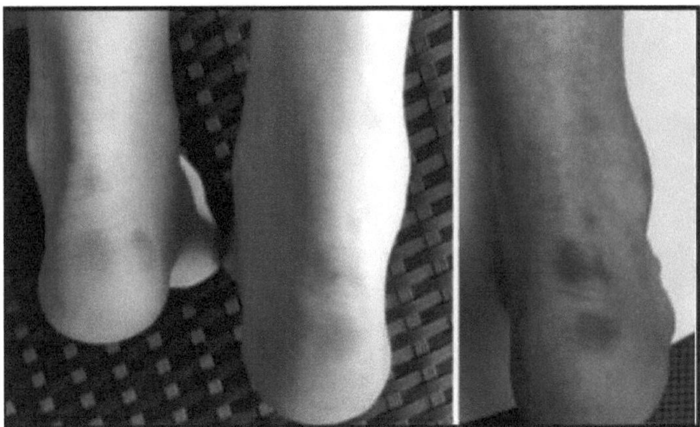

Figura 70: Lesões papulares no calcanhar[59]

MANIFESTAÇÕES OFTALMOLÓGICAS

A manifestação oftálmica mais comum registada foi a conjuntivite. Todos os relatos de conjuntivite associada ao SRA-CoV-2 tinham sido "conjuntivite bilateral, ligeira, folicular, sem envolvimento da córnea". Embora inicialmente se acreditasse ser uma manifestação rara, acredita-se agora que a conjuntivite é um sintoma primário da infeção por SARS-CoV-2 .[60]

As principais manifestações oculares da COVID-19 são[50] *:*

- Hiperemia conjuntival
- Sensação de corpo estranho
- Olho seco
- Fotofobia
- Epífora
- Visão turva
- Inchaço das pálpebras

De acordo com um estudo da AAAS, "A proporção estimada de pessoas com sintomas oculares, alguns consistentes com conjuntivite, varia amplamente, de <1% (Rede de Vigilância de Hospitalização Associada ao Coronavírus 2019 dos Centros de Controle e Prevenção de Doenças) a mais de 30%, sugerindo que a conjuntivite pode ser uma caraterística da doença e potencialmente um sinal de diagnóstico útil.

Vários relatórios demonstraram que os doentes testaram positivo para o SARS-CoV-2 através da deteção do seu ARNm em RT-PCR em esfregaços conjuntivais A expressão do ARNm para a ECA foi observada em células epiteliais conjuntivais[60]

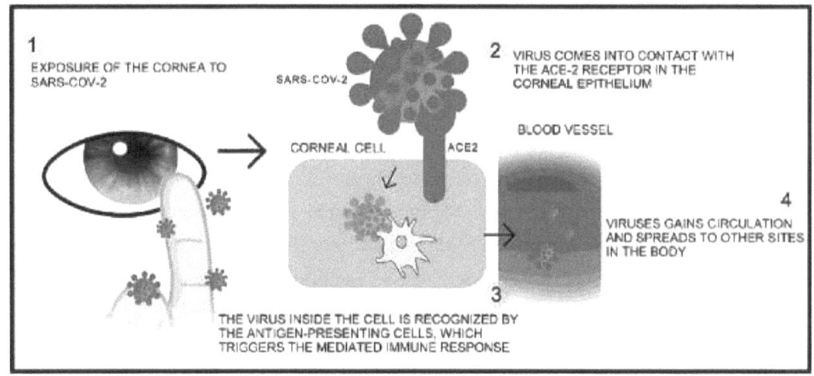

Figura 71: Fisiopatologia do SARS-CoV-2 seguida da transmissão

através do olho[60]

MANIFESTAÇÕES PEDIÁTRICAS:

As crianças com menos de 5 anos com COVID-19 ligeira a moderada têm níveis mais elevados de material genético viral na nasofaringe do que as crianças mais velhas e os adultos. Estes resultados sugerem que **"as crianças mais pequenas transmitem o vírus tanto como os outros grupos etários"**. A capacidade das crianças mais novas de propagar a infeção por COVID-19 pode ter sido menos reconhecida, dado o encerramento rápido e sustentado de escolas e creches durante as fases iniciais da pandemia. As crianças com cargas virais mais elevadas são menos susceptíveis à infeção por SARS-COV-2 e a sintomas ligeiros em comparação com os adultos[61] .

O menor risco de infeção sintomática entre as crianças parece dever-se a expressões dependentes da idade da ACE2, que é mais baixa nas crianças mais novas e aumenta com a idade. Devido ao seu período de latência de 2-14 dias e aos sintomas vagos, a COVID-19 pode ser incorretamente diagnosticada como outros processos virais mais benignos, especialmente na fase inicial da infeção. As manifestações clínicas da COVID-19 em adultos e crianças são semelhantes e incluem febre assintomática, tosse e falta de ar. Outros sintomas incluem dor de cabeça, mialgia, dor de garganta ou sintomas digestivos como vómitos, náuseas e diarreia[26] .

Classificação da COVID em crianças (Shen 2020)

Quadro 8: Critérios de pontuação da COVID-19 para crianças[62]

1.	Assintomático sem quaisquer sintomas clínicos
2.	Febre ligeira, fadiga, mialgia e sintomas de infecções agudas do trato respiratório
3.	Pneumonia moderada, febre e tosse, tosse produtiva, pieira, mas sem hipoxemia
4.	Febre grave, tosse, taquipneia, saturação de oxigénio inferior a 92%,

	sonolência
5.	Evolução rápida crítica para síndrome de dificuldade respiratória aguda (SDRA) ou insuficiência respiratória

MANIFESTAÇÕES DE SAÚDE MENTAL:

Uma população em risco de sofrer de perturbações de saúde mental é o doente que contrai a COVID-19. Aqueles que foram expostos à doença ou que podem ter adoecido por causa dela foram sujeitos a ostracização e xenofobia, o que levou a um aumento do medo e da ansiedade entre os sobreviventes quanto à reintegração na sociedade. Por conseguinte, é importante adotar uma abordagem multidisciplinar no tratamento dos doentes com COVID-19 para garantir a melhor qualidade dos cuidados de saúde, que respondam também às necessidades de saúde mental do doente[21] .

Os doentes com doenças mentais são um dos grupos mais vulneráveis devido ao grau de estigmatização de que são alvo e ao grau de privação com que se deparam; isto engloba outros factores como a pobreza, factores de estilo de vida pobres, ambiente e desemprego[26] .

SÍNDROME PÓS-COBIÇA AGUDA:

A COVID-19 pós-aguda é definida como sintomas persistentes e/ou complicações tardias ou a longo prazo para além de 4 semanas após o início dos sintomas[63] . Os sintomas comuns observados na COVID-19 pós-aguda são

Pulmonar:

J Dispneia

S Capacidade de difusão reduzida, fisiologia pulmonar restritiva, opacidades em vidro fosco e alterações fibróticas na imagiologia

Hematológico:

-Eventos tromboembólicos

Cardiovascular:

S Os sintomas persistentes podem incluir palpitações, dispneia e dor no peito

S Os efeitos a longo prazo podem incluir um aumento da exigência cardio-metabólica, fibrose ou cicatrização do miocárdio, arritmias, taquicardia e disfunção autonómica

Neuropsiquiátrico:

S As anomalias persistentes podem incluir fadiga, mialgia, cefaleias, disautonomia e défice cognitivo **(nevoeiro cerebral)**

S Ansiedade, depressão, distúrbios do sono e PTSD foram relatados em 30-40% dos sobreviventes da COVID-19, semelhante aos sobreviventes de outros coronavírus patogénicos

Renal:

J Redução da taxa de filtração glomerular

Endócrino:

S Controlo novo ou piorado da diabetes mellitus existente, tiroidite subaguda e desmineralização óssea

Gastrointestinal e hepatobiliar:

-*A* disseminação prolongada do vírus nas fezes pode ocorrer na COVID-19, mesmo após um teste de esfregaço nasofaríngeo negativo

S COVID-19 tem o potencial de alterar o microbioma intestinal, incluindo o enriquecimento de organismos oportunistas e a depleção de organismos comensais benéficos

Dermatológico:

S A queda de cabelo é o sintoma predominante e foi registada em cerca de 20% dos sobreviventes da COVID-19

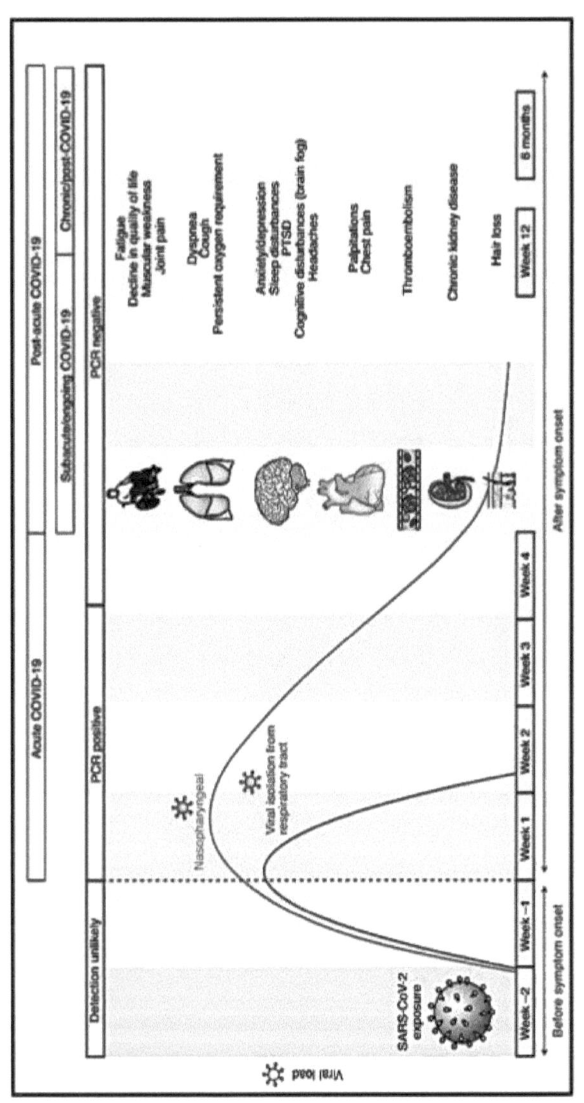

Figura 72: Linha cronológica do pós-agudo COVID-1963

94

CAPÍTULO 5

Diagnóstico

A decisão de diagnosticar um indivíduo deve basear-se em factores clínicos e epidemiológicos associados a uma avaliação da probabilidade de infeção. A identificação e o isolamento rápidos dos indivíduos infectados são cruciais para quebrar a cadeia de transmissão. O diagnóstico é efectuado com base em características clínicas, laboratoriais e radiológicas. A nível internacional, não existe capacidade suficiente de despistagem da COVID-19. Durante o período inicial do surto, vários países seguiram e implementaram várias estratégias de despistagem, consoante a disponibilidade de meios de diagnóstico[45] . No entanto, a OMS tomou medidas rigorosas com a missão de "detetar, proteger e tratar"

Por conseguinte, o diagnóstico precoce e o tratamento imediato podem reduzir significativamente o número de casos prospectivos. Por conseguinte, o diagnóstico laboratorial do SARS-CoV-2 desempenha um papel crucial na contenção e restrição da pandemia de COVID-19[36] .

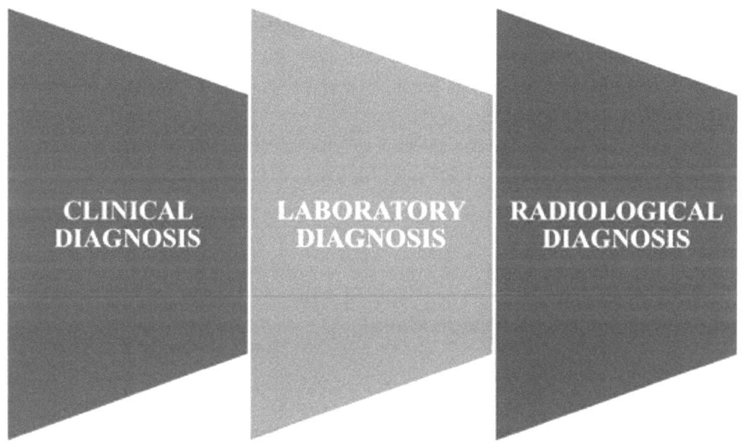

DIAGNÓSTICO CLÍNICO

As pessoas que estão em contacto próximo com uma exposição suspeita foram aconselhadas a cumprir um período de observação sanitária de 14 dias, que deve ser iniciado a partir do último dia de contacto com os indivíduos infectados. Assim que estes indivíduos infectados apresentem quaisquer sintomas, incluindo tosse, espirros, falta de ar ou diarreia, devem requerer cuidados médicos imediatos[36] . O isolamento imediato do indivíduo suspeito deve ser efectuado de acordo com as directrizes adequadas, devendo este ser monitorizado de perto quanto aos sintomas clínicos e o diagnóstico deve ser efectuado em laboratórios hospitalares o mais rapidamente possível.

Além disso, deve ser assegurada a vigilância das pessoas que estiveram em contacto com os indivíduos suspeitos ou infectados, observando os seus sintomas clínicos. Antes de tomar uma decisão sobre o isolamento, as autoridades devem certificar-se de que o indivíduo suspeito necessita ou não de isolamento domiciliário e também de uma avaliação clínica cuidadosa com avaliação da segurança por profissionais de saúde[45] . Se os suspeitos apresentarem sintomas durante o isolamento, devem contactar os médicos para serem tratados (Fig. 73). Durante o isolamento domiciliário, a medicação sugerida, bem como os sintomas, devem ser cuidadosamente registados[21] .

CASOS SUSPEITOS

• Doente com doença respiratória aguda (febre e, pelo menos, um sinal/sintoma de doença respiratória (por exemplo, tosse, falta de ar) E sem outra etiologia que explique completamente o quadro clínico E um historial de viagem ou residência num país/zona ou território que comunique a transmissão local da doença COVID-19 durante os 14 dias anteriores ao início dos sintomas OU

• Um doente com doença respiratória aguda E que tenha estado em contacto com um caso confirmado ou provável de COVID-9 nos últimos 14 dias antes do início dos sintomas;

OU

• Um doente com infeção respiratória grave (febre e pelo menos um sinal/sintoma de doença respiratória (ex: tosse, falta de ar) E que necessite de hospitalização E sem outra etiologia que explique totalmente o quadro clínico.

CASOS PROVÁVEIS

• Um caso suspeito para o qual os testes à COVID-19 são inconclusivos

OU

• Um caso suspeito para o qual os testes não puderam ser efectuados por qualquer razão

CASOS CONFIRMADOS

• Uma pessoa com confirmação laboratorial da infeção por COVID-19, independentemente dos sinais e sintomas clínicos

Figura 73: Definições de casos pela OMS[43]

Sensores de infravermelhos e varrimento térmico:

• É uma técnica fiável para isolar os indivíduos afectados de uma grande população.

• É também essencial para o rastreio inicial do diagnóstico auxiliar[36] .

• Uma câmara térmica foi introduzida pela primeira vez nas entradas do hospital e no serviço de urgência para reconhecer quaisquer indivíduos com aumento da temperatura corporal (Fig. 74).

- A distância de varrimento necessária para estas câmaras é de 10 m[21] . As câmaras térmicas captam e detectam a energia infravermelha sob a forma de calor e convertem-na numa imagem visual.

- Geralmente, as câmaras térmicas funcionam com energia IR de comprimento de onda mais longo

- Já os scanners de infravermelhos são utilizados para fazer o rastreio de indivíduos, mas é necessário mais tempo para rastrear uma grande população[45] .

- Por conseguinte, pode concluir-se que as câmaras térmicas são a melhor escolha para o rastreio em grande escala em relação aos scanners IR.

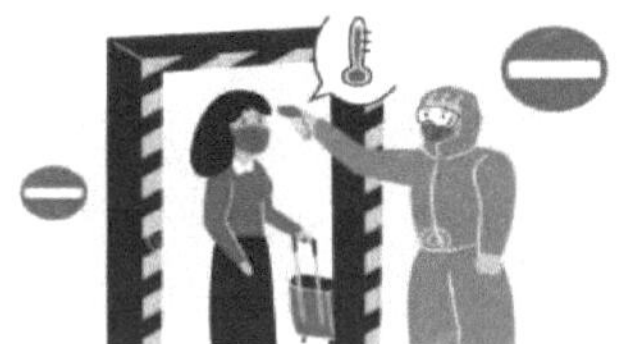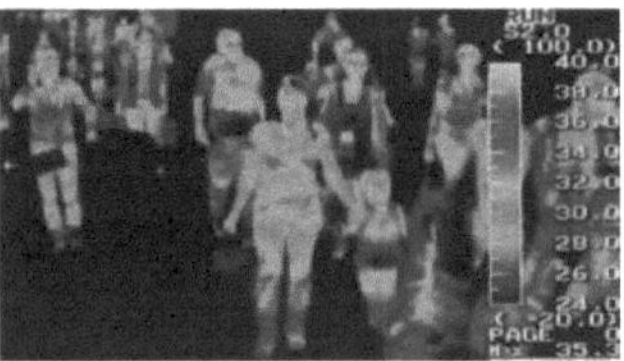

Figura 74: Rastreio térmico

Como os sintomas da COVID-19 não são específicos, a infeção por SARS-CoV-2 tem de ser

confirmada por reação em cadeia da polimerase (PCR) baseada em ácidos nucleicos, amplificando um

sequência genética específica na partícula do vírus[18] .

DIAGNÓSTICO LABORATORIAL

Existe uma orientação provisória para os testes de diagnóstico da COVID-19 em casos humanos suspeitos, publicada pela OMS em março e actualizada em 11th de setembro de 2020.

De acordo com a OMS, a decisão de testar "deve basear-se tanto em factores clínicos como epidemiológicos", a fim de apoiar a gestão clínica dos doentes e as medidas de controlo da infeção. Nos doentes sintomáticos, deve ser imediatamente efectuado um teste PCR, especialmente para os profissionais de saúde com sintomas[64] .

Tipos de espécimes e recolha:

Devem ser seguidos procedimentos operacionais normalizados (POP) adequados antes da colheita de qualquer amostra, incluindo a formação correcta do pessoal para a colheita, embalagem, armazenamento e transporte adequados das amostras. O pessoal deve ter bons conhecimentos sobre as medidas preventivas e as orientações de controlo da COVID-19, para o que devem ser seguidas as orientações provisórias da OMS (quadro 9).

Os espécimes recolhidos devem ser considerados potencialmente infecciosos e, por conseguinte, devem ser tomadas precauções extremas durante o manuseamento das amostras. O diagnóstico de espécimes clínicos colhidos de indivíduos suspeitos deve ser efectuado em laboratórios devidamente equipados, por pessoal especificamente formado em medidas técnicas e de biossegurança[65] .

Tabela 9: Tipos de espécimes[67]

Tipo de espécime	Materiais de coleção	Transporte para o laboratório	Temperatura de armazenamento até ao ensaio	Precauções
Esfregaço nasofaríngeo e orofaríngeo	Cotonetes flocados de dacron ou poliéster	4°C	≤ 5 dias : 4°C >5 dias: -70°C	Para aumentar a carga viral os esfregaços nasofaríngeos e orofaríngeos devem ser colocados no mesmo tubo
Lavagem broncoalveolar	Recipiente esterilizado	4°C	≤48 horas: 4°C >48 horas:-70°C	Pode haver alguma diluição do agente patogénico, mas continua a ser um espécime válido
Aspirado traqueal, aspirado nasofaríngeo ou lavagem nasal	recipiente esterilizado	4 °C	≤48 horas: 4 °C >48 horas: -70°C	Não aplicável
Escarro	recipiente esterilizado	4 °C	≤48 horas: 4 °C >48 horas: -70°C	Assegurar que o material é proveniente do trato respiratório inferior
Tecido de biópsia ou autópsia, incluindo do pulmão	recipiente esterilizado com soro fisiológico	4 °C	≤24 horas: 4 °C >24 horas: -70°C	A recolha de amostras para autópsia deve ser preferencialmente evitada
Soro (2 amostras - agudo e convalescente)	Tubos separadores de soro (adultos: colher 3-5 ml de sangue total)	4 °C	≤5 dias: 4 °C >5 dias: -70 °C	Recolher amostras emparelhadas: • aguda - primeira semana de doença • convalescente - 2 a 3 semanas depois

Etapas do tratamento das amostras:

• O processamento inicial (antes da inativação) de todos os espécimes deve ter lugar numa cabina de segurança biológica (CSB) ou num dispositivo de contenção primária[67] .

• O trabalho laboratorial que envolva métodos não-propagativos, como a sequenciação, o teste de amplificação de ácidos nucleicos [NAAT], etc., deve ser efectuado numa instalação de nível de segurança biológica 2 (BSL-2).

• Os trabalhos laboratoriais que envolvam métodos de propagação, tais como cultura de vírus, ensaios de isolamento ou neutralização, etc., devem ser realizados num laboratório de contenção com fluxo de ar direcionado para o interior, numa instalação de nível de segurança biológica 3 (BSL-3)

• Devem ser utilizados desinfectantes que actuem contra os vírus com invólucro (por exemplo, hipoclorito [lixívia], álcool, peróxido de hidrogénio, compostos de amónio quaternário e compostos fenólicos)

• As amostras de pacientes de casos suspeitos ou confirmados devem ser transportadas com a menção UN3373 "Substância biológica de categoria B". As culturas ou isolados virais devem ser transportados com a menção UN2814 "Substância infecciosa que afecta os seres humanos" da categoria A

Embalagem e transporte da colheita de espécimes:

Após a colheita, as amostras devem ser transportadas para o laboratório o mais rapidamente possível para o diagnóstico da COVID-19 (Fig. 75).

Durante o transporte, os espécimes devem ser corretamente manuseados e expedidos sob a manutenção da cadeia de frio de 2-8°C

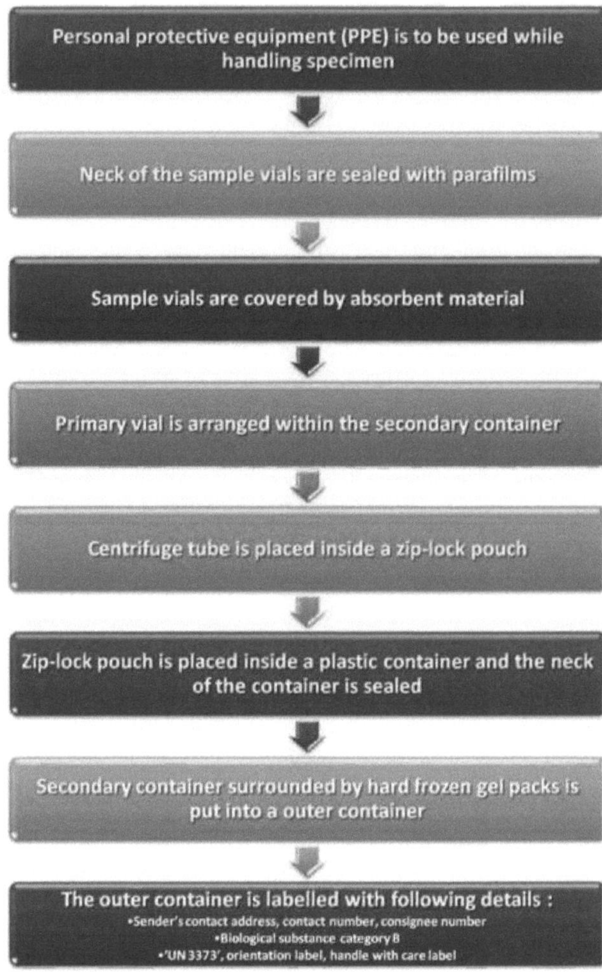

Devem ser utilizados equipamentos de proteção individual (EPI) durante o manuseamento dos espécimes

O gargalo dos frascos de amostras é selado com parafilmes

Os frascos de amostras estão cobertos por material absorvente

O frasco primário está disposto no recipiente secundário

O tubo de centrifugação é colocado dentro de um saco com fecho de correr

O saco com fecho de correr é colocado dentro de um recipiente de plástico e o gargalo do recipiente é selado

O segundo recipiente, rodeado por pacotes de gel duro congelado, é colocado num recipiente exterior

O recipiente exterior está rotulado com os seguintes pormenores :
-Endereço de contacto do remetente, número de contacto, número do destinatário
-Substância biológica da categoria B
- "UN 3373", etiqueta de orientação, etiqueta de manuseamento com cuidado

Figura 75: Procedimento para embalagem e transporte de espécimes[26]

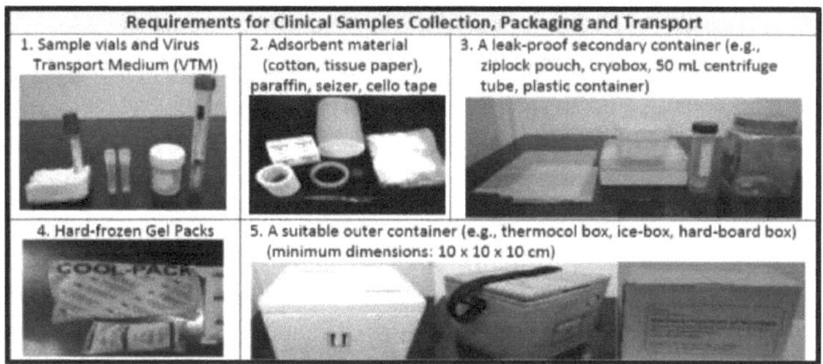

Requirements for Clinical Samples Collection, Packaging and Transport		
1. Sample vials and Virus Transport Medium (VTM)	2. Adsorbent material (cotton, tissue paper), paraffin, seizer, cello tape	3. A leak-proof secondary container (e.g., ziplock pouch, cryobox, 50 mL centrifuge tube, plastic container)
4. Hard-frozen Gel Packs	5. A suitable outer container (e.g., thermocol box, ice-box, hard-board box) (minimum dimensions: 10 x 10 x 10 cm)	

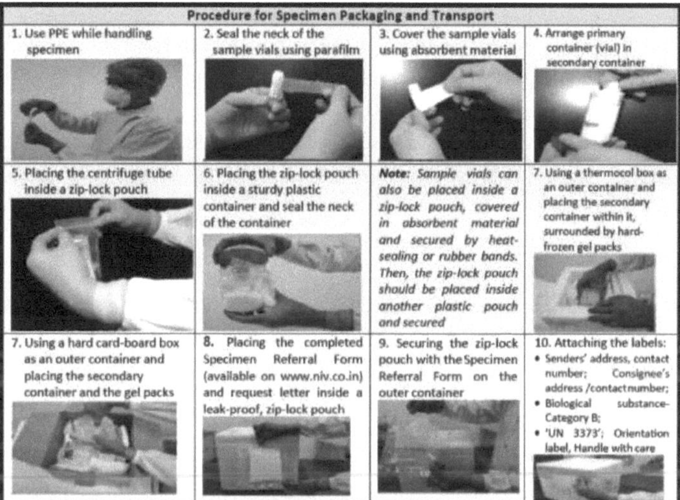

Procedure for Specimen Packaging and Transport			
1. Use PPE while handling specimen	2. Seal the neck of the sample vials using parafilm	3. Cover the sample vials using absorbent material	4. Arrange primary container (vial) in secondary container
5. Placing the centrifuge tube inside a zip-lock pouch	6. Placing the zip-lock pouch inside a sturdy plastic container and seal the neck of the container	*Note: Sample vials can also be placed inside a zip-lock pouch, covered in absorbent material and secured by heat-sealing or rubber bands. Then, the zip-lock pouch should be placed inside another plastic pouch and secured*	7. Using a thermocol box as an outer container and placing the secondary container within it, surrounded by hard-frozen gel packs
7. Using a hard card-board box as an outer container and placing the secondary container and the gel packs	8. Placing the completed Specimen Referral Form (available on www.niv.co.in) and request letter inside a leak-proof, zip-lock pouch	9. Securing the zip-lock pouch with the Specimen Referral Form on the outer container	10. Attaching the labels: • Senders' address, contact number; Consignee's address /contact number; • Biological substance-Category B; • 'UN 3373'; Orientation label, Handle with care

Figura 76: Directrizes para a colheita, embalagem e transporte de espécimes[67]

Métodos de diagnóstico para a deteção do SARS-CoV-2:

Teste de amplificação de ácidos nucleicos (NAAT):

Atualmente, a confirmação dos casos de COVID-19 baseia-se na deteção do ARN viral através de testes de amplificação de ácidos nucleicos (NAAT) (Fig. 77), como as **reacções em cadeia da polimerase da transcriptase reversa em tempo real (RT-PCR)**, com confirmação por sequenciação de ácidos nucleicos, quando necessário[65].

Os genes virais visados até à data incluem os genes N, E, S, ORF e RdRp de acordo com o SARS-CoV, GenBank NC_004718.

Uma das condições abaixo deve ser cumprida para considerar um caso como confirmado laboratorialmente pela NAAT em áreas sem circulação do SARS-CoV-2:

S Um resultado NAAT positivo para pelo menos dois alvos diferentes no genoma do vírus SARS-CoV-2, em que pelo menos um alvo é preferencialmente específico para o vírus SARS-CoV-2 utilizando um ensaio validado;

OU

S Um resultado positivo no teste NAAT para a presença do vírus beta coronavírus e do vírus SARS-CoV-2, identificado posteriormente por sequenciação do genoma viral parcial ou total, desde que a sequência-alvo seja maior ou diferente do produto de amplificação testado no ensaio NAAT utilizado.

Quando houver incerteza nos resultados, a amostra deve ser novamente colhida do doente e, se for caso disso, deve ser obtida a sequenciação do vírus da amostra original ou de um amplicon gerado a partir de um ensaio NAAT adequado, diferente do ensaio NAAT inicialmente utilizado, para obter um resultado fiável[26].

S Vários factores podem levar a um resultado negativo numa pessoa infetada, incluindo

• Má qualidade da amostra, contendo muito pouco material do paciente (como controlo, considere determinar se existe ADN humano adequado na amostra, incluindo um alvo humano no teste PCR).

• A amostra foi colhida demasiado tarde ou muito cedo na infeção.

• O espécime não foi manuseado e enviado de forma adequada (não manutenção da cadeia de frio).

• Razões técnicas inerentes ao teste, por exemplo, mutação do vírus ou inibição da PCR[35].

Se for obtido um resultado negativo de um doente com um elevado grau de suspeita de infeção pelo vírus SARS-CoV-2, particularmente quando apenas foram colhidas amostras do trato respiratório superior, devem ser colhidas e testadas amostras adicionais, incluindo do trato respiratório inferior, se possível.

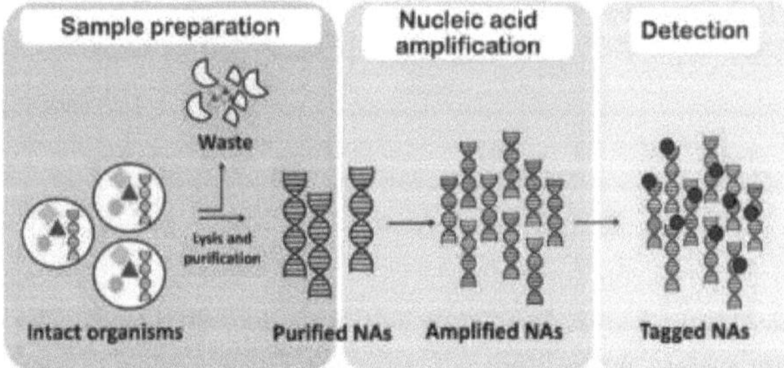

Figura 77: Teste NAAT

Preocupações de biossegurança durante o transporte:

As zaragatoas colhidas devem ser transportadas num meio de transporte viral para laboratórios de testes em condições de frio ou à temperatura ambiente, de acordo com as recomendações. Se a amostra for transportada a uma distância curta, deve ser selada num saco ou recipiente com fecho de correr de risco biológico dentro de uma caixa criogénica estanque (Fig. 78).

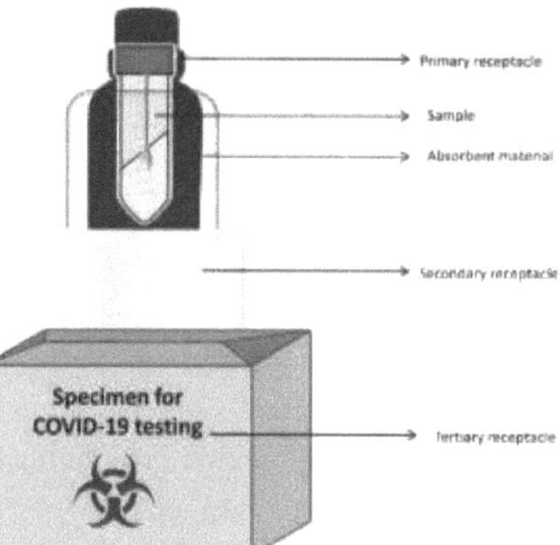

Figura 78: Embalagem com três camadas para o envio de amostras infecciosas.

A camada exterior da caixa deve ser desinfectada, a rotulagem das amostras deve ser clara e deve existir um símbolo de risco biológico na caixa. Se os espécimes forem transportados para outra cidade ou país para processamento posterior, deve ser utilizada uma embalagem de três camadas. A embalagem de três camadas consiste num recetáculo primário à prova de fugas que contém o espécime, o qual é envolvido por um material que pode absorver os fluidos em caso de danos no recetáculo. O recipiente primário deve ser colocado dentro de um recipiente secundário durável e à prova de fugas. Podem ser colocados mais do que um recipiente primário no interior do segundo recipiente, com material de amortecimento absorvente adequado entre eles. A terceira camada deve ser constituída por um material de embalagem exterior rígido que possa proteger as amostras[55].

INTERPRETAÇÃO:

Valores do limiar do ciclo (Ct)

A RT-qPCR permite a quantificação através da transcrição reversa do ARN para ADN e, em seguida, da realização da qPCR, em que um sinal de fluorescência aumenta proporcionalmente à quantidade de ácido nucleico amplificado. O teste é positivo se a fluorescência atingir um limiar especificado num determinado número de ciclos de PCR (valor Ct, inversamente relacionado com a carga viral). Muitos ensaios de qPCR utilizam um valor de corte Ct de 40, permitindo a deteção de muito poucas moléculas de ARN inicial[18].

Alguns peritos sugerem a utilização deste valor de Ct para calcular a carga viral, o que pode ajudar a aperfeiçoar a tomada de decisões (isolamento mais curto, etc.). Infelizmente, existe ainda uma grande heterogeneidade e inconsistência das curvas-padrão calculadas a partir de estudos que fornecem valores Ct de amostras de diluição em série e as cargas virais estimadas (Fig. 79). É necessário ter cuidado ao considerar os valores Ct como um indicador substituto de "quantidade" num ensaio de PCR qualitativo ("alvos virais e diferentes tipos de amostras[21].

No entanto, alguns estudos clínicos importantes são aqui enumerados:

- Em 678 doentes com COVID-19, a mortalidade intra-hospitalar foi de 35% com uma "carga viral elevada" (Ct < 25; n = 220), 17,6% com uma "carga viral média" (Ct 25-30; n = 216) e 6,2% com uma "carga viral baixa" (Ct > 30; n = 242). A carga viral elevada foi independentemente associada à mortalidade (odds ratio ajustado 6,05; IC 95%: 2,92-12,52) e à intubação (aOR 2,73; IC 95%: 1,68-4,44) em modelos multivariados [26]

• Uma amostragem seriada prospetiva[35] de 70 doentes revelou valores de Ct clinicamente relevantes, nomeadamente um Ct de 24 ("carga viral elevada") e > 40 ("negativo"), que ocorreram 9 e 36 dias após o início dos sintomas

• Entre os 93 membros do agregado familiar (incluindo os casos índice) que testaram positivo para o SARS-CoV-2 por zaragatoa nasofaríngea, os valores de Ct foram mais baixos logo após o início dos sintomas e foram significativamente correlacionados com o tempo decorrido desde o início; no prazo de 7 dias após o início dos sintomas, o valor mediano de Ct foi de 26,5, em comparação com um valor mediano de Ct de 35,0 aos 21 dias após o início[21]

• A cultura do vírus foi tentada a partir de 324 amostras (de 253 casos) que testaram positivo para o SRA-CoV-2 por RT-PCR. Os valores de Ct correlacionaram-se fortemente com o vírus cultivável. A probabilidade de cultivar o vírus diminuiu para 8% em amostras com Ct > 35 e para 6% (95% CI: 0,9-31,2%) 10 dias após o início da infeção[66] .

• Um estudo transversal determinou amostras PCR positivas quanto à sua capacidade de infetar linhas celulares. De 90 amostras, apenas 29% demonstraram crescimento viral. Não se registou qualquer crescimento em amostras com um Ct > 24 ou duração dos sintomas > 8 dias[66] .

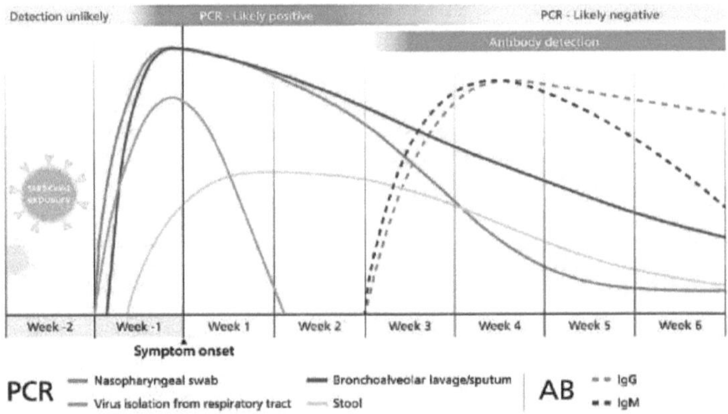

Figura 79: Linha cronológica dos marcadores de diagnóstico para a deteção do SARS-CoV-2[35]

OUTRAS TÉCNICAS DE DIAGNÓSTICO BASEADAS EM ÁCIDOS NUCLEICOS:

Amplificação baseada na sequência de ácidos nucleicos (NASBA):

NASBA[65] é um processo de amplificação in vitro realizado em condições isotérmicas. Trata-se de um processo de amplificação em duas etapas, em que a primeira etapa é a desnaturação e a segunda etapa é uma amplificação dependente da polimerase conduzida isotermicamente. São também adicionados fluorocromos à reação para a tornar uma observação em tempo real. Esta técnica foi posteriormente modificada como um processo multiplex denominado amplificação multiplex em tempo real baseada na sequência de ácidos nucleicos (RT-NASBA), que pode ajudar na deteção simultânea de diferentes infecções virais. Foi demonstrado que a RT-NASBA é 10-100 vezes mais sensível do que a Multiplex RTPCR, devido às condições isotérmicas em que não se consome tempo em aquecimento e arrefecimento e a produção de cópias é mais rápida do que a RT-PCR. A RT-NASBA foi anteriormente utilizada para a deteção de infecções por SARS-CoV, tendo-se verificado que a sua sensibilidade e especificidade são paralelas às do diagnóstico por RT-PCR. Esta técnica pode ser uma escolha para o diagnóstico rápido da COVID-19 durante a atual pandemia.

Amplificação Isotérmica Mediada por Loop (LAMP):

A LAMP é uma técnica de diagnóstico comparativamente menos dispendiosa, muito mais sensível e rápida do que a RT-PCR. Esta técnica envolve a amplificação selectiva de ácidos nucleicos alvo a uma temperatura constante, normalmente 60°C. Nesta técnica, são utilizados 4 a 6 iniciadores especificamente concebidos para detetar sequências de ácidos nucleicos distintas. Além disso, não é necessária a desnaturação inicial do modelo e o tempo de reação é minimizado até 30 minutos, utilizando polimerases de deslocamento de cadeias. Para uma análise colorimétrica, a mistura de reação LAMP é adicionada com azul de hidroxineptol (HNB) antes da amplificação, evitando assim a contaminação cruzada no futuro. Esta técnica foi ainda associada a um indicador de pH, que ajudou na leitura visual da reação de amplificação através da mudança de cor na mistura de reação. O ensaio baseado em RT-LAMP que tem como alvo o gene S do SARS-CoV-2 mostrou uma sensibilidade de 88,89% e uma elevada consistência em comparação com os métodos de diagnóstico baseados em RT-PCR[26]

TESTES NO LOCAL DE ATENDIMENTO E COVID-19:

O diagnóstico de doenças infecciosas ao lado da cama de um doente, sem necessidade de enviar amostras do doente para laboratórios sofisticados, é designado por teste Point of Care (POC). O POC tem um papel muito importante a desempenhar durante as infecções contagiosas comunitárias porque permite às comunidades diagnosticar a infeção sem a complexa infraestrutura laboratorial. Os testes POC são a única opção para as zonas remotas de qualquer comunidade. Um dos protocolos de teste no local de prestação de cuidados é o LFA (ensaio de antigénio de fluxo lateral) para o diagnóstico da COVID-19 .[65]

A AFL é efectuada numa tira, que é uma membrana semelhante a papel. A membrana tem duas linhas revestidas, uma das quais contém um conjugado nanopartícula de ouro-anticorpo e a outra linha contém um anticorpo de captura. As amostras dos doentes são depositadas na tira. A tira extrai as proteínas da amostra por ação capilar. À medida que a amostra percorre a primeira linha da tira, o antigénio liga-se ao conjugado nanopartícula-anticorpo. Este complexo desloca-se então para a segunda linha, onde o anticorpo de captura imobiliza o complexo, tornando visível uma linha vermelha ou azul na tira. As nanopartículas de ouro individuais na tira são vermelhas, mas as nanopartículas de ouro agrupadas em solução apresentam uma cor azul. Foi observada uma sensibilidade clínica igual a 82% nos testes que detectaram tanto IgG como IgM. Estes métodos têm comparativamente menos sensibilidade do que a PCR e as suas variantes.

Com base no princípio do LFA, algumas técnicas são especificamente desenvolvidas para detetar agentes patogénicos virais. A técnica Specific High Sensitivity Enzymatic Reporter Unlocking (SHERLOCK) é muito económica e rápida no diagnóstico de agentes patogénicos virais. Para a cadeia de frio e o armazenamento a longo prazo, os reagentes SHERLOCK são submetidos a liofilização. Trata-se de um processo de diagnóstico em três fases. A amplificação isotérmica, a deteção e a leitura visual são as três etapas do diagnóstico que demoram menos de uma hora a obter os resultados finais.

DIAGNÓSTICO NO LOCAL DE TRATAMENTO COM BASE NA CRISPR:

O CRISPR (Clustered Regularly Interspaced Short Palindromic Repeats)[65] surgiu como um fator de mudança nas experiências de biologia molecular. Também remodelou os diagnósticos da atualidade. As CRISPR são sequências de ADN encontradas em bactérias e archaea que têm sido amplamente utilizadas em experiências de edição de genes. Desempenham um papel importante na defesa antiviral, uma vez que as sequências são derivadas de bacteriófagos que infectaram previamente bactérias. Muitas técnicas baseadas em CRISPR estão atualmente a ser utilizadas ou têm potencial para ser uma opção de teste de ponto de tratamento no diagnóstico de agentes patogénicos como o SARSCoV-2.

DIAGNÓSTICO DA COVID-19 BASEADO EM PROTEÍNAS:

As proteínas virais, como antigénios ou anticorpos gerados em resposta à infeção viral, podem servir como meio de diagnóstico em doenças infecciosas virais como a COVID-19. Confiar nas proteínas virais para a deteção é complicado, uma vez que a carga viral flutua durante o curso da infeção, pelo que os anticorpos podem servir melhor o processo de diagnóstico. Tem sido uma prática antiga detetar antigénios específicos através de anticorpos dirigidos contra esses epítopos antigénicos utilizando ensaios de immunoblot.

A COVID-19 pode ser diagnosticada indiretamente através da deteção de anticorpos gerados no sangue do doente durante um determinado período de tempo. No entanto, existe o desafio da reatividade cruzada entre os anticorpos gerados contra o SARS-CoV-2 e os anticorpos contra outros coronavírus[65].

O protocolo utilizou cerca de 5 ml de sangue em jejum de cada participante. Após a recolha do soro, foi detectado o SARS-CoV-2 IgG/IgM. O kit é composto por três linhas de deteção: linha/zona de controlo (C), zona G e zona M. A linha C aparece quando a amostra é passada por cima dela. Uma linha de teste vermelha nas zonas G e M indica a presença de SARS-CoV-2 IgG/IgM nas amostras. O teste deve ser repetido se a linha C não aparecer na tira[65].

Sequenciação viral:

A sequenciação não tem um papel no diagnóstico laboratorial inicial do SARS-CoV-2, mas pode ser útil nas seguintes circunstâncias, tais como :

- Confirmação da presença do vírus.
- Monitorizar as mutações do genoma viral que possam afetar o desempenho das contra-medidas médicas, incluindo os testes de diagnóstico.
- A sequenciação do genoma completo do vírus pode também fornecer informações sobre os estudos de epidemiologia molecular[64]

Serologia:

Pode ajudar na investigação de um surto em curso e na avaliação retrospetiva da taxa de ataque ou da extensão de um surto. Nos casos em que os testes NAAT são negativos e existe uma forte ligação epidemiológica disponível à infeção por COVID-19, as amostras de soro emparelhadas (na fase aguda e na fase de convalescença) podem apoiar o diagnóstico quando estiverem disponíveis testes serológicos validados. As amostras de soro podem ser armazenadas para estes fins[66].

O desenvolvimento e a implementação clínica de um teste rápido de anticorpos combinados IgM-IgG também podem ser utilizados para o diagnóstico da infeção por SARS-CoV-2. Este imunoensaio desenvolvido pode detetar simultaneamente anticorpos IgM e IgG contra o vírus SARS-CoV-2 em diferentes fases da COVID-19.

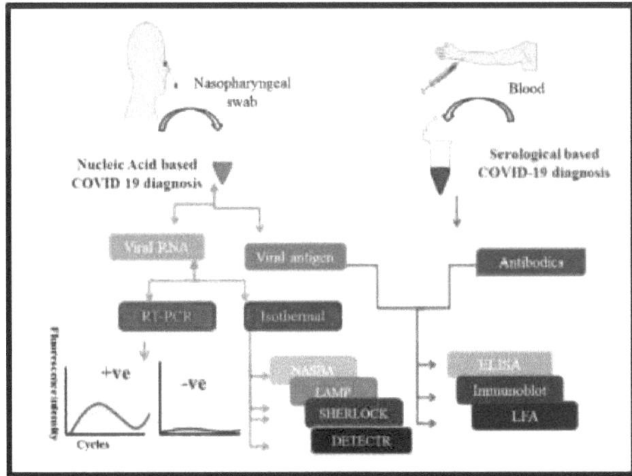

Figura 80: Diagnóstico laboratorial da COVID-19[66]

Testes de anticorpos:

• Este método testa se um indivíduo suspeito foi infetado pela COVID-19 e produziu anticorpos (Fig. 81).

• As reacções imunológicas ao SARS-CoV-2 podem demorar várias semanas a ocorrer, e alguns estudos mostram que os anticorpos contra a COVID-19 podem demorar 14 dias a aparecer[26].

• A análise de anticorpos requer uma amostra de sangue do doente e procura indícios da presença do vírus no organismo através da deteção de anticorpos produzidos pelo sistema imunitário em reação à infeção causada pelo vírus (Quadro 10).

• A primeira reação do organismo a uma infeção é sob a forma de IgM, que aparece no sangue aproximadamente 5 a 10 dias após a infeção e atinge o seu pico aos 21st dias da infeção viral.

• O período de tempo é vital, porque se um doente suspeito desenvolver sintomas de COVID-19, demora cerca de uma semana para que o seu corpo produza IgM anti-COVID-19.

• O teste PCR tem uma taxa de deteção de cerca de 66,7% na primeira semana de infeção, enquanto o teste de anticorpos tem uma taxa de deteção de cerca de 38,3%.

• Por conseguinte, o teste mais fiável para detetar uma infeção precoce seria a combinação de anticorpos e PCR de esfregaços de pacientes suspeitos.

• A combinação dos testes resultará numa taxa de deteção de 98,6% nos primeiros 5,5 dias após a infeção viral.

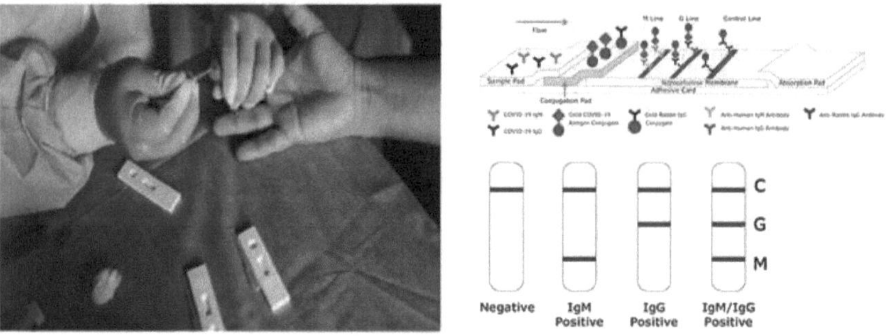

Figura 81 - Teste rápido de anticorpos[65]

Tabela 10: Testes de diagnóstico e resultados clínicos a nível individual[21]

Resultados dos testes			Resultados clínicos
RT-PCR	IgM	IgG	
+	-	-	O doente encontra-se no período de incubação da infeção
+	+	-	O doente está na fase inicial da infeção
+	+	+	O doente tem uma doença ativa
+	-	+	O doente encontra-se na fase final da infeção

-	+	-	O doente pode estar na fase inicial da infeção; o resultado da RT-PCR pode ser falso negativo
-	-	+	O doente pode ter tido COVID-19 e já recuperou
-	+	+	O doente pode estar na fase de recuperação; o resultado da RT-PCR pode ser falso negativo

Cultura viral:

A cultura viral não é recomendada para o diagnóstico laboratorial do SARS-CoV-2. Mas a cultura viral pode ser utilizada para fins de investigação, como o isolamento do vírus, o estudo das propriedades do vírus e também para o desenvolvimento de vacinas. Foram utilizadas linhas celulares epiteliais das vias respiratórias humanas para o isolamento inicial das partículas virais[35].

Outros resultados laboratoriais como fator de risco:

Os doentes com doença grave podem apresentar anomalias laboratoriais mais proeminentes do que os doentes com doença não grave. Não é claro como é que um único parâmetro pode ter valor clínico, uma vez que quase todos os estudos foram retrospectivos e não controlados.

Os factores de risco laboratoriais são: Linfocitopenia, depleção de células T CD4 e T CD8 e leucocitose.

Quadro 11: Parâmetros laboratoriais para diagnosticar a COVID-19

Parâmetro	Normal	Doença
PRC	0-6 mg/dl	>100 mg/dl
D Dimer	<0,5 µg/ml	>1 µg..-inl
IL-6	0-7 pg/ml	100-500 pg/ml
Ferritina	13-150 ng/ml	290-100 ng/ml
LDH	0-250 U/L	$\geq$ 273 U/L
ESR	0-22 mm/hora	>27 mm/hora

DIAGNÓSTICO RADIOLÓGICO

Tomografia Computorizada:

A tomografia computorizada (TC) desempenha um papel fundamental tanto no diagnóstico como na avaliação da extensão da doença e no acompanhamento. A TC do tórax tem uma sensibilidade relativamente elevada para o diagnóstico da infeção por COVID-19. No entanto, cerca de 50% dos doentes podem ter uma TC normal durante os primeiros 1-2 dias após o início dos sintomas[68].

Os investigadores chineses recomendaram que a TC fosse a base principal para o diagnóstico da COVID-19 na situação atual, devido à limitação do NAAT. Por outro lado, tornou-se claro, muito cedo na atual pandemia, que uma proporção considerável de doentes subclínicos (exames realizados antes do início dos sintomas) pode já ter achados patológicos na TC. Em alguns destes doentes com achados patológicos de TC evidentes para pneumonia, a PCR em esfregaços nasofaríngeos ainda era negativa. Por outro lado, metade dos doentes que mais tarde desenvolvem pneumonia morfologicamente visível por TC podem ainda ter uma TC normal nos primeiros 1-2 dias após o aparecimento dos sintomas. No entanto, não se deve sobrestimar o valor da TC torácica[26].

A TC torácica só deve ser realizada se forem consideradas complicações ou diagnósticos diferenciais. Em estudos cegos, radiologistas da China e dos Estados Unidos tentaram diferenciar a pneumonia por COVID-19 de outras pneumonias virais. A especificidade foi bastante elevada, a sensibilidade muito inferior.

Uma meta-análise recente encontrou uma sensibilidade elevada mas uma especificidade baixa. A sensibilidade da TC foi afetada pela distribuição da gravidade da doença, a proporção de doentes com comorbilidades e a proporção de doentes assintomáticos. Em áreas com baixa prevalência, a TC torácica teve um valor preditivo positivo baixo (7%)[35].

Se patológicas, as imagens mostram geralmente envolvimento bilateral, com múltiplas opacidades irregulares ou em vidro fosco (GGO) com distribuição subpleural em múltiplos lobos bilaterais. O espessamento septal, as bronquiectasias, o espessamento pleural e o envolvimento subpleural são menos comuns, principalmente nas fases mais avançadas da doença. O derrame pleural, o derrame pericárdico, a linfadenopatia, a cavitação, o sinal do halo na TC e o pneumotórax foram pouco frequentes.

Os achados mais frequentes na TC incluem **consolidação, doença bilateral e periférica, maior envolvimento total dos pulmões, opacidades lineares, padrão "crazypaving" e o sinal do "halo invertido".**

Alguns especialistas propuseram que a imagem pode ser classificada em quatro fases diferentes.

• Na **fase inicial**, surgem múltiplas pequenas sombras irregulares e alterações intersticiais.

• Na **fase progressiva**, as lesões aumentam e alargam, evoluindo para GGOs múltiplos, bem como para consolidação infiltrativa em ambos os pulmões.

• Na **fase grave**, observam-se consolidações pulmonares maciças e "pulmões brancos", mas o derrame pleural é raro.

• Na **fase dissipativa**, os GGOs e as consolidações pulmonares foram completamente absorvidos, e as lesões começaram a transformar-se em fibrose. A progressão das **opacidades** em **vidro fosco** nos pulmões ajuda no diagnóstico da COVID-19[68].

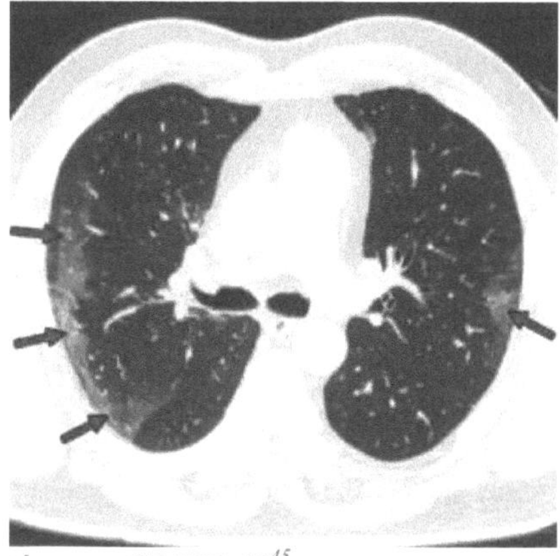

Figura 82: TAC do tórax na COVID-19[45]

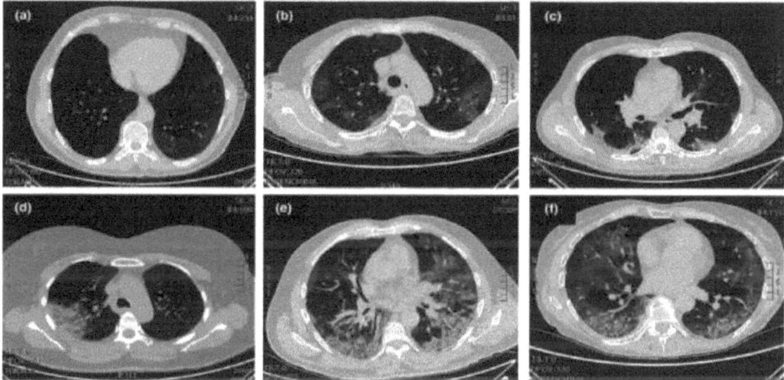

Figura 83: Padrões típicos da COVID-19 em imagens de TC[45]

a) Sombras em vidro despolido (fase inicial)
b) Opacidades em vidro fosco.
c) Nódulos em vidro fosco e consolidação sub pleural
d) Consolidação focal
e) Consolidação multifocal
f) Consolidação multifocal com favo de mel (fase final).

Ultra-sons, ressonância magnética e outras técnicas:

Alguns especialistas postularam que a ultrassonografia pulmonar (USL) pode ser útil, uma vez que pode permitir a execução concomitante de exame clínico e de imagem pulmonar à beira do leito pelo mesmo profissional médico.

As potenciais vantagens da ecografia pulmonar incluem a portabilidade, a avaliação à cabeceira, a segurança e a possibilidade de repetir o exame durante o seguimento. A experiência, especialmente em Itália, com a ecografia pulmonar como ferramenta de cabeceira melhorou a avaliação do envolvimento pulmonar e pode também reduzir a utilização de radiografias torácicas e TAC. É utilizado um sistema de pontuação por região e padrão de ultra-sons. No entanto, o papel diagnóstico e prognóstico da ultrassonografia pulmonar na COVID-19 é ainda incerto.

Nos doentes com sintomas neurológicos, é frequentemente efectuada uma ressonância magnética cerebral. No entanto, a evolução clínica complexa, incluindo as comorbilidades, a longa permanência na UCI com regimes de múltiplos fármacos, a dificuldade respiratória com episódios de hipoxia podem atuar como factores de confusão e será difícil estabelecer uma relação clara de causa-efeito entre a infeção por COVID-19 e os resultados da RMN[36] .

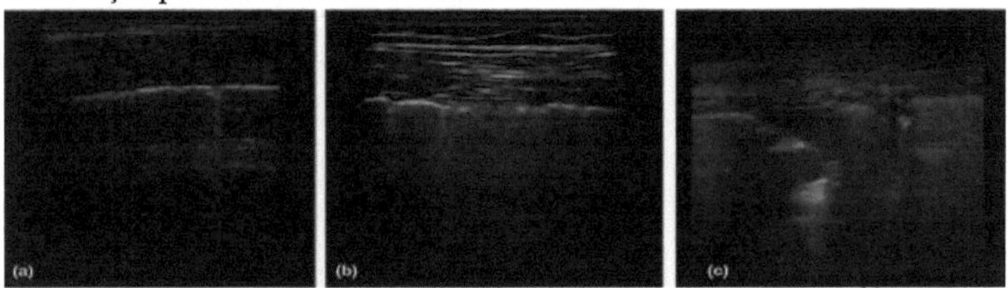

Figura 84: Padrões da COVID-19 na ecografia torácica[36] .

a) Áreas multifocais bilaterais precoces de síndrome intersticial.

b) Pneumonia intersticial caracterizada por síndrome intersticial com linhas B e sinal de deslizamento preservado.

c) Pneumonia avançada e organizada com síndrome intersticial associada a múltiplas consolidações subpleurais e sinal de deslizamento reduzido.

SENSIBILIDADE, ESPECIFICIDADE E EXACTIDÃO DOS TESTES

Nos testes de diagnóstico, a exatidão e a interpretação dos resultados dos testes podem constituir um desafio. A validade de um teste é medida em termos da sua sensibilidade e especificidade.

A sensibilidade é a capacidade do teste para identificar pessoas com infeção e anticorpos, verdadeiros positivos - teste positivo num doente com doença. Os níveis de sensibilidade dos testes são muito importantes porque os doentes infectados mas diagnosticados como negativos podem continuar a infetar outros e a espalhar a doença.

A especificidade é a capacidade do teste para identificar pessoas sem infeção, verdadeiros negativos - teste negativo num indivíduo saudável. No caso das pessoas que não estão infectadas, mas que são consideradas positivas, não há tantas preocupações em termos de transmissão, mas as pessoas podem assumir erradamente a imunidade, quando não é esse o caso.

A precisão é a proporção de previsões correctas (verdadeiros positivos e verdadeiros negativos) entre o número total de casos examinados. Baseia-se no valor inerente do teste, e uma maior exatidão de um teste reflecte uma combinação de maior sensibilidade e especificidade[21] .

	Doença Sim	Doença Não
Teste positivo	Verdadeiro positivo (TP)	Falso positivo (FP)
Teste negativo	Falso negativo (FN)	Verdadeiro negativo (TN)

Sensibilidade = TP/TP + FN

Especificidade = TN/FP + TN

Precisão = (TP + TN)/(TP + FP + TN + FN)

Os NAAT têm normalmente uma elevada sensibilidade e especificidade em condições ideais, mas, na realidade, estas medidas podem variar e dependem da qualidade da colheita de amostras, da carga viral e também da duração da doença. O RT-PCR é um bom teste de confirmação, mas, de acordo com os investigadores, os resultados falsos-negativos (pessoas que são positivas para a COVID-19, mas apresentam resultados negativos) são mais comuns do que se pensava inicialmente. Num estudo da Johns Hopkins, verificou-se que 1 em cada 5 pessoas tinha um resultado falso-negativo. Uma revisão sistemática registou taxas de falsos-negativos entre 2% e 29% (sensibilidade equivalente a 71-98%)[2 6].

Os testes de anticorpos estão cada vez mais disponíveis, mas tendem a ser menos exactos. A Foundation for Innovative New Diagnostics (FIND), uma organização mundial sem fins lucrativos, efectuou uma avaliação independente dos testes de diagnóstico de anticorpos contra o SARS-CoV-2 e observou que a sensibilidade variava entre 25% e 75%. Nos Estados Unidos, a FDA tinha inicialmente flexibilizado as suas normas, permitindo que as empresas vendessem testes de anticorpos sem apresentarem provas clínicas sobre a exatidão do teste, mas recentemente tornou os regulamentos mais rigorosos[18].

DESAFIOS PARA O DIAGNÓSTICO:

O diagnóstico precoce da COVID-19 é essencial para a gestão atempada, bem como para o isolamento dos casos confirmados, a fim de evitar uma maior transmissão da infeção. No entanto, a recolha de amostras, o transporte e a validação do kit são os principais obstáculos ao diagnóstico da COVID-19.

Um estudo concluiu que a taxa total de positividade dos casos por RT-PCR inicial era de cerca de 30-60%. Isto depende em grande medida do momento em que a amostra foi colhida, uma vez que a positividade da PCR será observada durante os primeiros dias dos sintomas. Além disso, a sensibilidade dos kits de teste é objeto de debate, pelo que um número considerável de doentes pode não ser identificado, o que pode, em última análise, ser ruinoso para o diagnóstico precoce e o tratamento dos casos de COVID-19. Nos países de rendimento médio (PRM), o sistema de saúde não é suficientemente robusto, pelo que os laboratórios de despistagem enfrentam frequentemente dificuldades na realização de testes moleculares.

O diagnóstico precoce é a chave para o tratamento imediato da COVID-19. Os ensaios serológicos e moleculares em conjunto reforçarão ainda mais o diagnóstico do SARS-CoV-2. A ligação em rede dos laboratórios é a necessidade do momento para o diagnóstico em tempo real da COVID-19[64].

CAPÍTULO 6

Diagnóstico diferencial

As manifestações clínicas e o início da doença da COVID-19 sobrepõem-se ou imitam as manifestações clínicas de muitas outras doenças, incluindo a constipação comum, a gripe e outras infecções respiratórias superiores (IRA). Alguns doentes com sintomas atípicos ou sem febre podem apresentar-se em departamentos de doenças não infecciosas, o que pode levar a um diagnóstico errado ou tardio, à infeção dos profissionais de saúde e até a infecções nosocomiais noutros doentes O diagnóstico diferencial[64,65,66] no início dos sintomas depende principalmente da história epidemiológica, das queixas, dos sintomas e dos exames correspondentes. Por conseguinte, é necessário manter um elevado nível de suspeita para manifestações clínicas precoces da COVID-19 e utilizar os testes existentes para excluir outros vírus respiratórios, a fim de garantir que os doentes recebem testes moleculares adequados e precoces[68] .

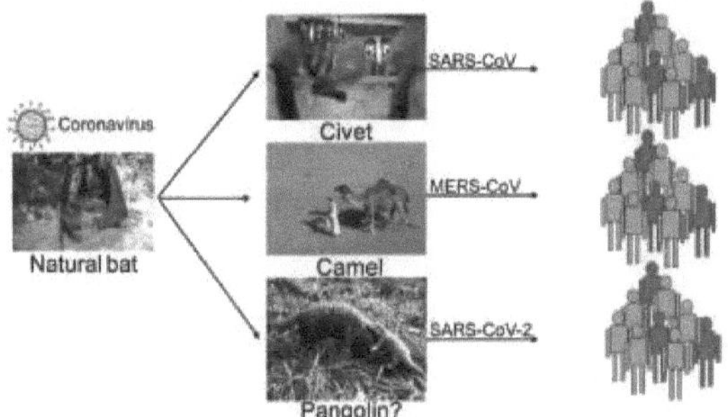

Figura 85: Ecologia dos coronavírus emergentes O SARS-CoV, o MERS-CoV e o SARS-CoV-2 são todos coronavírus originários de morcegos, que causam infecções humanas após a circulação em hospedeiros animais como a civeta, o camelo e o pangolim[8]

Quadro 12: Diferenças entre a SRA, a MERS e o SARS-CoV-2[11,69,70]

Características	SRA	MERS	COVID-19
Agente infecioso	Beta-coronavírus	Beta-coronavírus	Beta-coronavírus
Nome do vírus	SARS-CoV	MERS-CoV	SARS-CoV-2
Local de origem	Fushan, China	Jeddah, Arábia Saudita Arábia	Wuhan, China
Hora do surto	novembro de 2002 a julho de 2003	setembro de 2012 até ao presente	dezembro de 2019 até ao presente
Reservatório natural	Morcego	Morcego	Morcego
Anfitrião	Civeta das	Camelo dromedário	Pangolins da Malaia

intermediário	palmeiras		
Transmissão	De humano para humano	De humano para humano	De humano para humano
Modo de transmissão	Contacto direto e disseminação de gotículas	Contacto direto e disseminação de gotículas	Contacto direto e disseminação de gotículas
Período de incubação	2 a 7 (5) dias	2 a 14 (5,5) dias	2 a 14 (5,2) dias
Principais sintomas	Febre, tosse, falta de ar	Febre, tosse, falta de ar	Febre, tosse, falta de ar
Infecciosidade	Altamente infecioso	Altamente infecioso	Altamente infecioso
Causa da morte	Pneumonia, ARDS, MODS	Pneumonia, ARDS, MODS	Pneumonia, ARDS, MODS
Taxa de mortalidade	Cerca de 10%	Cerca de 35%	Cerca de 2%
Países afectados	26	27	213 países
Número de casos	8000	2494	Pandemia em curso 163.000.000 casos detectados (até 17 de maio de 2021)
Número de mortes	744	858	3.370.000 (até maio de 17, 2021)
Taxa de transmissão R_o	2.9	3.0 8.1 no surto da Coreia	2.0 - 2.5

Quadro 13: Diagnóstico diferencial da pneumonia por COVID[49]

	COVID-19	Pneumonia bacteriana	Pneumonia viral
Factores patogénicos	SARS-CoV-2	Bactérias (como estreptococos), micoplasma e clamídia	Vírus da gripe A e B, vírus parainfluenza, vírus adeno, vírus citomegalo, vírus sincicial respiratório
Sintomas	Febre, tosse seca, constipação, perda de sensibilidade gustativa, perda de olfato	Obstrução nasal, rinorreia	Febre alta, tosse, faringalgia, mialgia, etc.
Exame laboratorial	Resultado NAAT positivo, contagem	Contagem elevada de leucócitos, taxa de	Resultados positivos no NAAT para a

	de leucócitos normal ou baixa, contagem de linfócitos baixa e concentração sérica elevada de PCR	sedimentação de eritrócitos elevada e concentração de PCR significativamente elevada	deteção dos vírus da gripe A e B, do vírus parainfluenza, do vírus adeno, do vírus citomegalo e do vírus sincicial respiratório; aumento da contagem de linfócitos
Manifestações da TC do tórax	**Fase inicial:** Opacidades em vidro despolido puras **Fase progressiva:** opacidades em vidro despolido múltiplas, consolidações nas lesões, padrão de pavimentação em mosaico **Estádio avançado:** lesões exsudativas difusas, pulmão branco.	Espessamento da parede brônquica, nódulos centrolobulares, consolidações múltiplas envolvendo principalmente o parênquima pulmonar.	Inflamação intersticial, padrões reticulares de alta atenuação ou estrias fibrosas múltiplas de alta atenuação, edema pulmonar localizado ou (anda) atelactasia

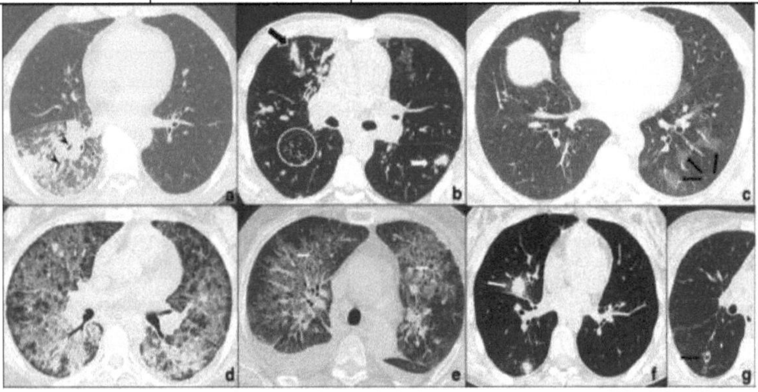

Figura 86: Diagnóstico diferencial da pneumonia por COVID-19

a) Pneumonia infecciosa (mostrando consolidações)
b) Pneumonia atípica (focos de consolidação e nódulos centrilobulares)
c) Pneumonia por influenza tipo A (opacidades centroparenquimatosas em vidro fosco)

d)   Pneumonia por Pneumocistis jiroveci (Em doentes com VIH) pavimentação louca bilateral e generalizada e opacidades em vidro fosco na TCAR durante a pneumonia aguda

e)   Pneumatoceles perihilares com efusões pleurais numa pneumonia de longa duração.

f)   Na linha de base, são evidentes duas consolidações rodeadas por uma auréola em vidro despolido (seta branca em f, sinal da auréola)

g)   Após a terapia, os nódulos escavados que mostram o "sinal do crescente de ar" (seta preta em g) indicam a fase de remissão[49]

Quadro 14: Diagnóstico diferencial da COVID-19[46]

Doença	COVID-19	FRIO COMUM	INFLUENZA	OUTROS URIs
Etiologia	SARS-CoV-2	Vírus respiratórios comuns	Vírus da gripe	Bactérias/virus
Período de incubação	1-14 dias	Todo o ano	Durante todo o ano, com maior incidência no inverno e na primavera	Todo o ano
Febre	Comum na admissão	1-2 dias Principalmente, febre baixa	3-5 dias Febre alta	Febre alta
Sintomas clínicos	Febre, tosse seca, fadiga, congestão atípica, rinorreia, dor de garganta, mialgia e diarreia	Congestão nasal, rinorreia, espirros, dor de garganta	Febre, dor de cabeça, mialgia, arrepios e tremores	Febre, tosse, congestão nasal, dor de garganta, dor ao engolir e mal-estar
Infecciosidade	Forte potencial de pandemia	Fraco, maioritariamente distribuído	Forte potencial de pandemia	Fraco, maioritariamente distribuído
Complicação	Choque sético, SDRA, lesão renal aguda, DIC, rabdomiólise	Raro	Pneumonia, otite média, miocardite, rabdomiólise e choque sético	Sinusite aguda, otite média aguda, faringite aguda, bronquite aguda e pneumonia
Diagnóstico	Teste NAAT e serologia	Sintomas clínicos	Teste NAAT	Sintomas clínicos

CAPÍTULO 7

Prevenção

"Um dos aspectos mais importantes da atenuação e contenção de uma pandemia é o conhecimento da situação, o que por si só significa ter um conhecimento exato da ameaça da pandemia em curso e dos recursos disponíveis para a combater. Exige uma coordenação completa entre os profissionais de saúde, as autoridades de saúde pública, as infra-estruturas de diagnóstico, os sistemas de comunicação, os decisores políticos, o sistema judiciário, os organismos responsáveis pela aplicação da lei e outras agências governamentais a vários níveis de governação. A deteção de casos, o rastreio de contactos e a vigilância são os passos iniciais mais essenciais para conter a pandemia de COVID-19[71] .

A vigilância das doenças, que é a espinha dorsal da saúde pública, fornece os dados necessários para compreender a ameaça pandémica, emitir alertas precoces e ajudar a formular uma resposta de natureza específica. Os países com sistemas de saúde pública mais sólidos poderiam gerir e controlar a propagação e os danos causados por esta pandemia.

A falta de kits de diagnóstico adequados, tanto em termos de qualidade como de quantidade, provou ser um grande obstáculo em muitos países[21] . A deteção precoce seguida do isolamento dos doentes afectados desempenha o papel mais importante na contenção da propagação. Na ausência de contramedidas terapêuticas, as intervenções de saúde pública desempenham um papel mais importante na atenuação e contenção da doença. As medidas de saúde pública que têm sido utilizadas para combater a pandemia de COVID-19 vão desde técnicas relativamente simples, como a vigilância da doença e medidas de higiene, até intervenções mais restritivas, como o distanciamento social, o auto-isolamento, as restrições de viagem, a quarentena e o confinamento de cidades ou países inteiros[26] .

A pandemia continua a propagar-se a um ritmo alarmante. Cabe agora a todos no mundo tomar as medidas adequadas para travar a sua propagação, quebrar a cadeia de infeção e conter a pandemia.

Prevenção da infeção:

Antes de se poder lutar contra este vírus invisível, é preciso saber o que combater e como combater. Por isso, o primeiro passo é conhecer a COVID-19 e o segundo é saber como prevenir a infeção. Há uma avalanche de informações sobre o coronavírus nos meios de comunicação social. Mas é importante distinguir entre informação genuína e informação falsa[21] .

Depois de adquirir conhecimentos, o próximo passo é compreender como se pode evitar que a infeção se propague de pessoa para pessoa. O novo coronavírus propaga-se através da propagação de gotículas e do contacto direto com um doente com COVID-19. As medidas de higiene têm sido utilizadas para prevenir infecções respiratórias e foram postas em prática tanto durante a gripe espanhola como durante a SARS. Estas incluem a **"utilização de máscaras faciais, luvas, lavagem das mãos e etiqueta adequada para tossir, espirrar e cuspir"**. No entanto, ao mesmo tempo, é importante informar o público em geral sobre a forma de utilizar estas medidas, porque a desinformação através de vários meios e, em especial, das redes sociais, leva a que as pessoas comprem produtos ineficazes e caros.

Medidas de proteção pessoal:

Uma pessoa pode proteger-se a si própria e aos membros da sua família de serem infectados por este vírus, adoptando as seguintes medidas para praticar uma boa higiene:

Lavagem à mão:

• Lavar as mãos com frequência, utilizando sabão e água corrente durante 20 segundos.

• Se as suas mãos não estiverem visivelmente sujas, limpe-as frequentemente com um gel à base de álcool. Não toque nos olhos, nariz e boca com as mãos sujas. Limpe bem as suas mãos, especialmente nas seguintes situações:

• Depois de espirrar ou tossir

• Depois de chegar a casa depois de sair ou de se encontrar com outras pessoas, especialmente se estiver doente

• Depois de cuidar dos doentes

• Antes de preparar os alimentos, comer ou dar de comer às crianças

• Antes e depois de usar a casa de banho.

• Quando as mãos estão visivelmente sujas

• Depois de manusear animais ou resíduos de animais (os animais de estimação também desenvolvem infecções por coronavírus)

A COVID-19 pode sobreviver até dois ou três dias em superfícies de plástico e aço. Por isso, existe uma grande possibilidade de tocar em superfícies contaminadas e, assim, ser imediatamente infetado. Para eliminar todos os vestígios do vírus nas suas mãos, não basta esfregar e enxaguar rapidamente. Segue-se um processo passo-a-passo para uma lavagem eficaz das mãos[26] .

Etapas da lavagem das mãos:

Passo 1 : Molhar as mãos com água corrente.

Passo 2: Aplique sabão suficiente para cobrir as mãos molhadas.

Passo 3 : Esfregue todas as superfícies das mãos - incluindo as costas das mãos, entre os dedos e debaixo das unhas - durante pelo menos 20 segundos.

Passo 4 : Enxaguar abundantemente com água corrente.

Etapa 5: Secar as mãos com um pano limpo ou uma toalha de uso único (Fig. 87).

Não é necessário utilizar água quente para lavar as mãos. Lave durante pelo menos 20 a 30 segundos. Para o desinfetante para as mãos, utilize um desinfetante que contenha pelo menos 60% de álcool e esfregue-o nas mãos durante pelo menos 20 segundos. Os CDC recomendam a utilização de desinfetante para as mãos à base de álcool com mais de 60% de etanol ou 70% de isopropanol nos estabelecimentos de cuidados de saúde. Utilize toalhas de papel ou roupa limpa para secar completamente as mãos[72] .

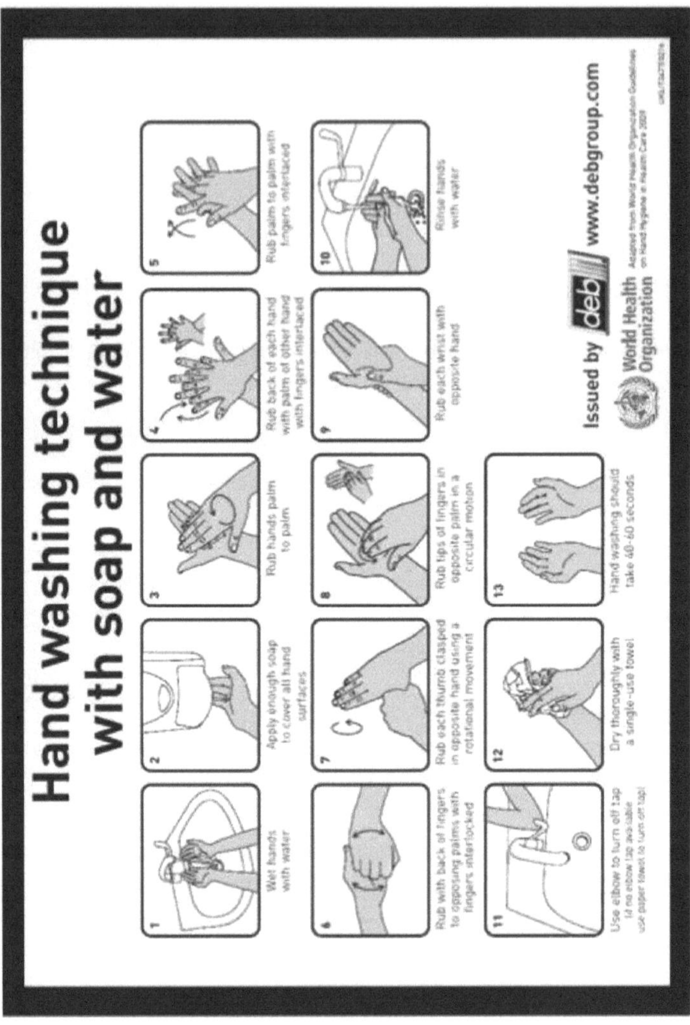

Figura 87: Etapas da lavagem das mãos segundo a OMS72

Máscaras faciais:

As máscaras faciais são eficazes na prevenção de infecções virais. Uma vez que o vírus se propaga através de gotículas da boca e do nariz, as máscaras que cobrem estas áreas são extremamente benéficas quando se está perto de uma pessoa que tem tosse e febre.

No entanto, a OMS deu algumas directrizes que são importantes. As pessoas devem compreender que não se está totalmente protegido apenas com a utilização de máscaras. É preciso seguir também outras precauções. As máscaras podem induzir um sentimento de falsa segurança. Do mesmo modo, a utilização incorrecta de máscaras não proporcionará uma proteção adequada nem evitará a propagação do vírus a outras pessoas. Não é necessária uma máscara médica para as pessoas que não estão doentes. Se forem utilizadas máscaras, devem ser seguidas as melhores práticas sobre a forma de as usar, retirar e eliminar, bem como sobre a higiene das mãos após a sua remoção. As máscaras médicas são obrigatórias para as pessoas com tosse, febre e falta de ar. Devem ser usadas por pessoas saudáveis que estejam a cuidar de uma pessoa suspeita de ter contraído o SARS-CoV-2. É também obrigatório para os profissionais de saúde que entram em contacto com os doentes no exterior, no interior e nas UCI[71] .

Gestão de máscaras:

A gestão das máscaras é extremamente importante. São úteis se forem utilizadas corretamente; caso contrário, a própria máscara pode tornar-se uma fonte de infeção[26] .

Passos para usar e eliminar corretamente uma máscara facial:

- Antes de usar uma máscara, lavar bem as mãos (Fig. 88).
- Colocar a máscara cuidadosamente, cobrindo o nariz e a boca sem deixar qualquer espaço entre a máscara e o rosto. Aperte-a bem.
- Não tocar na máscara com as mãos.
- Ao retirá-la, não segurar a parte da frente da máscara. Desaperte-a por trás.
- Depois de retirar a máscara, deite-a fora imediatamente num caixote do lixo fechado.
- Lave as mãos com água e sabão depois de retirar a máscara.
- Não reutilize uma máscara de utilização única.
- Substituir a máscara se esta ficar húmida.

Ao colocar uma máscara facial
Limpar as mãos e colocar a máscara de modo a cobrir totalmente a boca e o nariz.

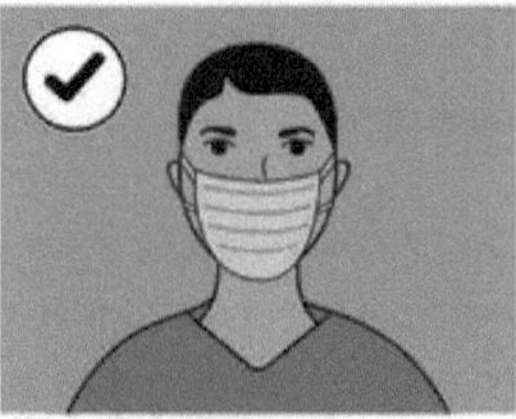

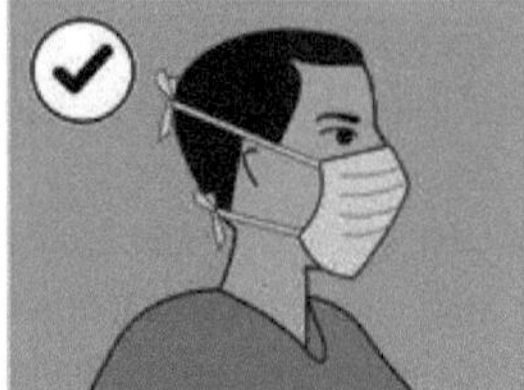

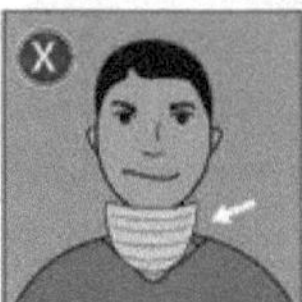
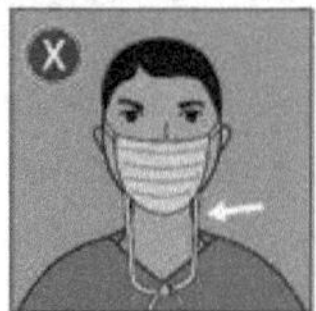

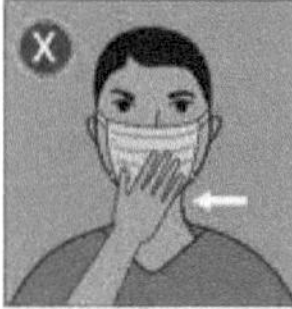
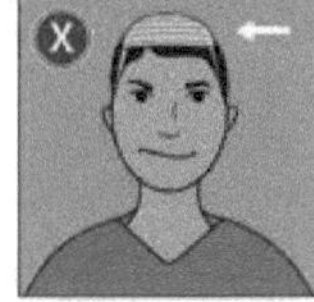
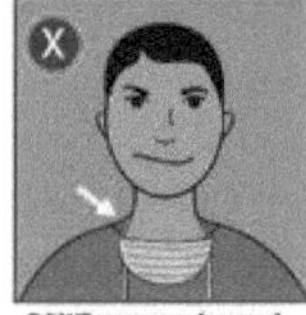
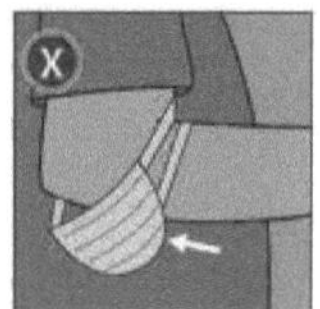

Ao remover uma máscara facial

Limpe as mãos e retire a máscara facial, tocando apenas nas tiras ou nos atilhos.

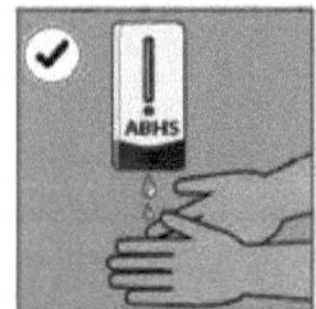
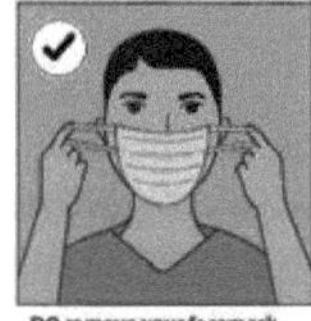

Figura 88: O que fazer e o que não fazer ao usar a máscara73

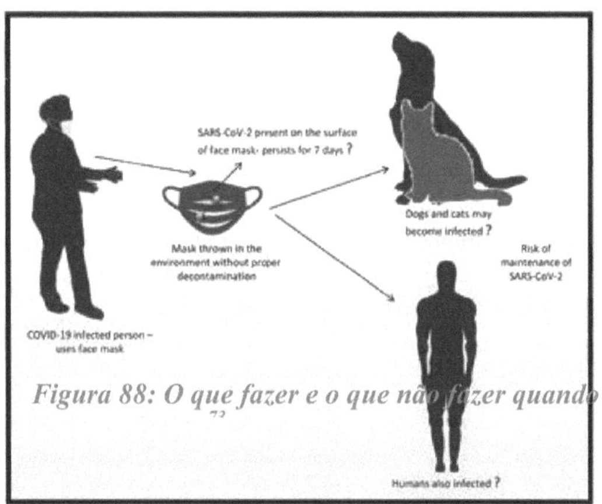

Figura 88: O que fazer e o que não fazer quando

Figura 89: Probabilidade de propagação da COVID-19 através da eliminação incorrecta da face

máscaras no ambiente

*Implementação da reutilização limitada: As máscaras faciais devem ser cuidadosamente dobradas de modo a que a superfície exterior seja mantida para dentro e contra si própria para reduzir o contacto com a superfície exterior durante a armazenagem. As máscaras dobradas podem ser armazenadas entre utilizações num saco de papel limpo e selável ou num recipiente respirável.

Figura 89: Probabilidade de propagação da COVID-19 através da eliminação incorrecta de máscaras faciais no ambiente

Atualmente, as máscaras são utilizadas por todas as pessoas em todo o mundo para evitar a propagação da COVID-19. A sensibilização do público em geral para a eliminação das máscaras é limitada e a maioria das máscaras utilizadas é descartada no ambiente (Fig. 89). Verificou-se que os vírus podem ser detectados em níveis mais baixos na superfície das máscaras, mesmo 7 dias após a sua utilização. Por conseguinte, as máscaras faciais devem ser eliminadas cuidadosamente e o público em geral deve ser informado dos mesmos procedimentos. A eliminação incorrecta das máscaras faciais pode potencialmente contribuir para a propagação da COVID-19. Os relatórios recentes sobre a suscetibilidade dos animais ao SARS-CoV-2 também são preocupantes, uma vez que os cães vadios, os gatos e outros animais podem entrar em contacto com estas máscaras e, se tal acontecer, será um problema significativo[18]

Desinfetante doméstico:

É crucial desinfetar frequentemente os objectos domésticos durante uma pandemia. Os objectos tocados repetidamente, como puxadores de portas, maçanetas, interruptores eléctricos, portas e puxadores de automóveis, tampos de mesa, etc., devem ser limpos com desinfetante eficaz contra o novo coronavírus. Não é necessário comprar desinfectantes caros. Este pode ser facilmente preparado em casa.

Diluir a lixívia doméstica

Para fazer uma solução de lixívia, misture o seguinte:

5 colheres de sopa (1/3 de chávena) de lixívia por cada litro de água

OU

4 colheres de chá de lixívia por litro de água

A lixívia eficaz contra o coronavírus deve conter hipoclorito de sódio a 0,1%. É necessário seguir as instruções do fabricante quanto à aplicação e à ventilação correcta. Antes de preparar a solução, verifique o prazo de validade. Nunca misture lixívia doméstica com amoníaco ou qualquer outro produto de limpeza. Em alternativa, pode ser utilizada uma solução que contenha pelo menos 60% de álcool.

Quadro 15: Desinfectantes eficazes contra o SARS-CoV-2[36]

Desinfetante	Concentração	Tempo de contacto
Peróxido de hidrogénio	0.5%	1 min
Hipoclorito de sódio	0.1%	1 min
Formaldeído	0.7-1%	2 min
Glutaraldeído	2.5%	5 min
Etanol	78-95%	30 segundos
2- propanol	70-100%	30 segundos
Iodopovidona	7.5%, 0.23%	15 segundos

Distanciamento social e auto-isolamento:

O distanciamento social e o auto-isolamento são dois métodos de contenção da pandemia que foram amplamente utilizados no passado. A gripe espanhola nos EUA em 1918 demonstrou a importância do distanciamento social. As zonas dos EUA que proibiram as reuniões públicas e encerraram cedo os teatros, as escolas e as igrejas registaram taxas de mortalidade muito mais baixas. Assim, o distanciamento social significa criar uma barreira entre duas pessoas para impedir a transmissão de um contágio. A lição aprendida com a gripe espanhola é agora utilizada para conter a pandemia de COVID-19.

As regras e normas de distanciamento social são impostas de forma rigorosa por alguns países e de forma pouco rigorosa por outros. Do mesmo modo, algumas pessoas seguem rigorosamente as regras de distanciamento social, enquanto muitas outras as desrespeitam abertamente. Nalguns países, foram tomadas medidas legais contra esses infractores[26].

Medidas de distanciamento social:

Na ausência de uma vacina e de tratamentos eficazes, o distanciamento social é provavelmente o único meio de quebrar a cadeia de transmissão para conter a pandemia. Diferentes países implementaram diferentes normas e regulamentos para o distanciamento social, incluindo a proibição total de todo o tipo de reuniões em massa; o encerramento de locais públicos como centros comerciais, parques, ginásios e restaurantes; e o recolher obrigatório e o confinamento total de cidades e países inteiros. As pessoas são obrigadas a permanecer em casa[18].

Para um país altamente populoso como a Índia, com infra-estruturas de saúde pouco desenvolvidas, o confinamento total da Índia contribuirá certamente para limitar o número de casos e de vítimas. A incapacidade de assegurar o confinamento total, que nem sempre é fácil, resultou muito provavelmente num grande número de casos e de vítimas mortais em países como a Itália e os EUA. No entanto, há muitas outras causas para o mesmo facto. À medida que o número de mortos aumenta e o medo cresce, as pessoas fecham automaticamente as reuniões públicas e isolam-se voluntariamente.

Normas de auto-isolamento:

O auto-isolamento é um tipo de distanciamento social, mas com uma diferença. É uma forma de criar uma barreira entre uma pessoa infetada e uma pessoa saudável. Ao isolar a pessoa infetada, a propagação do vírus é limitada. A COVID-19 é extremamente contagiosa e uma pessoa infetada é capaz de infetar duas pessoas ou provavelmente muitas mais e o período máximo de incubação da COVID-19 é de **14 dias**. Por conseguinte, é necessário um período mínimo de isolamento de 14 dias para evitar a propagação da infeção[21] .

Se uma pessoa infetada não for isolada, continuará a propagar-se a duas ou mais pessoas, e estas, por sua vez, continuarão a propagá-la a mais duas cada uma. A infeção aumentará de forma exponencial e ficará rapidamente fora de controlo. Uma pessoa que se suspeite estar infetada deve isolar-se em casa, num quarto separado e bem ventilado. Não deve sair de casa e deve depender inteiramente dos seus familiares[71] .

Achatamento da curva:

O principal objetivo do distanciamento social é aplanar a curva da epidemia. Isto significa que o vírus se propagará lentamente na comunidade devido ao distanciamento social. Isto reduzirá o número máximo de casos durante a epidemia (Fig. 90). Uma curva plana significa que um número menor de pessoas é afetado num determinado momento. Se esta curva não for achatada, demasiadas pessoas serão afectadas ao mesmo tempo, sobrecarregando completamente as infra-estruturas de saúde, como aconteceu em partes dos EUA, Itália e China.

Se a curva não for nivelada num país altamente populoso como a Índia, que tem potencial para se tornar o próximo epicentro da pandemia, as consequências poderão ser desastrosas. Só o tempo dirá se as medidas enérgicas adoptadas pelo Governo indiano darão frutos ou não. É surpreendente constatar que muitos países continuam a hesitar com a ideia de um confinamento total no seu território, mesmo depois de terem observado as duras realidades da pandemia nos EUA, Espanha, Itália, China, França e Irão[26] .

O facto de a pandemia ter diminuído não significa que desapareça completamente. Durante o confinamento, o número de casos pode diminuir devido ao distanciamento social; no entanto, os casos podem começar a aumentar após o levantamento das medidas de confinamento. Por isso, os governos têm de refletir cuidadosamente antes de levantar o confinamento e têm de se preparar para reimpor o confinamento quando for necessário.

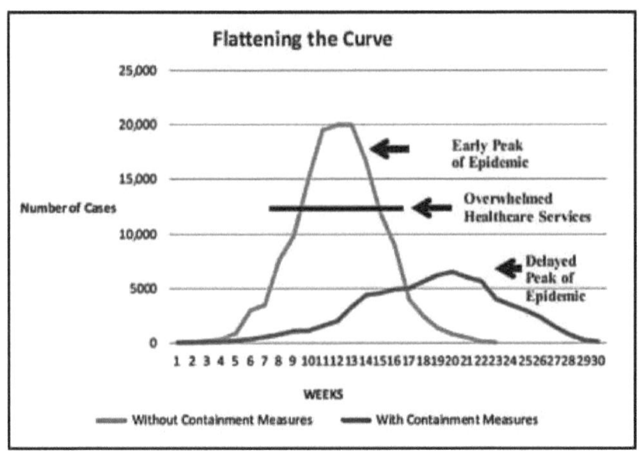

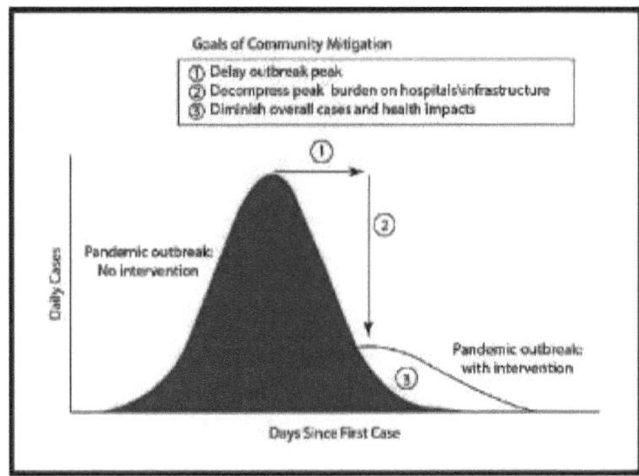

Figura 90: Achatamento da curva[18]

As regras de distanciamento social durante o confinamento variam de país para país. No entanto, de um modo geral, as seguintes regras estão em vigor em quase todos os países. Todos os indivíduos devem permanecer em casa e só podem sair das respectivas casas pelas seguintes razões

1. Para necessidades médicas
2. Em situações de emergência - médica ou outra
3. Para comprar géneros alimentícios de primeira necessidade e medicamentos
4. Cuidar de pessoas doentes e vulneráveis

No entanto, as pessoas envolvidas na luta contra a COVID-19, como médicos e outros profissionais de saúde, trabalhadores do sector do saneamento, agentes da autoridade e pessoas envolvidas em actividades essenciais como o abastecimento de água e o saneamento, estão autorizadas a sair de casa. Quando saem, devem manter uma distância mínima de 2 metros das outras pessoas e manter o distanciamento social.

Blindagem:

Em todas as sociedades, há grupos vulneráveis que não devem sair de casa durante uma pandemia. Na medida do possível, também não devem ser visitados por ninguém. São as pessoas mais susceptíveis de contrair o vírus. O Serviço Nacional de Saúde (NHS) do Reino Unido aconselhou as pessoas com problemas de saúde graves a não saírem de casa durante pelo menos 12 semanas. Esta medida é conhecida como proteção. Estes grupos vulneráveis são os seguintes

Pessoas com cancro

Pessoas que tomam esteróides, o que reduz a imunidade

Receptores de transplantes de órgãos

Pessoas com determinadas doenças genéticas

Pessoas que sofrem de doenças respiratórias graves

Mulheres grávidas com doenças cardíacas

Cada um deve cuidar de si próprio e tomar todas as precauções possíveis para evitar a propagação do novo coronavírus. Ao mesmo tempo, é da principal responsabilidade de cada pessoa proteger os outros. Para proteger os outros, é preciso tentar cumprir as seguintes medidas

Ao tossir ou espirrar, cubra o nariz e a boca com um cotovelo fletido ou um lenço de papel em vez das palmas das mãos.

Deitar o lenço de papel num caixote do lixo fechado imediatamente após a sua utilização.

Evite o contacto próximo com outras pessoas se tiver tosse ou febre.

Não cuspir em público.

Se estiver doente, procure rapidamente assistência médica.

Não apertar a mão

No entanto, não é fácil para ninguém praticar o distanciamento social e o auto-isolamento durante muito tempo. A solidão, o distanciamento emocional, a destruição social e económica e a violação dos direitos e liberdades cívicas são consequências importantes que não podem ser ignoradas. O preço a pagar pode ser enorme. Do mesmo modo, o preço destas medidas pode sobrecarregar o governo. Os países desenvolvidos poderão ser capazes de gerir os custos, mas o mundo em desenvolvimento poderá ter dificuldades.

Quarentena:

A quarentena é um dos métodos mais antigos de controlo de epidemias e pandemias. A prática da quarentena começou na Europa do século XIV, em resposta à Peste Negra. Durante a epidemia da Peste Negra, os navios que chegavam aos portos eram colocados em quarentena para evitar a propagação da doença nas cidades e vilas. Foram frequentemente criados centros de quarentena em ilhas próximas.

Quarentena significa restringir o movimento e as actividades de pessoas assintomáticas que estão expostas a um caso confirmado de uma doença infecciosa para evitar uma maior propagação. O estabelecimento de um cordão sanitário é um elemento essencial na luta contra a COVID-19. Milhares de pessoas já foram colocadas em quarentena e muitas mais o serão durante a pandemia de COVID-19. Algumas pessoas são colocadas em quarentena na sua própria casa, enquanto outras são colocadas em quarentena numa instalação designada. Onde quer que sejam mantidas, estão estritamente isoladas de um caso confirmado de COVID-19.

A quarentena é uma das medidas de saúde pública mais complexas e controversas. Por um lado, implica restrições significativas das liberdades civis individuais; por outro lado, é do interesse da sociedade. Isto levanta tensões entre os direitos de um indivíduo e o enorme poder do governo para os restringir. Só se pode justificar se o benefício para a sociedade for superior ao ónus e ao prejuízo para os indivíduos. É essencial um equilíbrio ténue entre os dois. A quarentena não deve provocar uma tensão entre o cidadão e o Estado.

A quarentena só deve ser utilizada quando os especialistas em saúde pública recomendarem a sua aplicação. A experiência é um dos melhores guias para o efeito.

Os governos têm a responsabilidade de tomar a decisão de aplicar a quarentena de uma forma transparente. Todas estas medidas devem ser tomadas com antecedência, antes de o vírus chegar à costa. A transparência demonstrada pelo governo contribuirá em muito para garantir a aceitação da quarentena por parte do público. A melhor quarentena é a quarentena voluntária.

Durante a quarentena, torna-se responsabilidade do governo fornecer instalações médicas e apoio psicológico adequados, e não apenas artigos para as necessidades quotidianas. A quarentena não só perturba a vida e as liberdades das pessoas, como também implica uma despesa enorme. O governo deve estar em condições de suportar os custos económicos da quarentena e das perturbações da atividade económica. Não deve transferir os custos para os cidadãos[21] .

Controlo das fronteiras e proibição de viagens internacionais:
Uma epidemia transforma-se em pandemia devido à circulação de pessoas, animais e mercadorias através das fronteiras internacionais. O transporte aéreo é um dos meios mais eficazes de propagação de infecções de um país para outro, como se verificou na pandemia de COVID-19. Os governos fizeram o possível para fechar as fronteiras e impor proibições de viagem para conter as epidemias. No entanto, nem sempre é possível uma perturbação tão maciça. A legislação em matéria de saúde pública, nomeadamente o Regulamento Sanitário Internacional da OMS, fornece um quadro jurídico aos governos de todo o mundo no que respeita às proibições de viajar e ao encerramento das fronteiras.

A pandemia de COVID-19 também desencadeou proibições de viagens e o encerramento de fronteiras em vários países para conter a pandemia. Alguns países, como a Índia, encerraram completamente as suas fronteiras e proibiram totalmente as companhias aéreas e as viagens ao estrangeiro, com poucas excepções. As medidas transnacionais incluem o rastreio à entrada e à saída, a recolha e divulgação de informações sobre os passageiros, a realização de exames médicos

nos aeroportos e a colocação em quarentena e isolamento dos passageiros doentes[36]
.

A eficácia das medidas de prevenção e de contenção depende da forma como são seguidas. São muitas as questões que se colocam, incluindo a escassez de máscaras, luvas e desinfectantes; as perturbações sociais e psicológicas; as crises económicas; as violações das liberdades civis; a proteção dos pobres e vulneráveis; etc. Até à descoberta de uma vacina e de medicamentos eficazes, estas medidas de confinamento são as únicas esperanças para evitar a propagação da pandemia de COVID-19.

Para além das medidas preventivas, como lavar as mãos, tossir para os cotovelos, usar uma máscara, manter uma distância de 1,5 m de outras pessoas fora de casa e evitar grandes ajuntamentos, há outras medidas que devem ser tomadas para manter o sistema imunitário forte. Estas incluem o seguinte:

• Comer uma dieta completa e equilibrada que inclua cereais integrais, frutas, legumes, feijões, nozes e leguminosas.

• Alguns estudos indicaram que a vitamina D e o zinco podem reduzir o risco de COVID-19, mas estas protecções não são definitivas.

• Praticar exercício físico regularmente, uma vez que este confere uma série de benefícios, incluindo a redução do stress e a melhoria da aptidão cardiorrespiratória[11].

• Os Centros de Controlo de Doenças dos Estados Unidos (CDC) recomendam 30 minutos de exercício aeróbico de intensidade moderada 5 dias por semana para adultos e 60 minutos de exercício diário para crianças e adolescentes.

• Abster-se de fumar, uma vez que está associado a um aumento da gravidade da doença e a mortes em doentes hospitalizados.

• Abster-se do consumo de álcool, uma vez que foi demonstrado que este aumenta a probabilidade de síndroma de dificuldade respiratória aguda e de lesões hepáticas.

• Um estudo realizado em Wuhan indicou que 53% dos doentes com COVID-19 sofreram danos no fígado em consequência da infeção.

• Dormir pelo menos 8 horas, que é um componente essencial para reforçar a imunidade[71].

Prevenção comunitária:

Intervenções não farmacêuticas:

Em situações em que as vacinas e os agentes antivirais são insuficientes ou não estão disponíveis, a OMS recomendou a introdução de intervenções de saúde pública não farmacêuticas (NPI) para conter a infeção, retardar a propagação e reduzir o impacto das doenças pandémicas. As NPI são consideradas fora do contexto dos cuidados de saúde e centram-se em medidas que

(1) Limitar a propagação internacional do vírus (por exemplo, rastreio e restrições de viagem)

(2) Reduzir a propagação nas populações nacionais e locais (por exemplo,

testagem, isolamento e tratamento dos casos positivos, controlo e colocação em quarentena das pessoas expostas e introdução de medidas de distanciamento social)

(3) Reduzir o risco de infeção de uma pessoa;

(4) Comunicar o risco ao público.

Para além dos testes e do isolamento dos casos positivos, do rastreio dos contactos e das medidas de quarentena, recomenda-se aos governos que introduzam medidas não farmacêuticas para controlar a propagação da infeção. As intervenções não farmacêuticas incluem, entre outras, as seguintes

1. Mandato de máscara universal em áreas públicas

2. Manter distâncias de segurança entre as pessoas nos espaços públicos

3. Proibição de eventos públicos e grandes ajuntamentos que gerem multidões, incluindo a responsabilidade pessoal de limitar os ajuntamentos sociais

4. Encerramento de escolas e universidades

5. Encerramento de empresas não essenciais

6. Pedidos para ficar em casa.

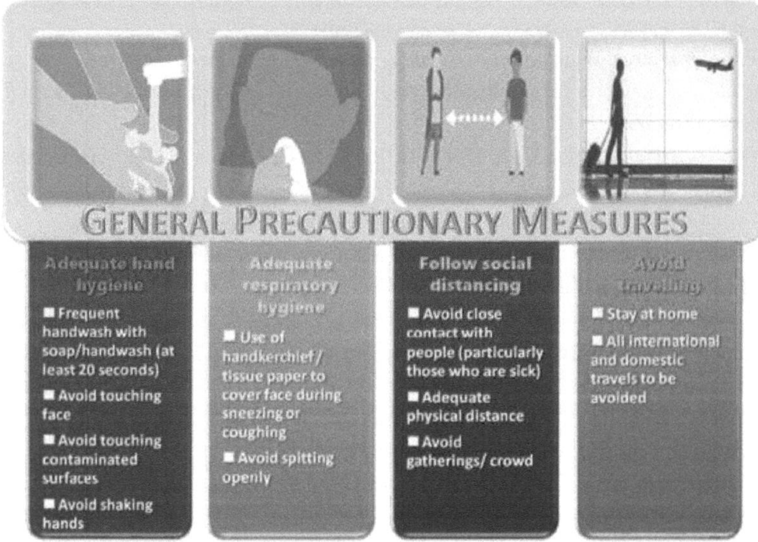

Figura 91: Medidas gerais de precaução durante a pandemia de COVID-19. (Fonte: Adaptado do Centro de Controlo e Prevenção de Doenças, EUA)26

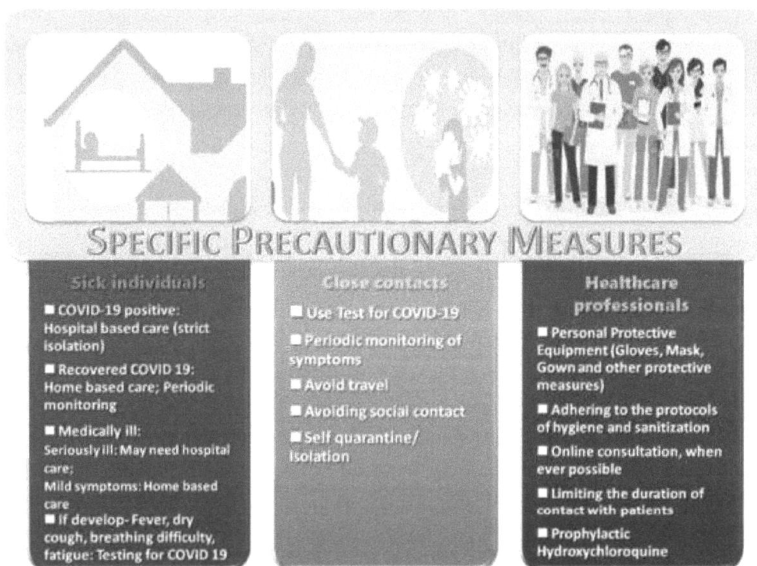

Figura 92: Medidas de precaução específicas durante a pandemia de COVID-19. (Fonte: Adaptado do Centro de Controlo e Prevenção de Doenças dos EUA)[26]

Um dos melhores métodos de controlo de uma pandemia é uma vacina. A OMS está a coordenar com várias partes interessadas os seus esforços para desenvolver uma vacina eficaz. A COVID-19 colocou este desafio global que tem de ser enfrentado com urgência para conter este contágio. Além disso, a COVID-19 também colocou alguns outros desafios, como a preparação para a pandemia e o desenvolvimento de boas infra-estruturas de saúde pública em todo o mundo.

Vacinas contra o SARS-CoV-2 de acordo com a base de dados da OMS:

Em outubro de 2020, uma **vacina ideal contra a pandemia** foi definida como sendo aceitavelmente segura para todos, eficaz na indução de uma resposta imunitária protetora duradoura, rapidamente escalável, estável à temperatura ambiente, de dose única e rentável.[74]

Em 8 de janeiro de 2021, três vacinas tinham sido aprovadas na Europa e nos EUA: tozinameran (Comirnaty™) da BioNTech/Pfizer (anteriormente conhecida como BNT162b2), mRNA-1273 da Moderna e ChAdOx1 nCoV-19 da Universidade de Oxford/AstraZeneca. As três vacinas apresentaram um perfil de segurança favorável.

Três outras vacinas candidatas também foram aprovadas (não pela FDA ou pela EMA), embora os dados estejam incompletos ou ainda não tenham sido publicados:

• China: BBIBP-CorV (30 de dezembro), Sinopharm e Instituto de Produtos Biológicos de Pequim
• Índia: Covaxin (3 de janeiro), Bharat Biotech
• Rússia: Sputnik-V (28 de dezembro), Instituto de Investigação Gamaleia

Em 8 de janeiro de 2021, quase 20 milhões de pessoas tinham recebido uma vacina contra o SARS-CoV-2, principalmente nos EUA, na China, em Israel, em Inglaterra, nos Emirados Árabes Unidos e na Rússia. Na maioria dos países, não se espera que o efeito da vacinação em massa na alteração da pandemia seja mensurável antes do verão[21] .

TIPOS DE VACINAS:

Vacinas de vectores virais e vacinas de vectores adenovirais:

As vacinas de vectores virais exploram os mecanismos virais existentes para transportar material genético para as células do recetor da vacina para exprimir um antigénio. Estas vacinas de vectores virais podem ainda ser diferenciadas em versões não replicantes e replicantes[75] .

Uma das vantagens de uma vacina de vetor viral replicante é a poupança de dose e uma resposta imunitária mais forte, o que pode permitir a disponibilização de mais vacinas. A primeira vacina a entrar na fase III dos ensaios clínicos foi uma vacina de vetor adenoviral desenvolvida pelo Instituto Jenner da Universidade de Oxford. Os dados publicados também mostraram que esta vacina pode produzir anticorpos e uma resposta celular em receptores que receberam doses em abril de 2020.

Vacinas de ARN:

As vacinas de ARN procuram induzir a expressão de um antigénio desejado no doente através do transporte de material genético para as células do recetor. A vacina de ARN da Moderna, um precursor inicial, tinha começado os seus ensaios de fase III e espera-se que inclua 30 000 participantes saudáveis que receberão duas injecções intramusculares, com um intervalo de 28 dias, contendo injecções de 100 microgramas de mRNA-1273 ou um placebo salino.

A vacina da Pfizer, outra vacina de ARN, também obteve resultados suficientemente precoces para ser aprovada no outono. Ambas as vacinas utilizam nanopartículas lipídicas para transportar o ARN para tradução e produção do antigénio[75] .

Vacinas de ADN:

O ADN também pode ser utilizado para exprimir o antigénio nos doentes e, tal como as vacinas de ARN, pode provocar uma resposta imunitária humoral e mediada por células. No entanto, as vacinas de ADN apresentam uma imunogenicidade inferior e diferentes técnicas de administração, como a electroporação, que funciona através da criação de poros induzidos eletricamente para facilitar a entrada da vacina de ADN na célula[76] .

Outro método para resolver esta questão é a adição de adjuvantes, substâncias que aumentam a imunogenicidade da vacina, a algumas vacinas candidatas de ADN[77] .

Vacinas vivas atenuadas:

Uma vacina viva atenuada é uma vacina que utiliza uma forma enfraquecida do vírus para obter imunidade futura. Uma vez que este tipo de vacina emula uma infeção real, pode ocorrer uma resposta mediada por anticorpos e células que é duradoura. Esta resposta pode normalmente ser obtida numa ou duas doses. No entanto, uma vez que as vacinas vivas atenuadas imitam uma infeção real e porque existe uma pequena possibilidade de uma vacina viva atenuada regressar a uma forma mais patológica, certos indivíduos podem não ser adequados para receber esta forma de vacina[77].

Vacinas Inactivadas:

As vacinas inactivadas são vacinas que injectam vírus inoculados através da utilização de calor, produtos químicos ou radiação. Estas vacinas não podem causar infecções e podem ser administradas com segurança a pessoas imunocomprometidas. Algumas vacinas inactivadas podem também ser armazenadas à temperatura ambiente, o que pode trazer vantagens logísticas.

Infelizmente, as vacinas inactivadas não criam uma resposta mediada por células e podem também exigir doses de reforço. Para obter a resposta imunitária desejada, são também normalmente necessárias doses múltiplas. Em 25 de setembro de 2020, existiam atualmente 14 vacinas candidatas inativadas, 5 das quais estão em ensaios clínicos, incluindo três que estão na fase III, desenvolvidas por empresas chinesas[75].

Vacinas de subunidades e vacinas de partículas semelhantes a vírus:

Outro tipo de vacina candidata são as vacinas de subunidades. Algumas das quais utilizam adjuvantes, substâncias que aumentam a imunogenicidade de um antigénio, o que pode permitir a disponibilização de mais doses. Uma vacina inactivada utiliza a forma inoculada do agente patogénico, enquanto uma vacina de subunidade utiliza uma parte específica do agente patogénico. Uma vez que estas vacinas também não imitam uma infeção como uma vacina inactivada, a resposta imunitária é principalmente humoral e não mediada por células. Esta incapacidade de causar uma infeção também torna estas vacinas mais seguras para os imunodeprimidos ou para as pessoas com determinadas condições de saúde, mas é importante notar que a eficácia da vacina pode ser reduzida em determinados indivíduos imunodeprimidos[21]. No entanto, estas vacinas requerem normalmente doses múltiplas e/ou doses de reforço para produzir imunidade suficiente a longo prazo.

Quadro 16: Tipos de vacinas contra a COVID-19 e respetivo esquema de dosagem[26]

DESENVOLVEDOR	TIPO	DOSES	CALENDÁRIO
ChAdOxl nCoV-19 Universidade de Oxford/AstraZeneca	Vetor adenoviral	2	Dia 0+28
Campo Covishield ChAdOxl nCoV-19 Instituto do Soro da Índia	Vetor adenoviral	2	Dia 0+ 64 (Aumentado para 12-16 semanas)
N. N. BBIBP-CorV **Sinopharm +**	Inactivado vírus	2	Dia 0 + 21

Instituto de Pequim de Produtos biológicos			
Convidecia CanSino Biological Inc./Instituto de Biotecnologia de Pequim	Vetor adenoviral	1	Dia 0
Sputnik V Pesquisa Gamaleia Instituto	Vetor adenoviral	2	Dia 0+21
Ad26.COV2.S Janssen Pharmaceutical /Johnson e Johnson	Vetor adenoviral	1-2	Dia 0 Ou dia 0+56
mRNA-1273 N.N.™ Moderna/NIAID	ARN	2	Dia 0+28
Tozinamerão (anteriormente: BNT162b2) Comirnaty™ BioNTech & Pfizer	ARN	2	Dia 0+21
CoronaVac Sinovac Biotech	Inactivado	2	Dia 0+14
NVX-CoV2373 Novavax	Subunidade proteica	2	Dia 0+21
INO-4800 Inovio Pharmaceuticals	ADN	2	Dia 0+56
Covaxin Bharat Biotech	Inactivado	2	Dia 0+14
CvnCoV CureVac (NCT04652102)	ARN	2	Dia 0+28
Anhui Zhifei Longcom + Chinês Academia das Ciências	Subunidade proteica	2-3	Dia 0 + 28 ou Dia 0 + 28 + 56
CoVLP Medicago (NCT04636697)	Partícula semelhante a um vírus	2	Dia 0+21
SCB-2019 Clover Biopharmaceuticals (NCT04672395)	Subunidade proteica	2	Dia 0+21

Quadro 17: Eficácia das vacinas contra a COVID-19 e respetiva temperatura de conservação[21]

Fabricante de vacinas	Eficácia do ensaio	Armazenamento
Tozinamerão	90-94%	-70°C

(anteriormente: BNT162b2) Comirnaty™ BioNTech e Pfizer		
mRNA-1273 N.N.™ Moderna	90-94%	-20°C
ChAdOxl nCoV-19 (anteriormente: AZD1222) N.N.™ Universidade de Oxford e AstraZeneca	70-80%	2-8°C
Campo Covishield ChAdOxl nCoV-19 Instituto do Soro da Índia	70-80%	2-8°C
Covaxin Bharat Biotech	70-85%	2-8°C
Ad26.COV2.S Janssen Pharmaceutical /Johnson e Johnson	70-85%	9°C-25°C
Sputnik V Instituto de Investigação Gamaleia	85-90%	2-8°C
CoronaVac Sinovac Biotech	65-75%	2-8°C
NVX-CoV2373 Novavax	85-89%	2-8°C

National Institutes of Health (NIH) publicou directrizes sobre a utilização de profilaxia, testes e gestão de pacientes com COVID-19. A gestão clínica da COVID-19 inclui a prevenção de infecções, cuidados de apoio, incluindo oxigénio suplementar e suporte ventilatório mecânico, quando indicado.

Não foi provado que qualquer terapia seja benéfica em doentes ambulatórios com COVID-19 ligeira a moderada que não estejam em risco elevado de progressão da doença. O Painel de Directrizes de Tratamento da COVID-19 (o Painel) recomenda a prestação de cuidados de apoio e a gestão sintomática dos doentes ambulatórios com COVID-19; devem também ser tomadas medidas para reduzir o risco de transmissão do SARS-CoV-2 a outras pessoas[36] .

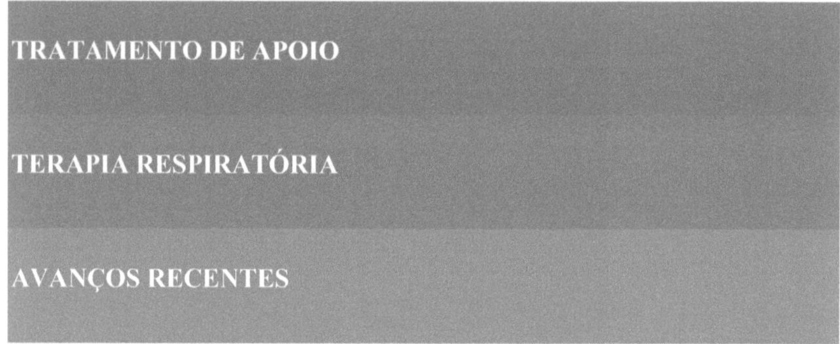

Figure 91: Gestão clínica da COVID-19
TRATAMENTO DE APOIO

*   A gestão clínica baseia-se principalmente na terapia de suporte e no tratamento dos sintomas e na tentativa de prevenir a insuficiência respiratória[78] .
*   É fundamental assegurar o isolamento do doente para evitar a transmissão a outros doentes, familiares e prestadores de cuidados de saúde.
*   Devem ser tomadas medidas de quarentena para isolar os indivíduos infectados, tanto sintomáticos como assintomáticos, e qualquer pessoa que possa ter estado em contacto com eles.
*   Nos casos ligeiros, o auto-isolamento em casa é a melhor opção, mantendo uma hidratação e nutrição adequadas e tratando sintomas como febre, dores de garganta ou tosse.
*   Estão em curso vários ensaios clínicos de possíveis tratamentos para a COVID-19, baseados em medicamentos antivirais, anti-inflamatórios e imunomoduladores, terapia celular, antioxidantes e outras terapias[21] .

Não há provas de que a profilaxia antibiótica possa prevenir a super-infeção bacteriana. É mais provável que as superinfecções se desenvolvam num ambiente hospitalar do que em casa. Ruan et al[67] comunicaram uma taxa de mortalidade de

16% em doentes com COVID-19 que tinham contraído infecções secundárias. A terapia anticoagulante é recomendada em doentes com COVID-19 em fase inicial, especialmente quando o valor do dímero D é 4 vezes superior ao normal. A infeção, a inflamação e outros factores relacionados com a doença podem causar uma ativação excessiva da coagulação, aumentando o risco de eventos isquémicos acrescidos e de coagulação intravascular disseminada[26] .

Estão a ser avaliadas diferentes abordagens terapêuticas (Tabela 18 e 19): compostos antivirais que inibem os sistemas enzimáticos, aqueles que inibem a entrada do SRA-CoV-2 na célula e, finalmente, terapias imunitárias, incluindo plasma convalescente e anticorpos monoclonais. Alguns imunomoduladores podem melhorar o sistema imunitário; outros são supostos reduzir a tempestade de citocinas e os danos pulmonares associados que se observam em casos graves.

Quadro 18: Medicamentos utilizados no tratamento da COVID-19[79]

Inibidores da síntese de ARN viral	
Inibidores de RdRp	Remdesivir, favipiravir, sofosbuvir
Inibidores da protease	Lopinavir
Outros agentes antivirais Vários	APN1, camostat, umifenovir Hidroxi/cloroquina
Anticorpos	
Anticorpos monoclonais	Bamlanivimab, etesevimab, casirivimab/ imdevimab e outros mAbs
Plasma de convalescença	
Moduladores imunitários	
Corticosteróides	Dexametasona, hidrocortisona
Interferões	IFN-α2b, IFN-β
Inibidores da JAK	Baricitinib, ruxolitinib
Bloqueadores de citocinas e terapias anticomplemento	Anakinra, canakinumab, infliximab, mavrilimumab, tocilizumab, siltuximab, sarilumab, vilobelimab
Vários tratamentos (com mecanismos de ação desconhecidos ou não comprovados)	Acalabrutinib, ibrutinib, colchicina, famotidina, G-CSF, iloprost

Quadro 19: Alvo do medicamento e mecanismo de ação de vários medicamentos utilizados no tratamento da COVID-19[80]

Medicamentos	Alvo do medicamento	Mecanismo de ação
Favipiravir	RdRp	Inibe o ARN dependente de ARN polimerase
Remdesivir	RdRp	Inibir a replicação viral
Lopinavir	3CLpro	Inibe a protease do tipo papaína e a protease do tipo 3C
Ritonavir	3CLpro	Inibe a protease do tipo papaína e a

		protease do tipo 3C
Cloroquina	ACE2	Inibição da proteína spike no SARS-CoV-2 (via não endossómica)
Bamlanivimab	IgG	Neutraliza o vírus
Interferões recombinantes	Resposta ao interferão	Inibição da exocitose viral
Teicoplanina	Via endossómica tardia	Inibição da catepsina L e da catepsina B nas células hospedeiras
Azitromicina	Síntese de proteínas bacterianas	Reforço da atividade anti-SARS-CoV-2 da hidroxicloroquina
Hidrocortisona	Cascata de inflamação	Inibição da fosfolipase A2, de outros factores de transcrição inflamatórios e promoção de genes anti-inflamatórios.
Baricitinib	Sinalização de citocinas pró-inflamatórias	Inibidor de JAK-1 e JAK-2.
Anakinra	Cascata de inflamação	Inibe as citocinas pró-inflamatórias interleucina (IL)-1α e IL-1β
Colchicina	Cascata de inflamação	Inibir a sinalização do inflamassoma e diminuir a produção de citocinas

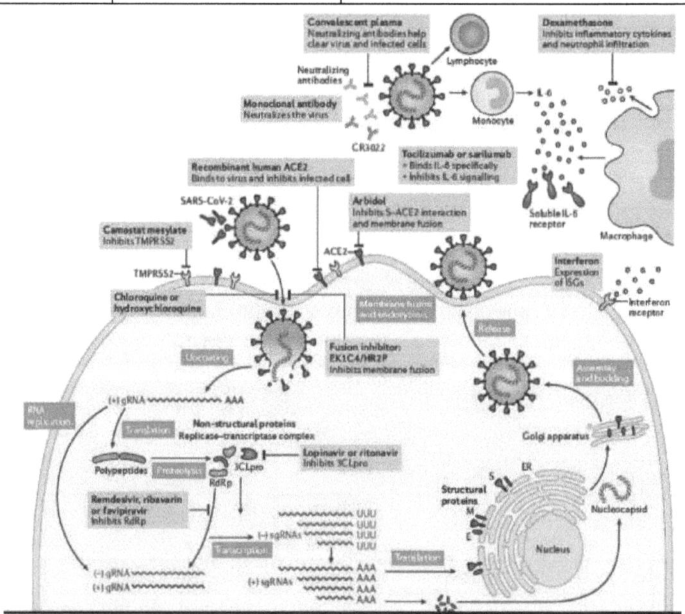

Figura 94: Replicação do SARS-CoV-2 e potenciais alvos terapêuticos[80]

Os potenciais antivirais têm como alvo as diferentes etapas da replicação do SRA-

CoV-2 (Fig. 94 e 95), desde a ligação ao recetor, entrada e fusão até à replicação. Para além disso, os medicamentos baseados em imunoglobulinas e imunomoduladores são também potenciais terapêuticas.

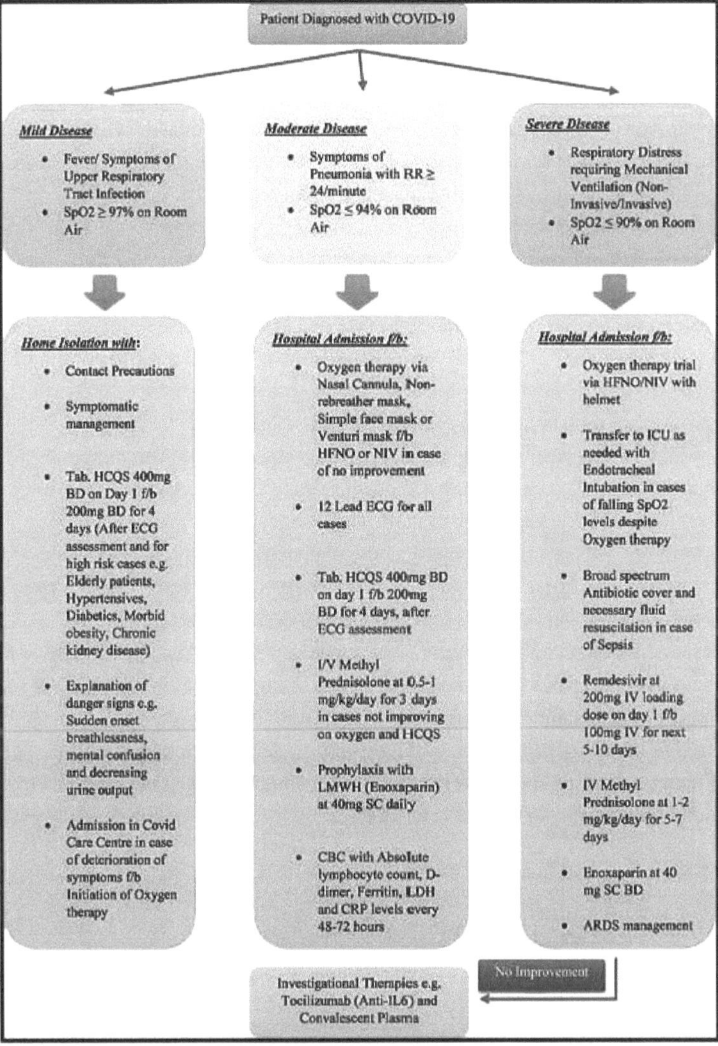

Figura 95: Protocolo de tratamento para doentes com COVID-19[78]

TERAPIA RESPIRATÓRIA

O objetivo do suporte respiratório é permitir que o doente seja adequadamente oxigenado e ventilado. O suporte respiratório assegura que o estado respiratório do doente não se deteriora. Se a causa da dificuldade respiratória não puder ser rapidamente identificada ou corrigida, o doente deve receber apoio respiratório e, eventualmente, ventilação mecânica antes do colapso respiratório total. A respiração deve ser monitorizada regularmente, uma vez que está relacionada com os resultados do tratamento[81] .

Os pulmões infectados e danificados são menos eficazes a permitir a passagem de oxigénio do ambiente para a corrente sanguínea. A principal razão para ser internado no hospital com COVID-19 é receber oxigénio suplementar, para aumentar a quantidade de oxigénio nos pulmões e no sangue, o que será um tratamento suficiente antes da recuperação na maioria dos casos. O oxigénio pode ser administrado de várias formas (Fig. 96), nomeadamente através de tubos de plástico no nariz ou através de uma máscara facial solta[21] .

• A oxigenoterapia será necessária se houver hipóxia (SatO2 < 93%) ou se os sintomas de dificuldade respiratória se tornarem evidentes.

• A SatO2 arterial deve ser constantemente monitorizada durante a oxigenoterapia. Se não for atingido um nível de O2 arterial suficientemente elevado (SatO2 93-96%) e se se desenvolver lesão pulmonar aguda (relação entre a pressão parcial de oxigénio arterial e a fração de oxigénio inspirado ≤ 200 mmHg), é necessária ventilação mecânica invasiva e entubação.

• A intubação traqueal não deve ser adiada em doentes com um índice de oxigenação baixo, agravamento dos sintomas de dificuldade respiratória ou falência multiorgânica durante a administração de terapêutica não invasiva com O2.

• Devem ser consideradas técnicas avançadas para a ventilação mecânica invasiva, como a ventilação limitada por pressão e volume, a pressão expiratória final positiva, a utilização de agentes bloqueadores neuromusculares e o posicionamento em decúbito ventral. A maioria dos doentes em estado crítico pode responder bem ao posicionamento em decúbito ventral, com um rápido aumento da oxigenação e da mecânica pulmonar.

• A oxigenação por membrana extracorporal pode ser uma opção de tratamento viável para os doentes com COVID-19 afectados por SDRA grave e que não respondem aos protocolos acima referidos[26] .

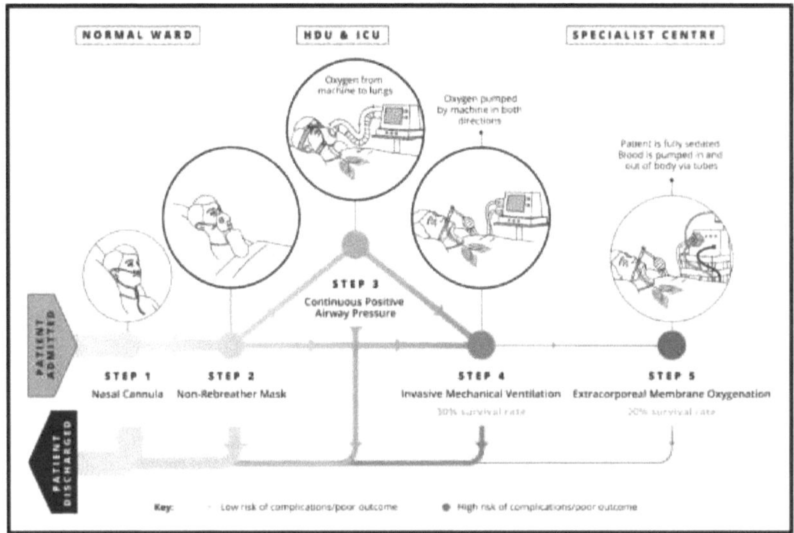

Figura 96: Tipos de terapias respiratórias

Cânula nasal de alto fluxo:

A cânula nasal de alto fluxo (CNAF) entrou recentemente em voga como método de suporte respiratório e pode ser útil para doentes com dificuldades respiratórias do tipo 2 relacionadas com o aumento do trabalho respiratório (Fig. 97).

A HFNC é recomendada para a insuficiência respiratória hipoxémica ligeira a moderada (300 > PaO2/FiO2 ≥ 150). Se for difícil melhorar a oxigenação após o tratamento contínuo com HFNC durante 24 horas, recomenda-se a ventilação não invasiva com pressão positiva ou mesmo a ventilação invasiva com pressão positiva[81].

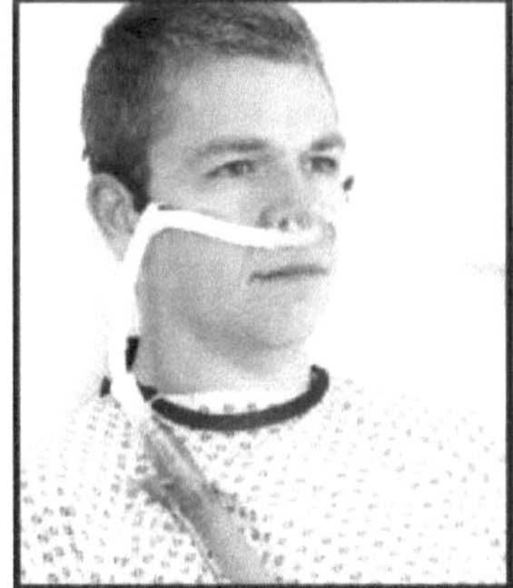

Figura 97: Cânula nasal de alto fluxo (HFNC)

Máscara sem respirador:

As máscaras não reinalantes (NRMs) têm uma válvula unidirecional adicional que impede a entrada de ar ambiente e a reinalação de gases expirados. Pode fornecer FiO2 acima de 0,8, desde que haja um bom ajuste da máscara e o fluxo de ar seja

141

superior a três vezes a ventilação por minuto (Fig. 98).

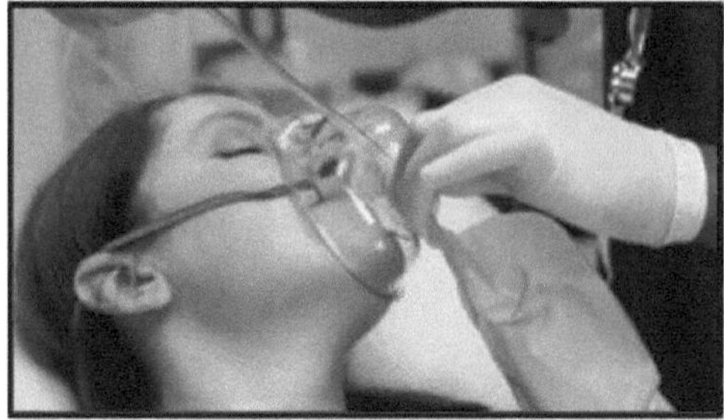

Figura 98: Máscara sem respirador

Pressão Positiva Contínua nas Vias Aéreas (CPAP):

Se respirar oxigénio suplementar não for suficiente para melhorar o nível de oxigénio no sangue, pode ser utilizado oxigénio sob pressão para ajudar o movimento dos gases para dentro e para fora dos pulmões. Este é administrado através de uma máscara bem ajustada ligada a uma máquina por meio de tubos de plástico. O doente permanece acordado e os médicos podem controlar a pressão e a quantidade de oxigénio fornecido pela máquina (Fig. 99). No entanto, este tratamento requer grandes quantidades de oxigénio, que podem ser limitadas nos hospitais que tratam um grande número de doentes com COVID-19. Pode também criar aerossóis de vírus, pondo em risco os profissionais de saúde. Por conseguinte, o pessoal necessita de elevados níveis de equipamento de proteção individual (EPI) com máscaras adequadas[81] .

Figura 99: Positivo contínuo

Pressão nas vias respiratórias (CPAP)

Ventilação Mecânica Invasiva (IMV):

Uma pequena percentagem dos doentes mais doentes com COVID-19 será colocada num ventilador. Este tratamento é designado por ventilação mecânica invasiva (IMV) (Fig. 100), em que uma máquina efectua a respiração do doente. Para tal, o doente tem de ser sedado e ser-lhe colocado um tubo de respiração na traqueia (entubação). Os médicos podem controlar a pressão e a quantidade de oxigénio fornecido pelo ventilador[78] .

Alguns doentes ventilados beneficiam da posição de frente **(pronação),** possivelmente porque abre mais o pulmão e, por conseguinte, permite uma melhor troca de gases entre o ar e a corrente sanguínea. Os doentes que necessitam de oxigenoterapia simples também podem melhorar quando adoptam esta posição. A ventilação de um doente não é uma solução rápida ou simples. Em média, é mantida durante 10 dias e apenas uma minoria de pessoas (33%) tratadas com IMV para a COVID-19 sobreviveu. Complicações como infecções bacterianas hospitalares do tórax, da urina ou da corrente sanguínea são comuns durante o tratamento na UCI, o que aumenta ainda mais a probabilidade de o doente morrer.

O tratamento de um grande número de pacientes em UTIs requer recursos importantes. O tratamento requer a disponibilidade de equipamentos complexos, como ventiladores. Além disso, geralmente é necessário um enfermeiro altamente treinado por paciente. As preocupações com a capacidade das UCI levaram a que muitos departamentos expandissem preventivamente[80] .

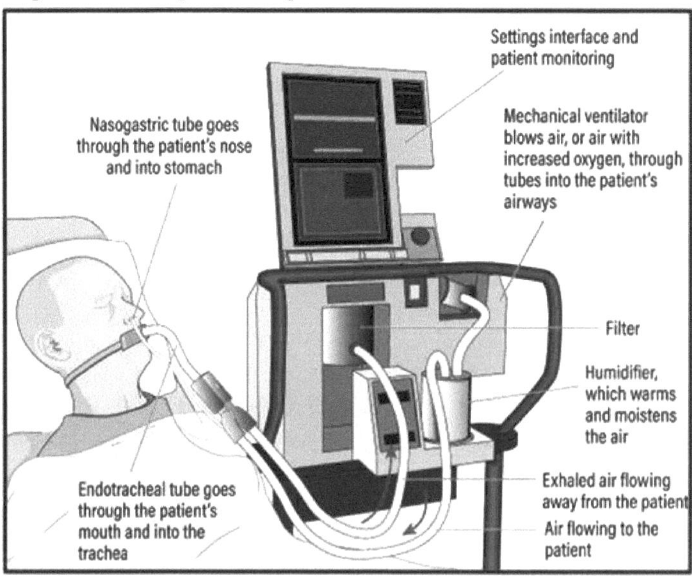

Figura 100: Ventilação Mecânica Invasiva (IMV)

Oxigenação por membrana extra-corporal (ECMO):

A oxigenação por membrana extracorporal (ECMO) pode ser utilizada exclusivamente para apoiar a oxigenação e a ventilação, bem como para fornecer suporte circulatório. O ECMO, também designado por suporte de vida extracorporal, pode fornecer diferentes graus de remoção de CO2 e de oxigenação, permitindo a redução do suporte mecânico e do risco de lesão pulmonar induzida pelo ventilador.

A ECMO deve ser considerada para os doentes com hipoxemia refractária que são difíceis de corrigir com ventilação pulmonar protetora (Fig. 101). Os doentes com COVID-19 grave progridem mais rapidamente. Se os doentes continuarem a ter dificuldade em melhorar o estado de hipóxia após o tratamento padrão da SDRA, a ECMO deve ser activada a tempo, antes de ocorrerem lesões em múltiplos órgãos causadas pela hipóxia ou de o ventilador ser regulado para um valor demasiado elevado[81] .

A ECMO pode ser recomendada nas seguintes situações:
(1) PaO2/FiO2 < 50 mm Hg > 3 horas;
(2) PaO2/FiO2 < 80 mm Hg > 6 horas;
(3) FiO2 = 1,0, PaO2/FiO2 < 100 mm Hg;
(4) pH < 7,25, e PaCO2 > 60 mm Hg > 6 horas, e R > 35 /min;

(5) R > 35/min, pH < 7,2 e Pplat > 30 cmH2O;

(6) Síndromes graves de fuga de ar pulmonar;

(7) Paragem cardíaca ou choque cardiogénico.

Os estudos sugerem que, na SDRA grave, a ECMO pode ser utilizada após o fracasso do tratamento optimizado da SDRA[21] .

As contra-indicações absolutas e relativas à ECMO incluem idade avançada, malignidade ativa, choque grave, falência de múltiplos órgãos, lesão neurológica grave, estado funcional deficiente, incapacidade de anticoagulação, índice de massa corporal elevado (>40), trombocitopenia (plaquetas inferiores a 50) e neutropenia (contagem absoluta de neutrófilos (ANC) <500). No algoritmo da Extracorporeal Life Support Organization, não há contra-indicações absolutas, exceto para a insuficiência respiratória terminal, quando o transplante pulmonar não é uma opção. O tromboembolismo e a hemorragia são as principais complicações da ECMO[81] .

No Reino Unido, um número muito reduzido de doentes em estado crítico, cujos pulmões estão gravemente danificados e que, de resto, estavam em boa forma e saudáveis antes da COVID-19, estão a ser tratados com ECMO. Este tratamento requer uma máquina com dois componentes - uma bomba que move o sangue entre o corpo e a máquina, e uma "membrana" que actua como um pulmão artificial. Permite que os pulmões do corpo estejam em repouso, o que pode dar-lhes uma melhor hipótese de sarar. Só é fornecida num pequeno número de centros especializados em todo o país.

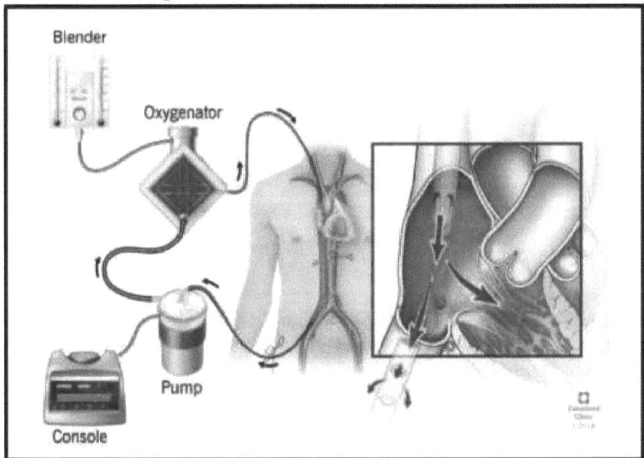

Figura 101: Oxigenação por membrana extracorporal (ECMO)

Ventilação propensa:

A ventilação em decúbito ventral é a administração de ventilação mecânica com o paciente em decúbito ventral e é um componente essencial do tratamento de pacientes com SDRA grave que estão intubados (Fig. 102). Os estudos demonstraram uma melhor oxigenação e um estudo demonstrou um benefício em termos de mortalidade com a ventilação na posição prona em doentes com SDRA grave.

O posicionamento em decúbito ventral é recomendado para pacientes com SDRA grave cuja P/F permanece inferior a 150 mmHg durante 12 horas, apesar da otimização do ventilador com VLT na posição supina. O posicionamento em decúbito ventral é geralmente implementado no início do curso da SDRA (dentro de 36 h), e os pacientes são geralmente mantidos na posição em decúbito ventral durante 1618 horas consecutivas por 24 h. Para os pacientes que têm uma melhoria sustentada nas trocas gasosas, o posicionamento em decúbito ventral é geralmente interrompido quando a melhoria na oxigenação (P/F $\geq$150 mmHg, FiO2 $\leq$0,6, PEEP $\leq$10 cm H2O, Ppl < 30, pH > 7,25) é mantida durante pelo menos 4 h após o final da última sessão em decúbito ventral[18].

Se a ventilação em decúbito ventral falhar, o paciente deve voltar à posição supina.

As contra-indicações absolutas ao posicionamento em decúbito ventral incluem instabilidade da coluna vertebral ou risco de instabilidade da coluna vertebral, fracturas instáveis, choque, queimaduras anteriores e feridas abertas, cirurgia traqueal recente, gravidez e pressão intracraniana elevada.

Outras contra-indicações incluem cirurgia abdominal, instabilidade hemodinâmica e hardware cardíaco de suporte à vida. As complicações comuns incluem dessaturações transitórias, edema facial e ocular, úlceras de decúbito e deslocamento de cateteres e tubos endotraqueais[26].

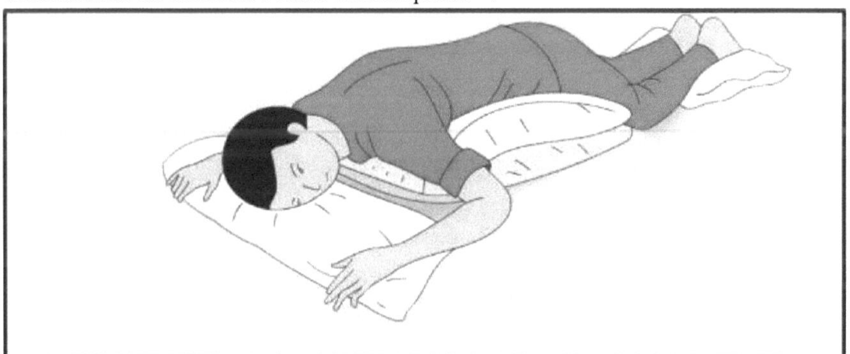

Figura 102: Posicionamento em decúbito ventral

Outros órgãos de apoio:

Nos doentes em estado crítico, podem ser afectados outros órgãos, como os rins e o sistema cardiovascular (incluindo o coração e os vasos sanguíneos). Os rins desempenham a função essencial de filtrar o sangue e remover os produtos residuais e os líquidos. Nalguns casos, o comprometimento da função renal é tão grave que o doente necessita de uma máquina para desempenhar o papel de filtragem do sangue pelos rins; chama-se a isto terapia de substituição renal ou diálise. Uma parte dos doentes internados na Unidade de Cuidados Intensivos tem a tensão arterial muito baixa. Se não for tratada, esta situação pode danificar todos os órgãos por falta de oxigénio. A tensão arterial pode ser mantida através da infusão de medicamentos, como a noradrenalina[81] .

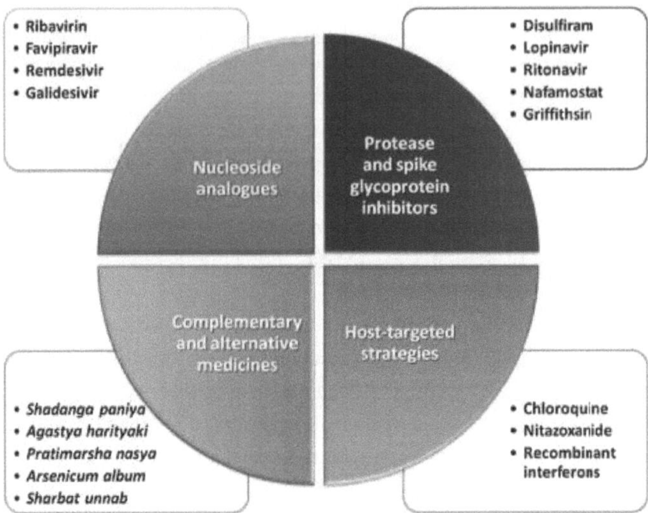

Figura 103: Estratégias para o tratamento da COVID-19[26]

AVANÇOS RECENTES

Anticorpos monoclonais ou policlonais e outras terapias:

A imunoterapia é considerada um método eficaz para o tratamento clínico de doenças infecciosas. A utilização de anticorpos monoclonais é uma nova era na prevenção de doenças infecciosas que ultrapassa muitos inconvenientes associados à terapia com soro e às preparações de imunoglobulinas intravenosas em termos de especificidade, pureza, baixo risco de contaminação por agentes patogénicos transmitidos pelo sangue e segurança[82] .

Os anticorpos monoclonais são uma classe versátil de produtos farmacêuticos que têm sido utilizados com êxito pela indústria farmacêutica, o que permite uma intervenção terapêutica eficaz com um tratamento altamente específico contra uma determinada doença (Fig. 104).

Os anticorpos monoclonais ou policlonais têm sido sugeridos como instrumentos profilácticos e terapêuticos (visando a ligação à hemaglutinina) contra algumas infecções virais, como a gripe. Os esforços actuais no desenvolvimento de anticorpos monoclonais e policlonais contra os coronavírus visam principalmente o MERS-CoV. Por exemplo, observou-se que um anticorpo policlonal humano SAB-301 (50 mg/kg), gerado em bovinos transcromossómicos, foi bem tolerado e seguro em participantes saudáveis de um ensaio clínico de fase 1.

• Numerosos estudos in vitro demonstraram que a proteína spike do SARS-CoV é importante na mediação da entrada viral nas células alvo.

• Além disso, a clivagem e subsequente ativação da proteína spike do SARS-

CoV por uma protease da célula hospedeira é absolutamente essencial para a entrada infecciosa do vírus.

• A serina protease transmembranar do tipo II TMPRSS2 foi sugerida como sendo uma importante protease do hospedeiro que cliva e ativa a proteína spike do SARS-CoV em culturas celulares, tendo sido assim explorada como um potencial agente antiviral.

• Na última década, o inibidor da serina protease camostat mesylate demonstrou inibir a atividade enzimática do TMPRSS2. Além disso, a cisteína PI K11777 demonstrou uma potência promissora na inibição da replicação do MERS-CoV e do SARS-CoV na gama submicromolar[80] .

A utilização de células estaminais contra a COVID-19 tem estado a ser avaliada recentemente na China. Além disso, o tocilizumab (Roche Pharmaceuticals, Basileia, Suíça) é um anticorpo monoclonal utilizado no tratamento da exacerbação da AR. Foi concebido para inibir a ligação da interleucina-6 aos seus receptores, aliviando assim a síndrome de libertação de citocinas. Atualmente, está também a ser investigado para o tratamento da COVID-19[82] .

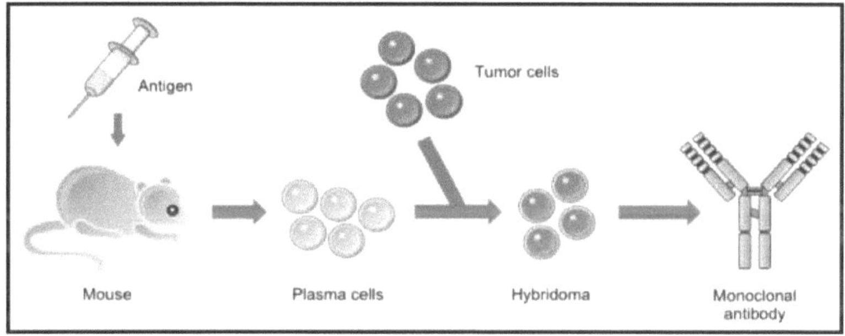

Figura 104: Ilustração dos anticorpos monoclonais

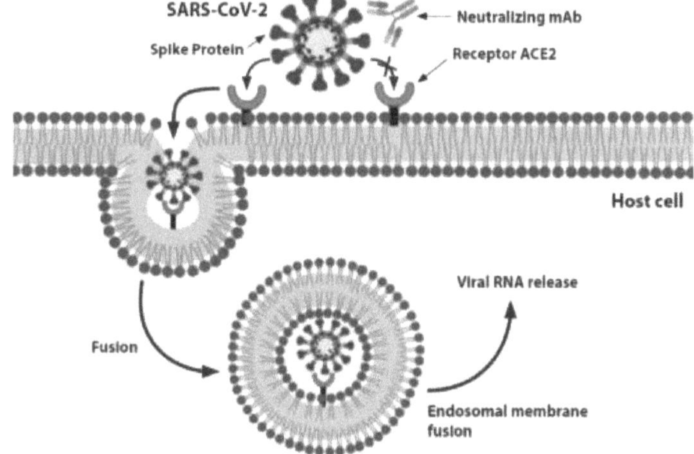

Figura 105: Representação esquemática do mecanismo de neutralização do

SARS-CoV-2[82] A interação entre a proteína spike e o recetor celular é necessária para a fusão da membrana e a entrada na célula-alvo. Os anticorpos monoclonais que têm como alvo a proteína spike do SARS-CoV-2 podem potencialmente inibir a ligação do vírus ao seu recetor celular, impedindo assim a sua entrada na célula (Fig. 105).

Plasma de convalescença:

• O plasma convalescente também tem sido utilizado como último recurso para melhorar a taxa de sobrevivência de doentes com várias infecções virais, como a SARS, a gripe aviária H5N1, a gripe pandémica A H1N1 de 2009 (H1N1 pdm09) e a infeção grave pelo vírus Ébola[79] .

• Uma explicação possível para a eficácia da terapia com plasma convalescente é que os anticorpos de imunoglobulina no plasma de doentes que recuperam de uma infeção viral podem suprimir a viremia (Fig. 106).

• Shen et al[6] 8 relataram cinco doentes críticos com COVID-19 confirmada laboratorialmente e síndrome de dificuldade respiratória aguda (SDRA) que receberam transfusão com plasma convalescente com um anticorpo específico para o SARS-CoV-2 (título de ligação >1:1000 e título de neutralização >40).

• O plasma convalescente foi obtido de 5 doentes que recuperaram da COVID-19 e foi administrado aos cinco doentes inscritos entre 10 e 22 dias após a admissão[83] .

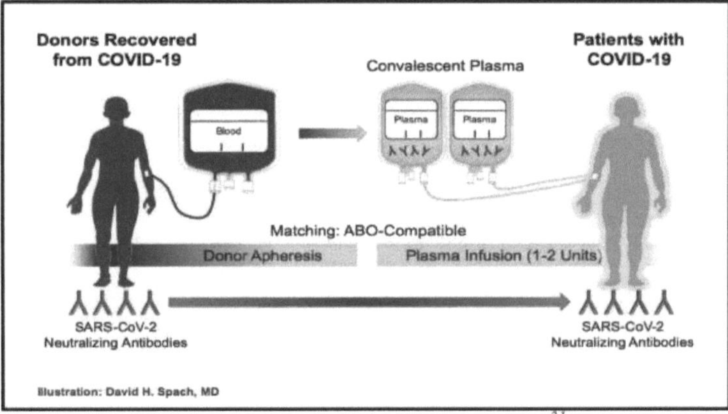

Figura 106: Plasma de convalescença[21]

2-DG:

O medicamento anti-Covid-19, 2-deoxi-D-glucose (2-DG), foi objeto de uma aprovação de emergência pelo Controlador Geral de Medicamentos da Índia (DCGI). O medicamento oral anti-Covid foi desenvolvido pelo principal laboratório da Organização de Investigação e Desenvolvimento da Defesa (DRDO) - Instituto de Medicina Nuclear e Ciências Afins (INMAS) - em colaboração com os Laboratórios Dr. Reddy.

2 O medicamento DG espalha-se pelo corpo como a glucose. Atinge as células

infectadas pelo vírus e impede o crescimento do vírus, interrompendo a síntese viral e destruindo a produção de energia da proteína. O medicamento também actua na propagação da infeção viral para os pulmões, o que ajuda a diminuir a dependência do doente em relação ao oxigénio[83] .

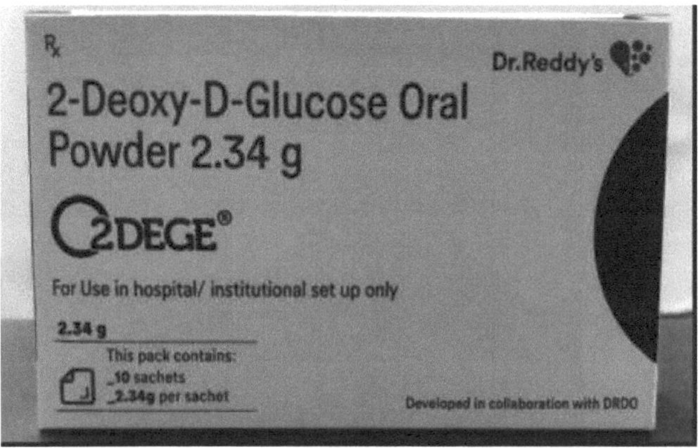

Figura 107: 2-DG (2-Deoxi-D-Glucose Pó Oral)

OUTROS TRATAMENTOS

Medicamentos à base de plantas:

Com base nos registos históricos e nas provas anedóticas de prevenção da SARS e do H1N1 pdm09, os medicamentos chineses à base de plantas[67] foram também considerados como uma abordagem alternativa para a prevenção da COVID-19 em populações de alto risco. No entanto, faltam provas clínicas para estes tratamentos na prevenção desta infeção viral emergente. Durante o surto de COVID-19 na China, alguns medicamentos tradicionais chineses foram amplamente utilizados, e os seis medicamentos à base de plantas mais utilizados foram Astragali Radix (Huangqi), Glycyrrhizae Radix Et Rhizoma (Gancao), Saposhnikoviae Radix (Fangfeng), Atractylodis Macrocephalae Rhizoma (Baizhu), Lonicerae Japonicae Flos e Fructus forsythia (Lianqiao). No entanto, devem ser efectuados ensaios clínicos rigorosos em grandes populações para confirmar o potencial efeito preventivo da medicina chinesa[85] .

Agentes antimicrobianos para potenciais co-infecções:

A prevalência de co-infeção variou entre os doentes com COVID-19, oscilando entre 0% e 50% entre os não sobreviventes. Os co-patógenos relatados incluíram bactérias, como Mycoplasma pneumoniae, espécies de Candida e vírus (influenza, rinovírus, coronavírus e HIV). O vírus da gripe A foi o vírus co-infecioso mais comum. A coadministração de agentes anti-influenza e agentes anti-bacterianos em pacientes com pneumonia por COVID-19 foi comum. Consequentemente, aconselha-se uma prescrição cautelosa de antibiótico(s) eficaz(is) que cubra(m) Staphylococcus aureus (incluindo S. aureus resistente à meticilina), Streptococcus pneumoniae multirresistente, Klebsiella pneumoniae e Pseudomonas aeruginosa, bem como espécies de Acinetobacter baumannii para doentes submetidos a hospitalização prolongada (>6 dias)[84] .

FACTORES DE PROGNÓSTICO:

Uma série de factores de risco ou condições médicas crónicas revelam condições mais graves[41]

após a infeção que incluem:

(1) Idade superior a 65 anos.

(2) Mulheres grávidas.

(3) Obesidade

(4) Baixa função imunitária (pessoas com infeção por VIH, pessoas com utilização prolongada de agentes imunossupressores, etc.).

(5) Condições médicas crónicas subjacentes (diabetes mellitus, hipertensão, doenças cardiovasculares, doenças pulmonares, cancro, insuficiência cardíaca, doenças cerebrovasculares, doenças renais, doenças hepáticas, etc.)[82] .

Gestão de condições subjacentes à infeção por COVID-19:

Em geral, os doentes com comorbilidades não são mais susceptíveis de serem infectados com COVID-19 do que a população em geral. As pessoas com doenças crónicas subjacentes, como a diabetes, a obesidade, o VIH, outros estados imunocomprometidos e a hipertensão, são mais susceptíveis de sofrer complicações quando infectadas com o vírus. Para os doentes com comorbilidades, as recomendações podem variar e serão dadas pelo profissional de saúde, mas as orientações gerais são as seguintes[21] :

Doenças respiratórias:

Os doentes com asma são aconselhados a seguir as precauções gerais acima indicadas, bem como a continuar o plano de ação estabelecido para a asma. O American College of Allergy, Asthma and Immunology (ACAAI) emitiu uma declaração para encorajar a adesão aos regimes de manutenção da alergia e da asma. De acordo com a ACAAI, não há provas de que os corticosteróides intranasais ou inalados aumentem o risco de contrair a infeção por COVID-19 ou conduzam a um pior resultado se alguém for infetado.

Doenças cardiovasculares:

Os doentes mais velhos com comorbilidades cardiovasculares podem ter uma proteção adicional contra a doença grave provocada pelo vírus se tomarem inibidores da enzima de conversão da angiotensina (ECA) e bloqueadores dos receptores da angiotensina (BRA), de acordo com um estudo de observação realizado pelo United Health Group e pela Yale University School of Medicine.

Uma meta-análise concluiu também que os inibidores da ECA/BAR não aumentam o risco de infeção nem de desenvolvimento de doença grave.

Diabetes:

Os doentes com diabetes devem manter o nível de glucose no sangue, uma vez que a infeção com COVID-19 pode levar a um aumento das complicações; isto deve-se ao facto de os níveis elevados de glucose no sangue poderem suprimir o sistema imunitário. Estas complicações podem surgir sob a forma de insuficiência renal e cetoacidose diabética, que são ambas potencialmente fatais e requerem atenção médica imediata. Os doentes diabéticos devem continuar a tomar os medicamentos prescritos.

Imunocomprometidos:

As pessoas que estão imunocomprometidas correm um risco acrescido de desenvolver infecções porque o sistema imunitário é a defesa do organismo contra os agentes patogénicos. Os indivíduos imunocomprometidos incluem, mas não se limitam a, doentes com cancro, transplantes e VIH. Estes doentes devem continuar com o seu regime de tratamento normal para a sua doença subjacente, mesmo que este envolva imunossupressores. Se um doente desenvolver uma febre de 38°C ou superior, deve contactar imediatamente o seu médico.

Obesidade:

Uma comorbilidade frequentemente subestimada que muitos americanos enfrentam é a obesidade. Segundo consta, 42% dos adultos são obesos e 9% são obesos graves. A obesidade está associada a uma diminuição do volume de reserva expiratório, da capacidade funcional e da complacência do sistema respiratório. Está também associada a um aumento das citocinas inflamatórias, o que pode contribuir para o aumento da morbilidade associada à obesidade nas infecções por COVID-19. Por estas razões, os doentes que sofrem de obesidade devem trabalhar com o seu profissional de saúde para desenvolver um plano de estilo de vida que inclua a modificação da dieta e o exercício frequente.

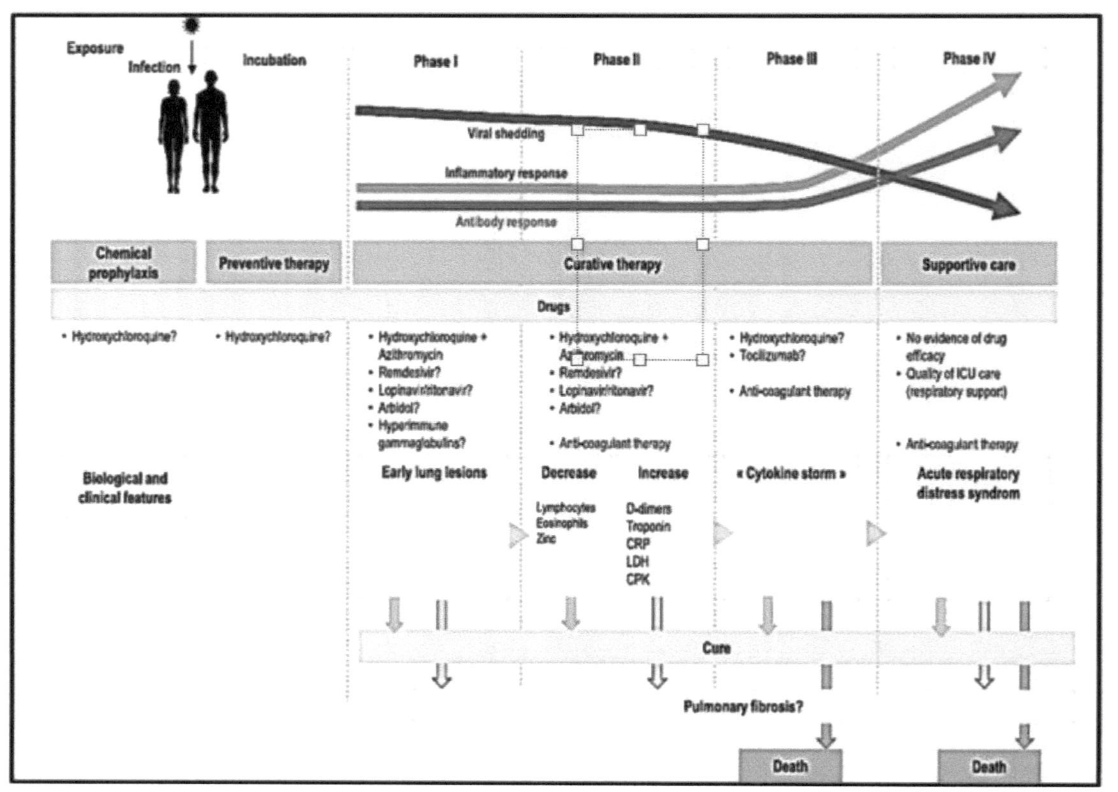

Figura 108: Opções de tratamento da COVID-1985

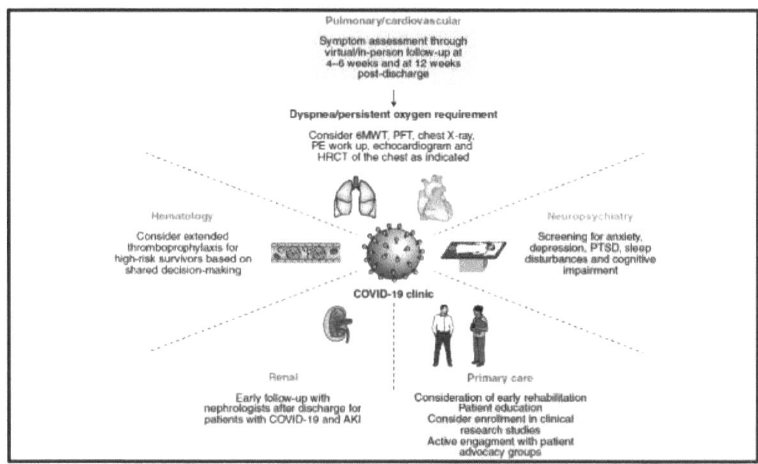

Figura 109: Gestão interdisciplinar nas clínicas de COVID-19[63]

A colaboração multidisciplinar é essencial para prestar cuidados ambulatórios integrados aos sobreviventes de infeção aguda nas clínicas de COVID-19 (Fig. 109). Por conseguinte, a melhor forma de otimizar os cuidados médicos dos doentes com COVID-19 é através da colaboração entre vários prestadores de cuidados de saúde de diferentes especialidades. Tal como ilustrado, os conhecimentos clínicos em medicina hospitalar, microbiologia clínica, radiologia, pneumologia, cardiologia, hematologia e cuidados primários são essenciais para garantir que as complicações médicas são prevenidas ou tratadas precocemente e de forma agressiva[63] . Por último, quando os doentes estão clinicamente prontos para receber alta hospitalar, a telemedicina proporciona um acompanhamento e uma monitorização adequados até que os doentes tenham recuperado clinicamente da sua doença e estejam prontos para serem libertados dos protocolos de quarentena em casa[41] .

CAPÍTULO 9

Directrizes para a prática dentária

O surto de COVID-19 colocou claramente em risco os profissionais de saúde. A infeção pelo SARS-CoV-2 tinha sido detectada em profissionais de saúde e o número de casos tinha aumentado gradualmente.

Com base nas informações extraídas do Sistema de Informação sobre Doenças Infecciosas da China, foi detectado um total de 1716 profissionais de saúde positivos para a COVID-19, tendo sido registadas cinco mortes. É essencial garantir a saúde e a segurança pessoal dos profissionais de saúde, uma vez que um profissional de saúde infetado pode também constituir uma fonte de transmissão cruzada[86].

Assim, para além da observância do princípio da precaução universal, devem ser tomadas medidas de precaução especiais, orientadas para a transmissão por aerossóis, a fim de prevenir e controlar a propagação desta doença altamente contagiosa.

Um grupo de cientistas da China relatou que o recetor celular para a infeção por SARS-CoV-2, a enzima conversora de angiotensina II (ACE2), é altamente expresso na mucosa da cavidade oral (Fig. 110). Este recetor está presente em grandes quantidades nas células epiteliais da língua, significando assim que a cavidade oral é um transmissor potencialmente de alto risco de infeção e pode ser usado em futuras estratégias de prevenção na medicina dentária.

definição[54].

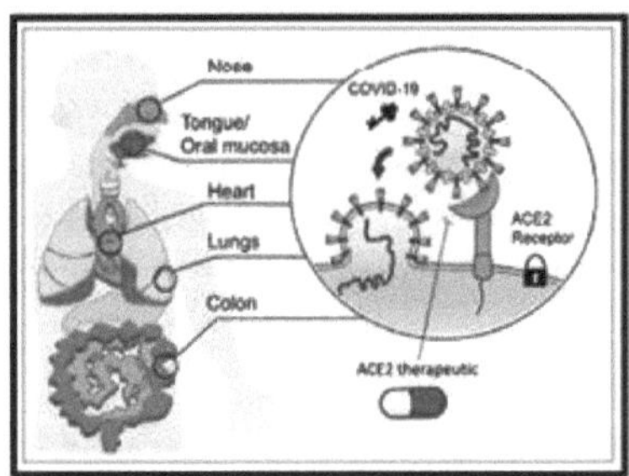

Figura 110: Expressão elevada do recetor ACE-2 na mucosa oral[54]

RISCO DE TRANSMISSÃO EM AMBIENTE DENTÁRIO

Como as evidências sugerem, a passagem direta e a propagação do coronavírus através de gotículas respiratórias e fómites são muito comuns. Para além disso, o período de incubação pode variar entre 7 a 24 dias, sendo que em alguns casos não se verificam sintomas clínicos. Assim, tanto os pacientes como os profissionais de medicina dentária correm um risco bilateral de serem expostos a agentes patogénicos virais que podem ser transmitidos através da cavidade oral e do trato respiratório durante as consultas de medicina dentária[86].

Os procedimentos dentários têm, pela sua própria natureza, um elevado risco de transmissão de infecções devido à comunicação cara a cara com os pacientes e a equipa dentária. Além disso, a contaminação frequente com saliva, sangue e outros fluidos corporais, bem como a utilização de instrumentos rotativos afiados e de alta velocidade, aumenta o risco de infeção nos consultórios dentários. A maioria dos procedimentos dentários que envolvem a utilização de peças de mão rotativas (Fig. 111) gera uma quantidade considerável de aerossóis e gotículas contaminados e potencialmente infecciosos[87].

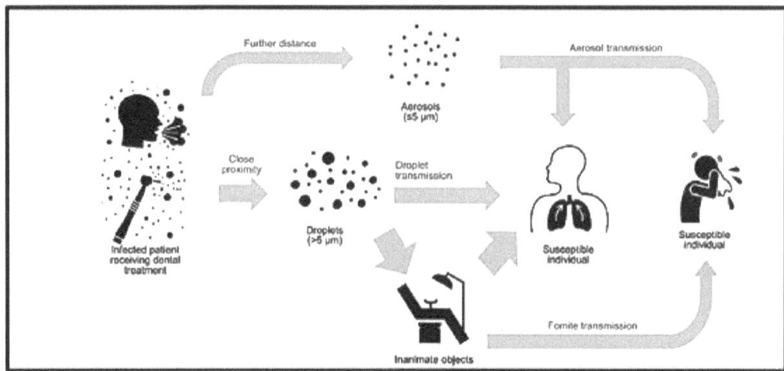

Figura 111: Diferentes vias de transmissão em ambiente dentário87

Atualmente, não existe uma solução prática para evitar a produção de aerossóis misturados com o sangue e a saliva do doente, o que suscita grandes preocupações quanto à transmissão do vírus durante os procedimentos geradores de aerossóis (AGP) à equipa dentária e aos doentes. Além disso, o aerossol pode permanecer no ar durante um longo período de tempo, entrando no corpo dos doentes e do pessoal dentário através do trato respiratório.

O aerossol pode também depositar-se nas superfícies do consultório dentário e dos instrumentos, tornando altamente possível a contaminação cruzada entre os participantes no consultório dentário, na ausência de protocolos eficazes e rigorosos de controlo da infeção cruzada.

Transmissão por aerossol:

Os aerossóis são definidos como uma combinação de partículas líquidas e sólidas (com menos de 50 µm de diâmetro) e quando o líquido evapora, as partículas sólidas formam núcleos de gotículas de 0,5 a 10 µm compostos por saliva, soro seco e microrganismos. Estes núcleos de gotículas podem atingir os alvéolos pulmonares transportando bactérias e vírus e transmitindo várias doenças infecciosas, como o SARS-COV-2 e o Mycobacterium tuberculosis, ou podem permanecer a flutuar no ar durante várias horas[88].

Os salpicos consistem numa mistura de ar, água e/ou substâncias sólidas, com 50 µm a vários milímetros de diâmetro e são visíveis a olho nu. Devido à sua massa, os salpicos são capazes de ter a energia cinética necessária para se moverem de forma balística e assentarem em objectos devido a forças gravitacionais com penetração limitada no sistema respiratório.

Gotas e aerossóis e sua importância na transmissão de doenças:

• Quando uma pessoa tosse, espirra, ri ou fala, são geradas **gotículas ou aerossóis grandes (>5 µm de diâmetro) e pequenos (≤5 µm de diâmetro)**[21] .

• Devido à gravidade, as gotículas maiores caem rapidamente no chão; por conseguinte, a transmissão por gotículas requer uma grande proximidade física entre um indivíduo infetado e um indivíduo suscetível.

• Por outro lado, as gotículas pequenas ou os resíduos de partículas pequenas de gotículas evaporadas têm uma velocidade de sedimentação baixa, pelo que podem permanecer no ar durante mais tempo e viajar mais longe antes de poderem entrar no trato respiratório ou contaminar superfícies (OMS, 2014).

• Os resultados de alguns estudos mostraram que os aerossóis de agentes patogénicos altamente virulentos, como o SARS-CoV-2, podem viajar mais de dois metros[86] .

Verificou-se que as superfícies contaminadas são uma via de transmissão de vários agentes patogénicos nosocomiais. O contacto das mãos com superfícies contaminadas pode levar à aquisição de agentes patogénicos e à sua transferência para os olhos, nariz ou boca, resultando num novo caso de infeção (Fig. 112).

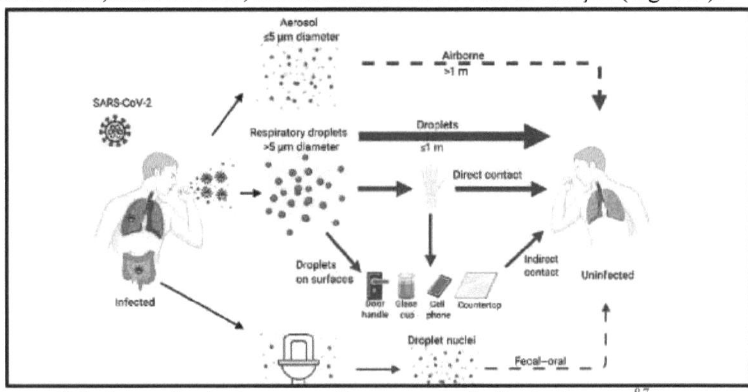

Figura 112: Importância dos aerossóis na transmissão de doenças[87]

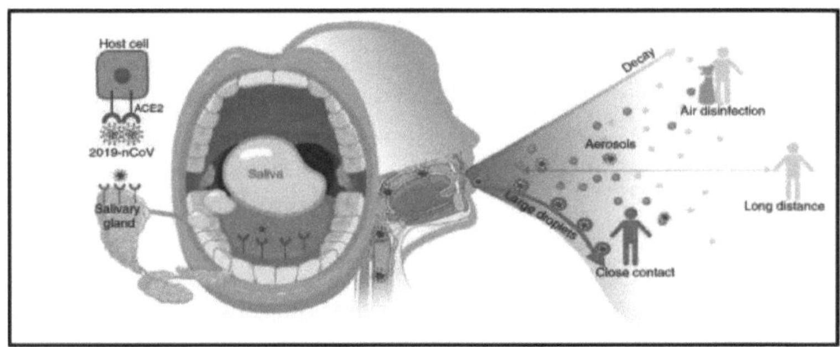

Possivelmente, ao combinar-se com o recetor ACE2 da célula hospedeira expresso nas glândulas salivares e na língua, o 2019-nCoV é detectado na saliva. Combinado com fluidos infecciosos do sistema respiratório, o 2019-nCoV, através de grandes gotículas de saliva, estabelece uma transmissão a curta distância e dificilmente forma uma transmissão por aerossol a longa distância no exterior devido à complicada decomposição física e biológica (Fig. 113).

Em ambiente dentário:

• Ao efetuar procedimentos dentários com uma peça de mão de alta velocidade, a fricção entre o dente e a broca de rotação rápida criaria um calor excessivo. Sem um líquido de arrefecimento, o calor pode causar danos nos tecidos dentários duros e levar a alterações patológicas na polpa dentária[87] .

• Por conseguinte, para evitar o aumento de calor, é um consenso universal a utilização de um líquido de arrefecimento com água durante a realização de procedimentos dentários, incluindo a preparação dos dentes, a profilaxia oral e a cirurgia oral (Fig. 114). No entanto, o refrigerante de água pode gerar aerossóis. Quando combinado com fluidos corporais na cavidade oral, tais como sangue e saliva, são criados bioaerossóis.

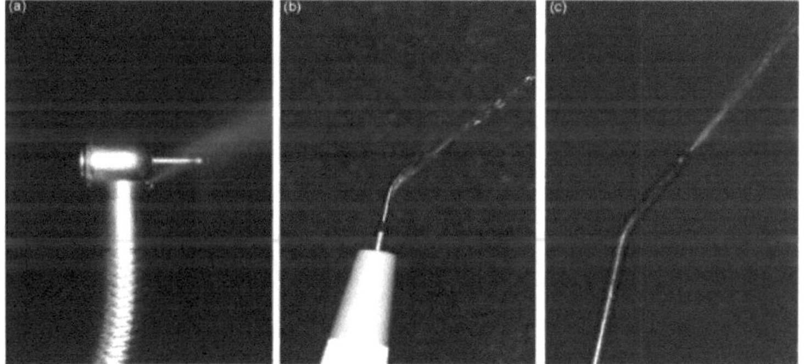

Figura 114: Aerossóis gerados por (a) peça de mão dentária de alta velocidade, (b) aparelho ultrassónico

e (c) seringa ar-água [87]

Princípios básicos a seguir na prática dentária:

Durante a prática dentária de rotina, o Resumo das Práticas de Prevenção de Infecções em Contextos Dentários produzido pelo Centro de Controlo e Prevenção de Doenças dos Estados Unidos (CDC) é normalmente seguido como "precauções padrão" de controlo de infecções. Tendo em conta os dados epidemiológicos continuamente actualizados sobre a COVID-19, devem ser aplicadas várias precauções especiais, para além das "precauções padrão", nos estabelecimentos de cuidados dentários durante este surto.[86]

Protocolo para o rastreio de doentes:

Os profissionais de medicina dentária devem rastrear e identificar potenciais doentes de alto risco com COVID-19 para evitar a propagação da doença infecciosa.

•   A primeira medida de rastreio consistiria em medir a temperatura corporal de cada doente utilizando um termómetro de testa sem contacto (Fig. 115).

•   Os doentes devem preencher um questionário com perguntas para determinar se tiveram sintomas de COVID-19, como febre, tosse persistente e dificuldade em respirar, nas duas últimas semanas.

•   Devem ser registados todos os contactos com indivíduos que tenham testado positivo para a COVID-19.

•   Os doentes devem também comunicar se tiveram contacto com pelo menos duas pessoas que demonstraram febre ou sintomas respiratórios nas últimas duas semanas.

•   A história social e qualquer participação em reuniões e encontros também devem ser registadas[87] .

•   Se os resultados do rastreio indicarem um potencial de infeção por COVID-19, o doente deve ser aconselhado a auto-isolar-se em casa e a contactar o seu centro de cuidados COVID-19 se os sintomas se agravarem.

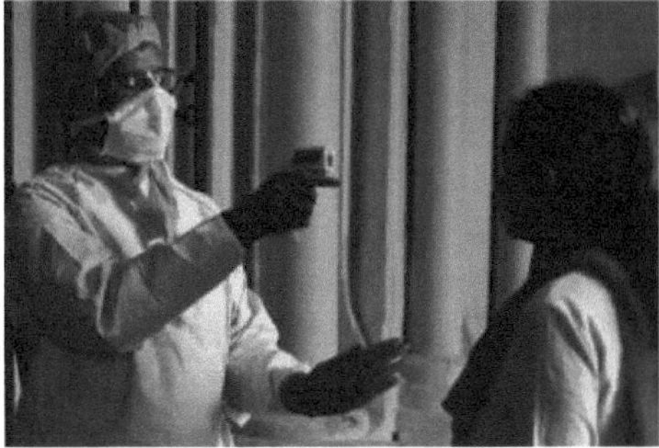

Figura 115: Deteção da temperatura com um termómetro sem contacto

Não deve ser efectuado qualquer tratamento dentário de rotina em doentes nas fases iniciais da infeção. Se os resultados do rastreio indicarem um potencial de infeção por COVID-19, o paciente deve ser aconselhado a auto-isolar-se em casa e a contactar o seu centro de cuidados COVID-19 se os sintomas se agravarem.

FORMULÁRIO DE RASTREIO DA COVID-19[89]		
Nome do doente:	Data:	
CONTROLO PRÉVIO À NOMEAÇÃO	**VISITA AO ESCRITÓRIO**	
1. Tem febre ou sentiu-se quente ou febril recentemente (14-21 dias)?	Sim	Não
2. Está a ter falta de ar ou outras dificuldades respiratórias?	Sim	Não
3. Tem tosse?	Sim	Não
4. Outros sintomas semelhantes aos da gripe, tais como perturbações gastrointestinais, dores de cabeça ou fadiga? Sim	Não	
5. Tem atualmente (ou teve) algum dos seguintes sintomas nos últimos 21 dias?		
Febre	**Atualmente**	**Nos últimos 21 dias**

	Sim	Não		Sim	Não
Em caso de febre, como é que a mediu?					
Fadiga (sensação de cansaço)	Sim	Não		Sim	Não
Alteração ou perda do paladar/olfato	Sim	Não		Sim	Não
Tosse seca	Sim	Não		Sim	Não
Dificuldade em respirar	Sim	Não		Sim	Não
Confusão	Sim	Não		Sim	Não
Lábios ou rosto azulados	Sim	Não		Sim	Não
Arrepios	Sim	Não		Sim	Não
Dores musculares	Sim	Não		Sim	Não
Dor de cabeça/dor de garganta	Sim	Não		Sim	Não
Perturbações gastrointestinais/diarreia	Sim	Não		Sim	Não
Quaisquer outros sintomas semelhantes aos da gripe	Sim	Não (Se SIM, indique)		Sim	Não
6. Perdeu recentemente o paladar ou o olfato?				Sim	Não
7. Está em contacto com algum doente positivo confirmado para a COVID-19? Pacientes que estão bem				mas que têm um doente
um membro da família em casa com COVID-19 deve considerar o adiamento do tratamento eletivo.					
				Sim	Não
8. Tem mais de 60 anos?				Sim	Não
9. Tem doença cardíaca/pulmonar/renal, diabetes ou alguma doença autoimune?				Sim	Não
10. Viajou nos últimos 14 dias para alguma região afetada pela COVID-19?				Sim	Não

RESPOSTAS POSITIVAS A QUALQUER UMA DESTAS QUESTÕES INDICARIAM PROVAVELMENTE UMA DISCUSSÃO MAIS APROFUNDADA COM O DENTISTA ANTES, PROCEDER A UM TRATAMENTO DENTÁRIO ELECTIVO

SISTEMA DE TRIAGEM PRÉ-CHECK:

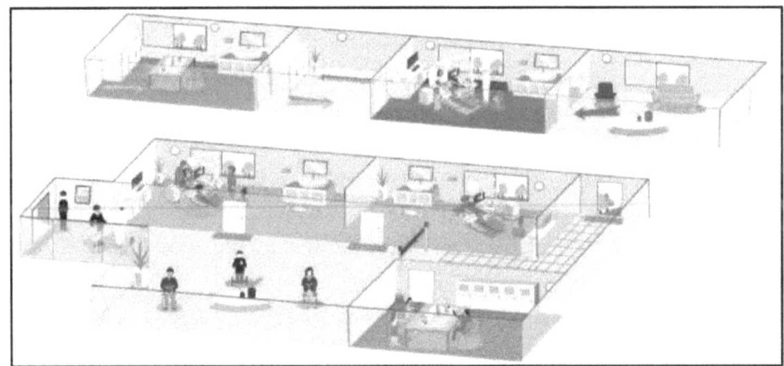

Figura 116: SISTEMA DE TRIAGEM DE PRECHEQUE: O diagrama do equipamento de proteção individual (EPI) (Fig. 116) para as divisões na área de cuidados de emergência na Escola e Hospital de Estomatologia, Universidade de Wuhan, durante o surto de COVID-19[90] .

Durante o surto de COVID-19, recomenda-se que as clínicas dentárias estabeleçam triagens de pré-verificação para medir e registar a temperatura de cada funcionário e paciente como um procedimento de rotina. O pessoal da triagem prévia deve fazer perguntas aos pacientes sobre o estado de saúde e o historial de contactos ou viagens (OMS 2020a). Os doentes e os seus acompanhantes recebem máscaras médicas e medem a temperatura assim que entram no hospital/clínica. Os doentes com febre devem ser registados e encaminhados para os hospitais designados. Se um doente tiver estado em regiões epidémicas nos últimos 14 dias, sugere-se uma quarentena de pelo menos 14 dias. Nas zonas onde a propagação da COVID-19 é grande, as práticas dentárias não urgentes devem ser adiadas.

Amarelo: Triagem e zona de espera.

Laranja: Clínica dentária.

Vermelho: Clínica de isolamento.

Verde: Zona de repouso apenas para o pessoal.

O pessoal de triagem na área amarela usa máscara cirúrgica descartável, touca e roupa de trabalho. Na zona laranja, o pessoal de medicina dentária dispõe de EPI, incluindo máscaras N95 descartáveis, luvas, batas, touca, proteção para os sapatos e óculos de proteção ou proteção facial. A zona é desinfectada de meio em meio dia. A clínica de isolamento na área vermelha destina-se a doentes com suspeita de COVID-19, que estejam a recuperar da COVID-19 (mas <1 mês após a alta hospitalar), ou que necessitem de procedimentos dentários que produzam gotículas e/ou aerossóis. A área dispõe de entradas separadas para os doentes (seta vermelha) e para o pessoal (seta azul). O pessoal dentário deve usar vestuário de proteção, para além dos EPI acima mencionados. Além disso, toda a área de isolamento é desinfectada imediatamente após o fim do tratamento e a saída do doente. A área de grelha atrás da linha vermelha é apenas para o pessoal. O pessoal pode descansar na sala (área verde). Recomenda-se que entrem na sala à vez e que continuem a usar máscaras médicas, exceto se estiverem a comer ou a beber[90].

Precauções especiais na prática de rotina:

Zona de espera:

- Afixar uma instrução de etiqueta para a tosse à entrada da sala de espera.
- Assegurar que todos os doentes tapam o nariz e a boca com um lenço de papel ou com o cotovelo quando tossem ou espirram; dar-lhes instruções para deitarem os lenços de papel usados num caixote do lixo imediatamente após a sua utilização e assegurar a higiene das mãos.
- Os doentes devem ser colocados numa área de espera adequadamente ventilada. Para salas com ventilação natural, 60 L/s por doente é considerado ventilação adequada, de acordo com Atkinson et al[91].
- Deve ser mantida uma separação espacial de pelo menos 1 m entre os doentes.
- Equipamentos como manguitos de tensão arterial e termómetros devem ser limpos e desinfectados com álcool etílico a 70% após cada utilização, tal como recomendado pela OMS (2016).

Medidas de proteção individual para profissionais de medicina dentária:

Anteriormente, a infeção pelo coronavírus SARS afectou um grande número de profissionais médicos e dentários no contexto hospitalar, pelo que é extremamente importante implementar medidas eficazes de EPI nos centros de cuidados dentários durante o surto de COVID-19 para garantir a segurança dos doentes e dos profissionais de saúde dentária.

Como já foi referido, recomenda-se vivamente a utilização de proteção de barreira, como batas repelentes de fluidos a todo o comprimento, respiradores FFP3, viseira ou escudo facial completo e luvas, especialmente durante as PGA em doentes de alto risco[92]

Higiene das mãos:

A lavagem das mãos é uma das medidas mais frequentemente enfatizadas pela OMS e pelas autoridades de saúde para limitar a propagação do coronavírus. O reforço de uma boa higiene das mãos, tanto para os doentes como para os profissionais de medicina dentária, é vital, uma vez que o protocolo adequado de lavagem das mãos pode não ser seguido em algumas ocasiões, o que pode criar desafios desnecessários para o controlo das infecções. Existe uma sensibilização crescente para a importância da lavagem das mãos na prevenção das infecções respiratórias agudas. Durante a eclosão da SRA, vários estudos epidemiológicos sugeriram que a lavagem das mãos com sabão e compressas à base de álcool a 70%-90% (ABHR) era eficaz na contenção da transmissão da SRA. A OMS (2020) afirmou que a higiene das mãos inclui a limpeza das mãos com um ABHR ou com água e sabão; ambos os métodos são igualmente eficazes (Fig. 117). Os ABHRs são preferidos se as mãos não estiverem visivelmente sujas; se as mãos estiverem visivelmente sujas, deve ser utilizada água e sabão[92].

Tal como sugerido pela OMS (2009), a higiene das mãos deve ser realizada antes de examinar um doente, antes de qualquer procedimento dentário, após o contacto com o doente, após a exposição a fluidos corporais (saliva) e após tocar em qualquer equipamento e superfícies circundantes sem desinfeção. Os profissionais de medicina dentária devem evitar tocar nos seus próprios olhos, nariz e boca até que seja seguro fazê-lo[72].

A utilização de toalhetes à base de álcool, com pelo menos 60% de etanol ou isopropanol, também foi documentada como uma técnica simples e eficaz de controlo de infecções cruzadas que pode inativar vírus com envelope, incluindo os coronavírus.

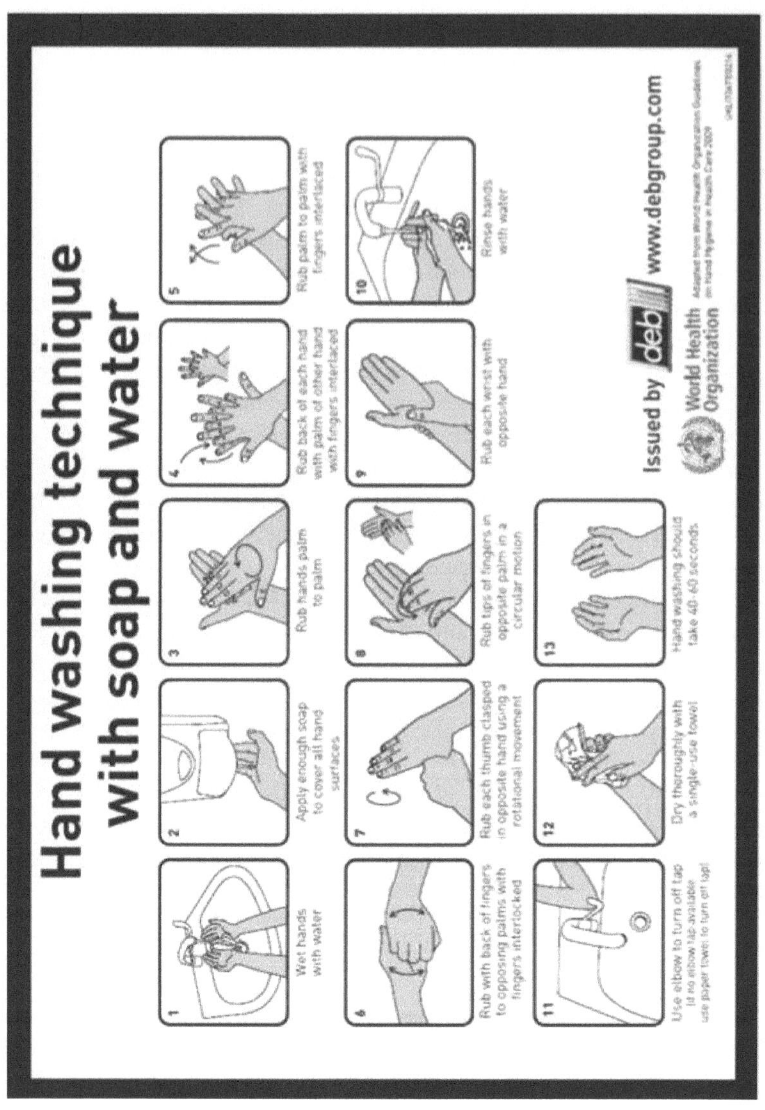

Figura 117: Passos na lavagem das mãos72

Equipamento de proteção individual:

A principal via de propagação nos hospitais e clínicas dentárias são as gotículas transportadas pelo ar. Por conseguinte, durante o período pandémico da COVID-19, todo o equipamento de barreira de proteção é altamente recomendado para todas as equipas dentárias da clínica ou do hospital. O equipamento inclui óculos de proteção, luvas médicas para as mãos, touca médica, escudo facial, máscara facial médica e fatos de proteção médica especiais[93] .

Durante as práticas dentárias, a propagação de microrganismos orais irradia principalmente para o rosto do dentista, particularmente na parte interior dos olhos e à volta do nariz, que são áreas importantes para a transmissão de infecções. O equipamento de proteção individual (EPI) pode formar uma barreira eficaz contra a maioria dos perigos dos aerossóis gerados no local da operação.

As orientações relativas aos EPIs para os profissionais de saúde e de assistência social estavam a ser actualizadas regularmente pela Public Health England (PHE) à medida que surgiam novas provas sobre a COVID-19. A orientação divulgada em 7 de abril de 2020 pela PHE incluía a seguinte declaração:

"Recomenda-se a utilização de uma bata repelente de fluidos descartável de mangas compridas (que cubra os braços e o corpo), de uma máscara respiratória com peça facial filtrante de classe 3 (FFP3), de um escudo ou viseira facial completo e de luvas durante as PGA em casos possíveis e confirmados, independentemente do contexto clínico"[26] . Sujeitas a uma avaliação de risco local, as mesmas precauções aplicam-se a todos os doentes, independentemente do estado do caso, em contextos de transmissão sustentada da COVID-19. Quando uma PGA é um procedimento único, o EPI está sujeito a uma única utilização com eliminação após cada contacto com o doente ou procedimento, conforme apropriado (Fig. 118 e 119).7

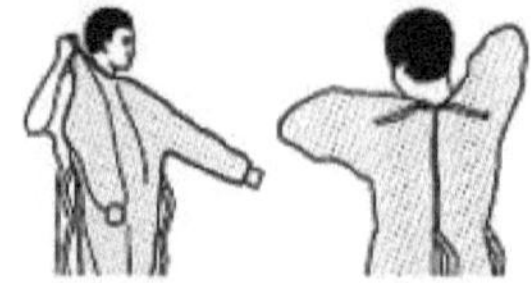

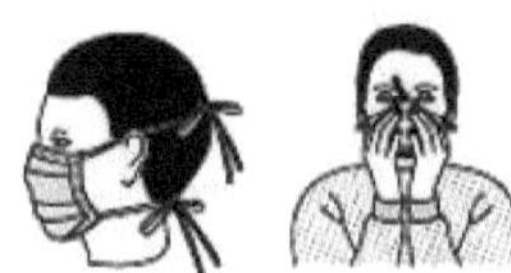
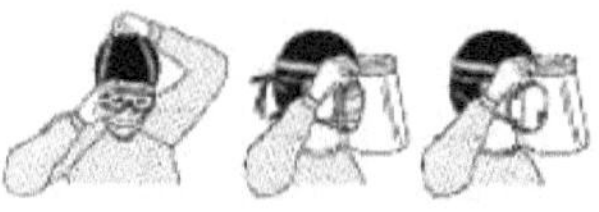
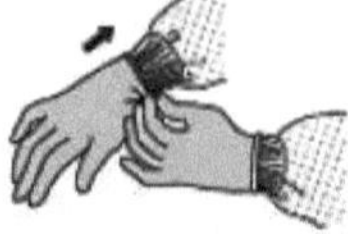
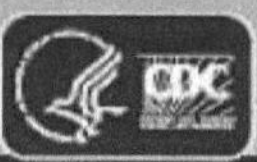

Figura 118: Sequência de colocação de EPI pelo CDC95

HOW TO SAFELY REMOVE PERSONAL PROTECTIVE EQUIPMENT (PPE)
EXAMPLE 1

There are a variety of ways to safely remove PPE without contaminating your clothing, skin, or mucous membranes with potentially infectious materials. Here is one example. **Remove all PPE before exiting the patient room** except a respirator, if worn. Remove the respirator **after** leaving the patient room and closing the door. Remove PPE in the following sequence:

1. GLOVES

- Outside of gloves are contaminated!
- If your hands get contaminated during glove removal, immediately wash your hands or use an alcohol-based hand sanitizer
- Using a gloved hand, grasp the palm area of the other gloved hand and peel off first glove
- Hold removed glove in gloved hand
- Slide fingers of ungloved hand under remaining glove at wrist and peel off second glove over first glove
- Discard gloves in a waste container

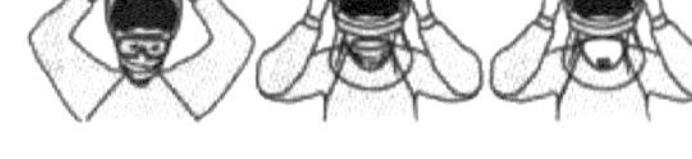

2. GOGGLES OR FACE SHIELD

- Outside of goggles or face shield are contaminated!
- If your hands get contaminated during goggle or face shield removal, immediately wash your hands or use an alcohol-based hand sanitizer
- Remove goggles or face shield from the back by lifting head band or ear pieces
- If the item is reusable, place in designated receptacle for reprocessing. Otherwise, discard in a waste container

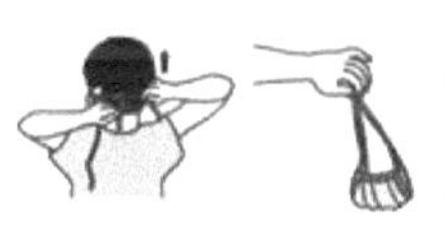
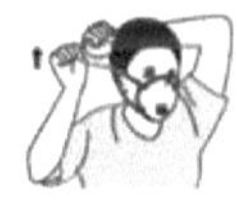

3. GOWN

- Gown front and sleeves are contaminated!
- If your hands get contaminated during gown removal, immediately wash your hands or use an alcohol-based hand sanitizer
- Unfasten gown ties, taking care that sleeves don't contact your body when reaching for ties
- Pull gown away from neck and shoulders, touching inside of gown only
- Turn gown inside out
- Fold or roll into a bundle and discard in a waste container

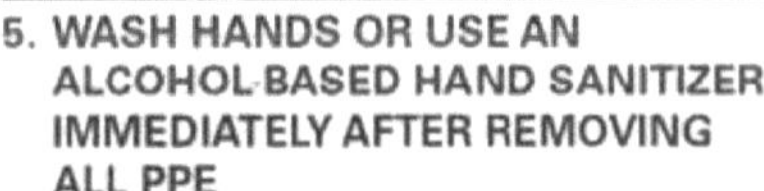
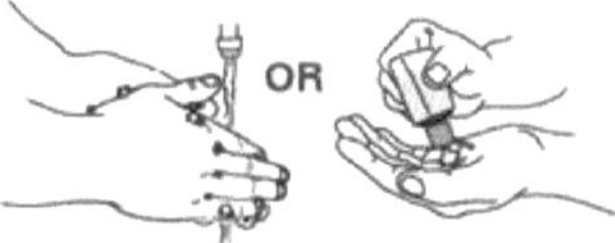

4. MASK OR RESPIRATOR

- Front of mask/respirator is contaminated — DO NOT TOUCH!
- If your hands get contaminated during mask/respirator removal, immediately wash your hands or use an alcohol-based hand sanitizer
- Grasp bottom ties or elastics of the mask/respirator, then the ones at the top, and remove without touching the front
- Discard in a waste container

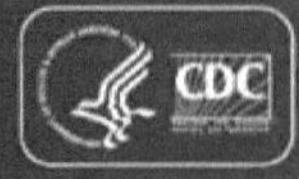

5. WASH HANDS OR USE AN ALCOHOL-BASED HAND SANITIZER IMMEDIATELY AFTER REMOVING ALL PPE

PERFORM HAND HYGIENE BETWEEN STEPS IF HANDS BECOME CONTAMINATED AND IMMEDIATELY AFTER REMOVING ALL PPE

Figura 119: Sequência de remoção do EPI pelo CDC95

1. Óculos de proteção e protecções faciais:

A proteção dos olhos é necessária para reduzir o potencial de transmissão de gotículas entre o ar e os olhos. A Organização Mundial de Saúde (OMS) concluiu que a utilização de proteção ocular está associada a uma diminuição do risco de infeção. Muitas vezes não é considerado, mas a proteção ocular pode ser uma forma eficaz de reduzir a propagação da infeção tanto na comunidade como no ambiente hospitalar. É clinicamente evidente que a COVID-19 também pode ser transmitida através do contacto com as membranas mucosas dos olhos, uma vez que as gotículas infecciosas podem facilmente contaminar o epitélio conjuntival humano. Para proteger os olhos dos aerossóis e detritos criados durante o procedimento dentário, devem ser usados óculos de proteção ou escudos faciais durante todo o tratamento e desinfectados entre pacientes. No contexto de uma escassez generalizada de EPI, é prudente limitar a utilização de óculos de proteção adequados do ponto de vista médico aos profissionais de saúde. A proteção contra a transmissão de gotículas só é eficaz se as zonas periféricas dos olhos forem cobertas juntamente com a parte da frente, pelo que se recomenda uma proteção sob a forma de óculos de segurança à prova de salpicos ou de uma viseira facial que cubra a parte da frente de ambas as orelhas. Afirma-se que a utilização correcta de uma proteção facial depende das indicações de utilização. Os óculos de proteção com ventilação indireta, adequadamente colocados, constituem a proteção ocular prática mais fiável contra salpicos, mas as protecções faciais são consideradas uma alternativa aos óculos de proteção para a prevenção da contaminação ocular com agentes infecciosos[18].

Outras formas de proteção ocular, como óculos de natação ou de proteção facial, podem ser utilizadas na comunidade sem receio de esgotar os recursos médicos.

2. Vestidos:

Uma vez que a COVID-19 se pode propagar através da transmissão por fómites, é necessário que o pessoal de saúde use batas enquanto trata os doentes infectados. A eliminação adequada das batas evitará que o vírus se propague através do vestuário do pessoal de saúde após o contacto com um doente. Por este motivo, a bata ideal deve incluir batas completas com protecções para os sapatos, não deixando o vestuário civil exposto ao ambiente do quarto do doente. Este protocolo pode ter de ser ajustado consoante a disponibilidade em cada hospital[26]. A utilização de batas de poliéster ou de poliéster-algodão, que podem ser lavadas e reutilizadas em segurança, pode ajudar a atenuar os problemas de fornecimento limitado.

3. Máscaras faciais:

Idealmente, a cobertura da boca deve ser efectuada através da utilização de um respirador. As máscaras faciais proporcionam uma proteção bidirecional, impedindo o contacto com o pessoal de saúde e evitando a propagação pela pessoa potencialmente exposta. Foi demonstrado que as máscaras faciais reduzem drasticamente o risco de infeção[95].

Uma análise da OMS concluiu que uma pessoa que use uma máscara facial tem metade da probabilidade de ser infetada do que uma pessoa que não use máscara facial. Um estudo recente sobre a taxa de transmissão antes e depois do uso de máscara em 15 estados dos EUA e no Distrito de Colúmbia concluiu que os mandatos de uso de máscara levaram a um abrandamento da taxa de crescimento diário da COVID-19. Após 5 dias, a taxa de crescimento diário foi 0,9 pontos percentuais inferior em comparação com os 5 dias anteriores. A redução da transmissão num ambiente de cuidados de saúde é ainda mais dramática com a utilização de máscaras faciais, em grande parte devido ao ajuste adequado e à utilização consistente[21] .

O National Institute for Occupational Safety and Health (NIOSH) estabeleceu atualmente nove classificações de respiradores com filtro de partículas aprovados, com base numa combinação da série do respirador e do nível de eficiência. A primeira parte da classificação do filtro indica a série, utilizando as letras N, R ou P para indicar a resistência do filtro à degradação da eficiência da filtragem quando exposto a aerossóis à base de óleo (por exemplo, lubrificantes, fluidos de corte, glicerina, etc.)[96] .

N para não resistente ao óleo. Utilizado quando não estão presentes partículas de óleo. Testado com partículas de cloreto de sódio.

R para resistente ao óleo. Utilizado quando estão presentes partículas de óleo e o filtro é eliminado após um turno. Testado com partículas de óleo de ftalato de dioctilo (DOP).

P de oil-proof. Utilizado quando estão presentes partículas de óleo e o filtro é reutilizado durante mais de um turno. Testado com partículas de óleo DOP.

O segundo valor indica o nível mínimo de eficiência do filtro. Quando testados de acordo com o protocolo estabelecido pelo NIOSH, cada classificação de filtro deve demonstrar o nível mínimo de eficiência indicado abaixo.

Tabela 20: Níveis mínimos de eficiência da classe de respiradores de partículas do NIOSH[21]

Classe de respiradores	Nível mínimo de eficiência
N95, R95, P95	95%
N99, R99, P99	99%
N100, R100, P100, HE	99.97%

Os sete tipos disponíveis são o N95, o N99, o N100, o R95, o P95, o P99 e o P100. Destes, o mais disponível e amplamente utilizado é o N95.

O respirador N95 é a norma nos Estados Unidos para a proteção pessoal das vias respiratórias e é também aprovado pela OMS para efeitos de prevenção da transmissão da COVID-19 aos profissionais de saúde. O N95 demonstrou ser mais eficaz na prevenção de infecções do que as máscaras faciais, incluindo as máscaras de algodão de camada única, de 12 camadas ou de 16 camadas. O N95 é comparável ao FFP2, que está certificado para utilização na Europa, ao KN95 na China, ao P2 na Austrália e na Nova Zelândia, ao respirador de classe Korea 1st na Coreia e ao DS2 no Japão. Idealmente, os doentes com COVID-19 nos hospitais devem ser colocados em quartos com isolamento do ar, pelo que apenas o pessoal diretamente em contacto com os doentes deve necessitar da utilização de respiradores[18] .

As máscaras de grau cirúrgico são as seguintes mais protectoras, mas podem ser dispendiosas e contribuir para a deposição de resíduos em aterros. As provas sobre as máscaras de algodão caseiras ainda estão a surgir, mas os investigadores da Universidade de Duke criaram um dispositivo laser de baixo custo e efectuaram um estudo que comparou 14 tipos diferentes de coberturas faciais. Os resultados mostraram que as máscaras N95 ajustadas, seguidas das máscaras cirúrgicas, bloquearam a maior quantidade de gotículas. As máscaras N95 com válvulas foram menos eficazes.

Na COVID-19, a carga viral atinge o seu pico nos dias que antecedem o início dos sintomas, o que é suficiente para dissipar as gotículas portadoras do vírus, e as pessoas assintomáticas podem transmitir a doença. As orientações dos CDC e da OMS recomendam que todos usem máscaras para abrandar a taxa de transmissão[98] . De acordo com o Institute of Health Metrics and Evaluation, se 95% dos americanos usarem máscaras, poderão ser evitadas 30 000 mortes até outubro.

No contexto da COVID-19, a principal diferença entre a proteção das vias respiratórias com uma máscara cirúrgica e a proteção das vias respiratórias através da utilização de um respirador está relacionada com o tamanho das partículas grosseiras libertadas pela respiração de um doente. As partículas da respiração são designadas como "gotículas" ou como "aerossol".[98]

Ao realizar procedimentos geradores de aerossóis (utilizando uma peça de mão de alta velocidade, uma seringa de água com ar e um scaler ultrassónico), deve ser utilizado um respirador de partículas que seja, pelo menos, tão protetor como um respirador N95 certificado pelo National Institute for Occupational Safety and Health (NIOSH), uma peça facial filtrante 2 da norma europeia (EU FFP2) ou equivalente. Ao efetuar tratamentos dentários de emergência com casos suspeitos de COVID-19, deve ser considerado um nível mais elevado de proteção respiratória, como os respiradores FFP3 da UE em conformidade com a Norma Europeia 149 (EN149)[26] .

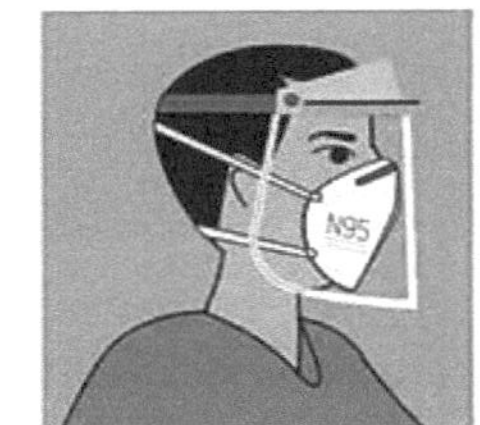
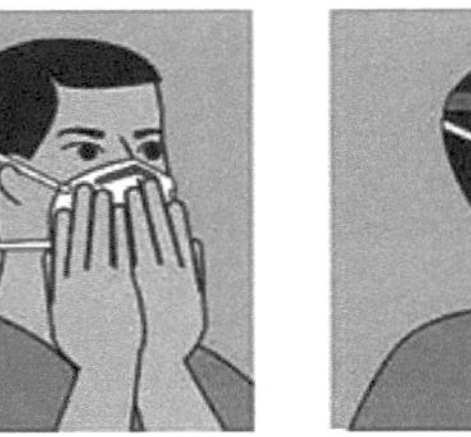
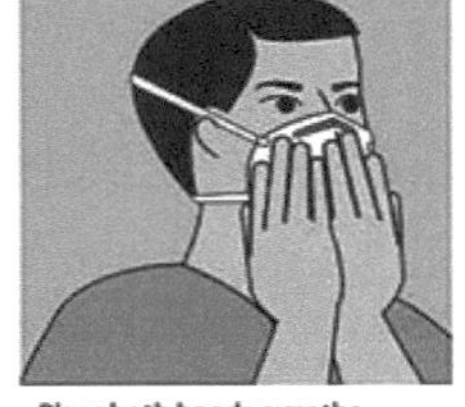
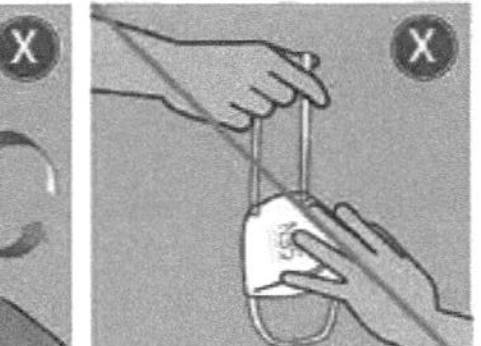
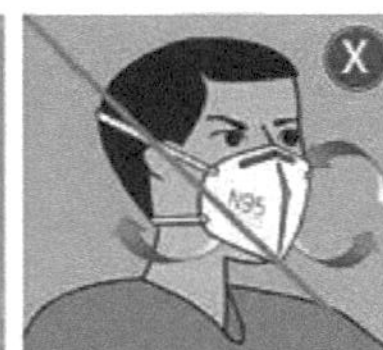
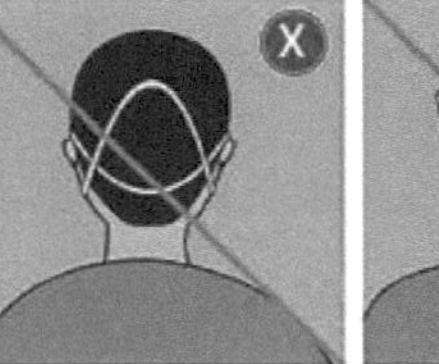
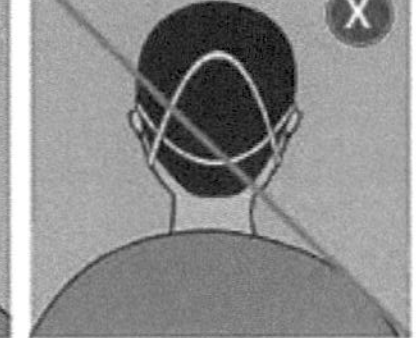
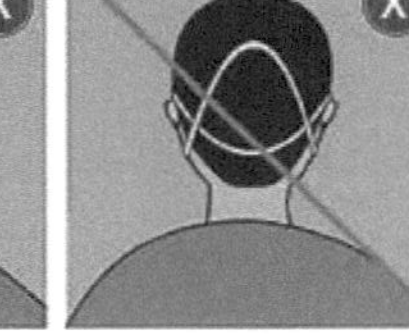
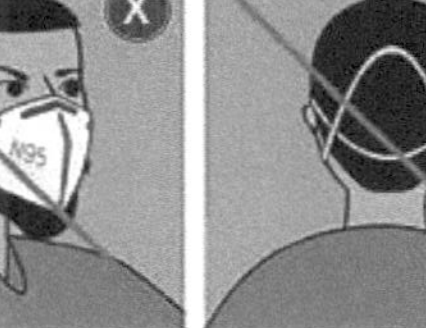
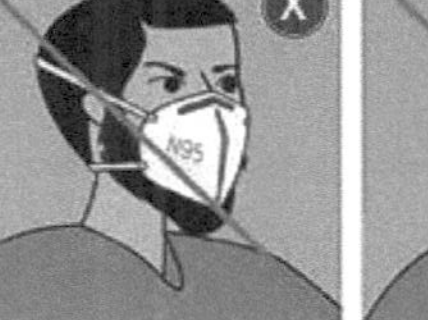
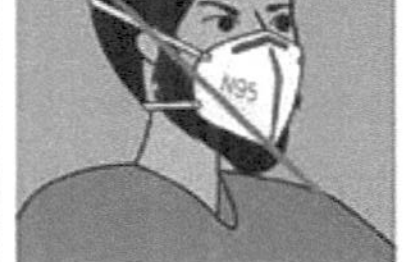
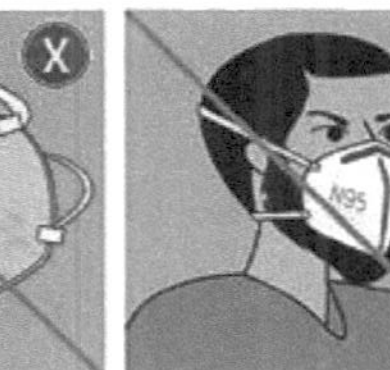
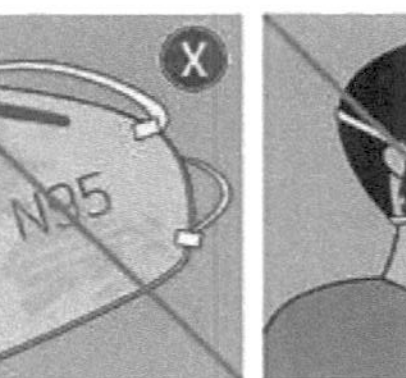
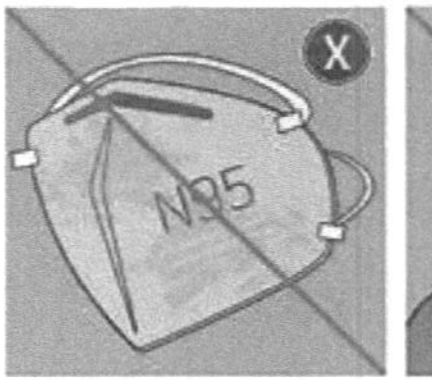

Figura 120: O que fazer e o que não fazer ao usar um respirador descartável por
CDC97

169

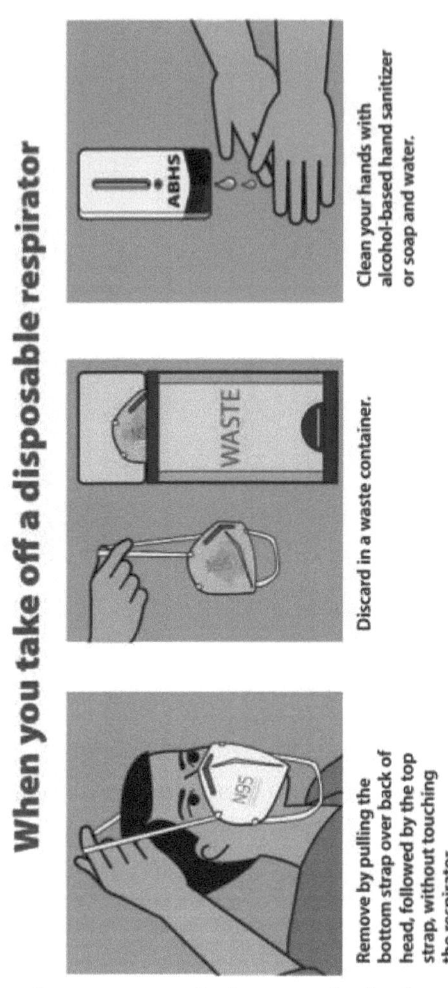

Figura 121: Passos durante a remoção de um respirador descartável pelo CDC97

Um estudo recomendou a utilização de máscaras respiratórias N95 ou de um respirador FFP3, para além da ventilação da sala, para contrariar a transmissão por via aérea.

De acordo com as probabilidades de propagação da doença COVID-19, são recomendadas as seguintes medidas de proteção em três níveis (de acordo com o nível de risco)[91] :

Nível de baixo risco:

Este nível é aplicado quando o doente apresenta sintomas negativos e passa o protocolo de avaliação do doente. O equipamento de proteção individual neste nível inclui o seguinte:

- Touca médica descartável
- Máscara médica descartável
- Vestuário de trabalho (bata branca)
- Óculos de proteção para os olhos
- Escudo do rosto
- Luvas médicas descartáveis.

Nível de risco moderado:

Este nível é aplicado quando o doente tem mais probabilidades de ser infetado, por exemplo, os doentes idosos e os doentes com imunidade comprometida. O equipamento de proteção individual neste nível inclui o seguinte

- Touca médica descartável
- Máscara médica descartável
- Óculos de proteção para os olhos
- Escudo do rosto
- Vestuário de trabalho (bata branca) com vestuário de isolamento descartável ou vestuário cirúrgico no exterior ou utilização de fato de alta proteção
- Luvas médicas descartáveis.

Nível de risco elevado:

Este nível é aplicado quando se suspeita ou se confirma que o doente está infetado com COVID-19. Não se espera que um doente com COVID-19 receba tratamento numa clínica dentária; não é provável que tal aconteça, uma vez que a equipa dentária não pode evitar o contacto próximo. Por esse motivo, recomenda-se que o tratamento dentário seja efectuado no hospital, sob a supervisão do Ministério da Saúde. Recomenda-se o seguinte equipamento de proteção individual[26] :

O vestuário de proteção especial deve ser altamente recomendado; se o dentista não conseguir encontrar o vestuário de proteção, deve ser usado o vestuário de trabalho (a bata branca) com vestuário de proteção extra descartável no exterior.

- Touca médica descartável
- Óculos de proteção para os olhos
- Escudo do rosto
- Máscara médica descartável
- Luvas médicas descartáveis
- Cobertura impermeável para sapatos.

PROTOCOLOS EFICAZES DE CONTROLO DE INFECÇÕES:

Cortar o pano da sala de operações:

A maioria dos consultórios dentários tem muitas superfícies planas e armários. Além disso, vários equipamentos são frequentemente armazenados nas salas de tratamento. As equipas dentárias devem cobrir este equipamento, tal como se faz habitualmente num bloco operatório médico. Apenas os artigos que vão ser utilizados no doente atual devem ser expostos a aerossóis e salpicos (Fig. 122). Seria preferível que estes campos fossem substituídos após cada doente, mas os campos de plástico podem ser limpos com desinfectantes. Trata-se de um grande afastamento das práticas actuais de controlo de infecções em muitos consultórios, mas até que as equipas dentárias possam verificar se cada doente tem COVID-19, este será um acréscimo obrigatório e uma despesa adicional nos cuidados aos doentes[91] .

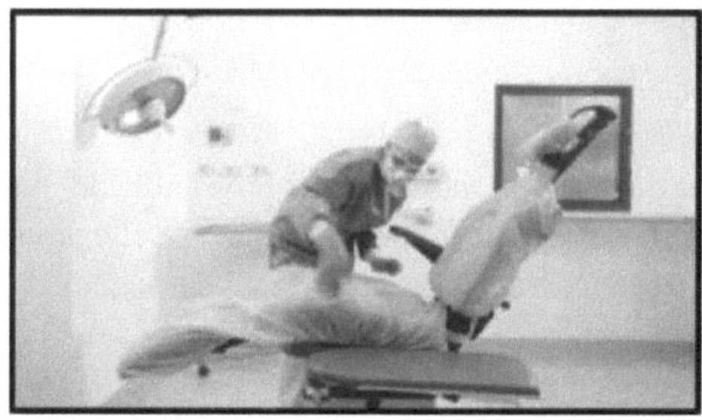

Figura 122: Revestimento do consultório dentário

Enxaguamento bucal antes de procedimentos dentários:

O enxaguamento bucal pré-procedimento é um dos métodos mais eficazes para reduzir a proporção de microrganismos nos aerossóis orais (Fig. 123). Uma meta-análise demonstrou que a utilização de elixir bucal pré-procedimento, incluindo clorexidina (CHX), óleos essenciais e cloreto de cetilpiridínio (CPC), resultou numa redução média de 68,4% de unidades formadoras de colónias no aerossol dentário[87] .

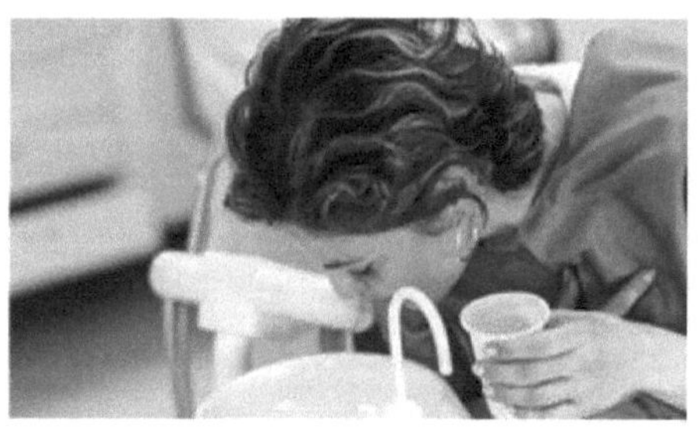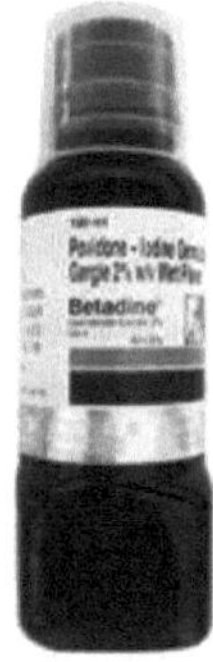

Figura 123: Enxaguamento bucal pré-procedimento e gargarejo com Betadine

A produção de aerossóis durante a maioria dos tratamentos dentários é quase inevitável. Por conseguinte, é importante reduzir a carga viral nas gotículas e nos aerossóis através de medidas preventivas, tais como a utilização pré-operatória de bochechos anti-sépticos. Os enxaguantes bucais mais utilizados nos consultórios dentários são a clorexidina e os produtos à base de óleos essenciais, que podem não ser tão eficazes como o peróxido de hidrogénio a 1% ou a iodopovidona a 0,2%, uma vez que o agente patogénico da COVID-19 é mais vulnerável à oxidação[88] .

A solução de iodopovidona demonstrou uma atividade de 99,99% quando utilizada contra vírus com e sem envelope, como o vírus da gripe, Ébola, MERS e coronavírus da SRA, e tem fortes propriedades bactericidas e viricidas contra agentes patogénicos que causam infecções orais e do trato respiratório. Os dados disponíveis fornecem uma forte justificação para a utilização segura da solução oral de iodopovidona como medida de proteção da higiene orofaríngea para indivíduos com elevado risco de exposição a agentes patogénicos orais e respiratórios[89] .

Isolamento da barragem de borracha:

Uma das formas mais simples e práticas de reduzir a contaminação da cavidade oral e de conseguir um controlo eficaz da humidade é a aplicação de um dique de borracha (Fig. 124). Está provado que o isolamento com dique de borracha é eficaz na minimização da produção de saliva e de aerossóis contaminados com sangue, especialmente durante os procedimentos realizados com a utilização de peças de mão de alta velocidade e instrumentos ultra-sónicos[92] .

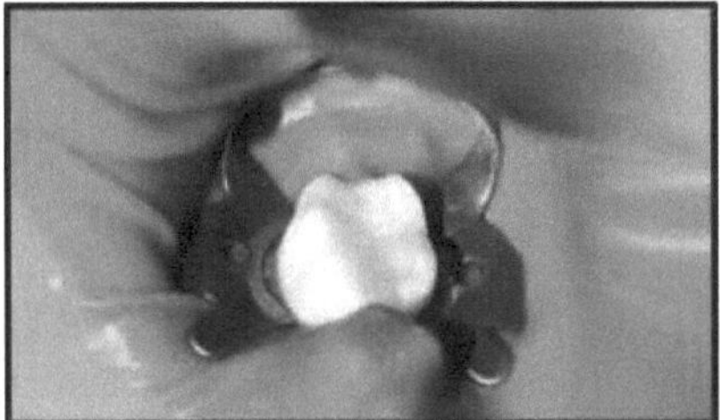

Figura 124: Colocação do dique de borracha

As provas sugerem que a utilização de um dique de borracha resultou numa redução de 70% das partículas transportadas pelo ar num raio de cerca de 3 pés de diâmetro do campo operatório. Seria também vantajoso desinfetar a área operatória com iodopovidona ou solução de peróxido após a colocação do dique de borracha.

Uma sucção de grande volume também pode ser útil juntamente com o dique de borracha para minimizar ainda mais o risco de contaminação. Quando a aplicação de um dique de borracha não é viável, devem ser utilizados instrumentos manuais, como escavadoras e scalers manuais, para manter a produção de aerossóis a um nível mínimo.

Durante os procedimentos dentários que geram aerossóis, o dique de borracha proporciona uma barreira de proteção contra a fonte primária e elimina virtualmente todos os agentes patogénicos que emergem das secreções respiratórias. Se o dique de borracha for colocado corretamente, a única fonte de contaminação será o dente que está a ser tratado. O dique de borracha é aplicado em todos os procedimentos que geram aerossóis. Uma desvantagem da utilização do dique de borracha é o facto de não ser viável em procedimentos que requerem instrumentação subgengival, como a restauração subgengival e a preparação subgengival da margem da coroa.

Peça de mão anti-retração:

A utilização de uma peça de mão anti-retração resulta numa redução significativa do refluxo de bactérias e do vírus da hepatite B (VHB) da cavidade oral para os tubos da peça de mão e para a unidade dentária, em comparação com uma peça de mão sem função anti-retração. As peças de mão normais podem aspirar e ejetar os fluidos contaminados durante os procedimentos dentários e, como resultado, a flora oral, incluindo bactérias e vírus, pode contaminar os tubos de ar e água dentro da unidade dentária e causar infecções cruzadas (Fig. 125). Assim, a utilização de peças de mão anti-retração é aconselhada e encorajada especialmente durante a pandemia de COVID-19[99] .

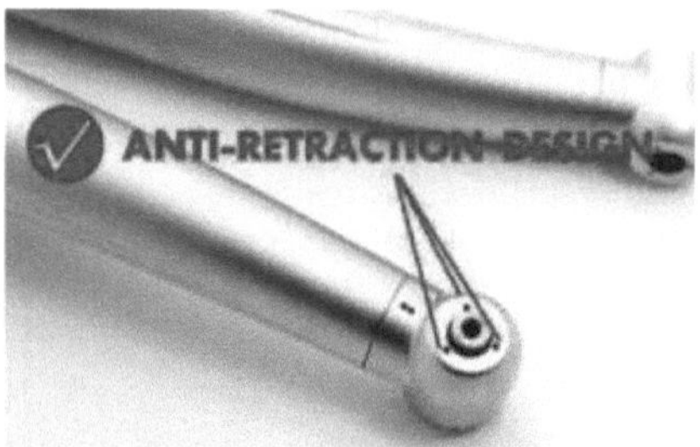

Figura 125: Peça de mão anti-retração

Ejetor de saliva de grande volume:
Quase todos os consultórios dentários têm um sistema de evacuação capaz de remover um grande volume de ar/gotas/aerossóis do campo operatório. A evacuação de grande volume é normalmente efectuada por um assistente, utilizando uma ponta de evacuação descartável de grande diâmetro. O diâmetro interior de uma ponta de evacuação de grande diâmetro é de 13 mm ou superior. Este grande tamanho interno permite a remoção de um grande volume de material da área de tratamento e demonstrou reduzir o número de bactérias produzidas durante vários procedimentos em 90% a 95%. Estão disponíveis vários dispositivos de vácuo de grande volume que se encaixam na boca do doente, que se encaixam à volta de uma ponta ultra-sónica ou que protegem uma unidade de polimento a ar, permitindo uma evacuação de grande volume sem a necessidade de um assistente[86] .

É necessário enfatizar fortemente que a ponta do ejetor de saliva descartável utilizada rotineiramente não é um evacuador de grande volume. Mesmo que o sistema seja capaz de remover um elevado volume de material, o pequeno diâmetro interior de um ejetor de saliva não é capaz de remover salpicos e aerossóis. Para obter a necessária redução de salpicos e aerossóis, deve ser evitada a utilização de um ejetor de saliva como único meio de evacuação por vácuo. Isto terá um grande impacto na prática de rotina da higiene dentária.

Radiografia extra-oral:
Em primeiro lugar, durante a realização de radiografias orais, quer intra-orais quer extra-orais, pede-se ao doente que não utilize uma máscara facial. Por conseguinte, é da maior importância que a distância entre uma sala de raios X e o consultório dentário (sala de tratamento) siga uma diretriz padrão para evitar a transmissão de aerossóis.

Existem provas de que o aerossol dentário pode atingir 1-3 metros da sua fonte e permanecer no ar durante um período de tempo considerável. Por conseguinte, recomenda-se que a secção de radiologia oral esteja a pelo menos 3 metros de distância do consultório dentário. As cópias em papel das imagens podem ser um dos principais meios de transmissão da COVID-19, uma vez que a desinfeção com soluções pode afetar a qualidade das radiografias e comprometer as informações de diagnóstico; por conseguinte, recomenda-se um sistema de telerradiologia para evitar a contaminação[21] .

As radiografias extra-orais são preferidas às imagens intra-orais. A qualidade da radiografia panorâmica digital extra-oral é melhorada, de modo a que as cáries subtis, uma estimativa da posição da crista alveolar e as alterações periapicais possam ser diagnosticadas através de radiografias panorâmicas ou bitewings extra-orais e vistas periapicais. Nestas circunstâncias, é obrigatório efetuar um enxaguamento bucal antimicrobiano antes de obter a imagem. Recomenda-se um enxaguamento bucal que contenha agentes oxidantes, como povidona a 0,2% ou peróxido de hidrogénio a 1%, devido à vulnerabilidade da COVID-19 à oxidação[100]
.

São aconselhadas medidas para evitar o reflexo de vómito, uma vez que a ativação do reflexo de vómito pode provocar tosse e propagação do coronavírus.

EMERGÊNCIA DENTÁRIA:

A Associação Dentária Americana (ADA) publicou orientações provisórias para a gestão de cuidados dentários de emergência e urgentes para ajudar os dentistas a tomar decisões informadas relativamente à avaliação e tratamento dos doentes durante a pandemia de COVID-19. Além disso, muitos outros organismos reguladores internacionais e locais tinham publicado orientações e protocolos para o tratamento dentário urgente durante a pandemia[101] .

A lista de condições de cuidados dentários de emergência e urgentes que requerem tratamento imediato foi adoptada das orientações provisórias da ADA (Quadro 21)

Quadro 21: Lista de cuidados dentários emergentes e urgentes adoptada das orientações provisórias da ADA (2020)[91]

Dentária Emergência	Celulite, inchaço extra ou intra-oral que compromete as vias respiratórias
	Traumatismo facial
	Hemorragia não controlada
Necessidades dentárias urgentes	Dor de dentes devido a inflamação pulpar
	Pericoronite
	Tomada seca
	Abcesso dentário localizado (periapical ou periodontal)
	Fratura de dente causando dor
	Traumatismo dentário, avulsão ou luxação

	Remoção de suturas
	Reparação de próteses devido a lesões nos tecidos moles ou antes de cuidados médicos
	Lesão dos tecidos moles provocada por fio/aparelho ortodôntico
	Tratamento dentário antes de cuidados médicos, *por exemplo,* radioterapia
	Biópsia de tecido anormal
	Substituição da obturação provisória perdida ou cimentação de pontes definitivas se a prótese provisória estiver partida

Aconselha-se os dentistas a reverem as suas recomendações de governação local relativamente à gestão dentária durante a pandemia. No entanto, todas as orientações sublinham a importância do rastreio dos pacientes antes das suas consultas dentárias. Além disso, a ADA recomendou a obtenção de um historial de viagens (para qualquer um dos países afectados durante os últimos 14 dias), bem como o historial de contactos com um caso diagnosticado ou suspeito de COVID-19. Posteriormente, é avaliada a condição dentária do paciente e a urgência das suas necessidades de tratamento dentário.

Quadro 22: Medidas para minimizar o risco de transmissão de doenças durante os procedimentos dentários[92]

Geral	Limitar o número de pessoas na sala de tratamento ao mínimo estritamente necessário.
	Utilizar um EPI adequado.
	Seguir a sequência correcta de colocação e remoção de EPI.
	Esperar 15 minutos após a saída do doente para limpar e desinfetar o quarto
Minimizar o vómito, a tosse e o vómito Reflexo	Posicionamento correto do doente e utilização de uma sucção eficaz.
	Evitar a utilização de anestesia tópica em spray.
	Evitar a radiografia intra-oral e utilizar a radiografia extra-oral/ imagem CBCT.
Redução de gotículas/aerossóis Geração	Lavagens bucais pré-procedimento, como peróxido de hidrogénio a 1% ou solução de povidona a 0,2%. Nos doentes pediátricos que não conseguem enxaguar,

	podem ser utilizados rolos de algodão embebidos no elixir bucal.
	Minimiza a utilização de instrumentos geradores de aerossóis, como seringas de três vias, dispositivos ultra-sónicos e peças de mão de alta velocidade.
	Represa de borracha quando é necessário utilizar uma peça de mão a alta velocidade.
	Utilizar a aspiração de grande volume para além do ejetor de saliva.
	Utilizar uma peça de mão anti-retração de alta velocidade para reduzir o refluxo de micróbios orais para os tubos das unidades dentárias.
Tratamento de restauração	Recomenda-se a remoção química de cáries e técnicas de restauração atraumáticas.
Tratamento periodontal	São utilizadas a destartarização manual (manual) e a escovagem.
	Utilizar suturas reabsorvíveis após procedimentos cirúrgicos.
Tratamento protético	Manusear moldes e próteses dentárias
	utilizando os EPI necessários. Transportar o espécime para o laboratório dentário num saco selado à prova de fugas.
Resíduos dentários	Devem ser eliminados de acordo com os requisitos aplicáveis aos resíduos hospitalares.

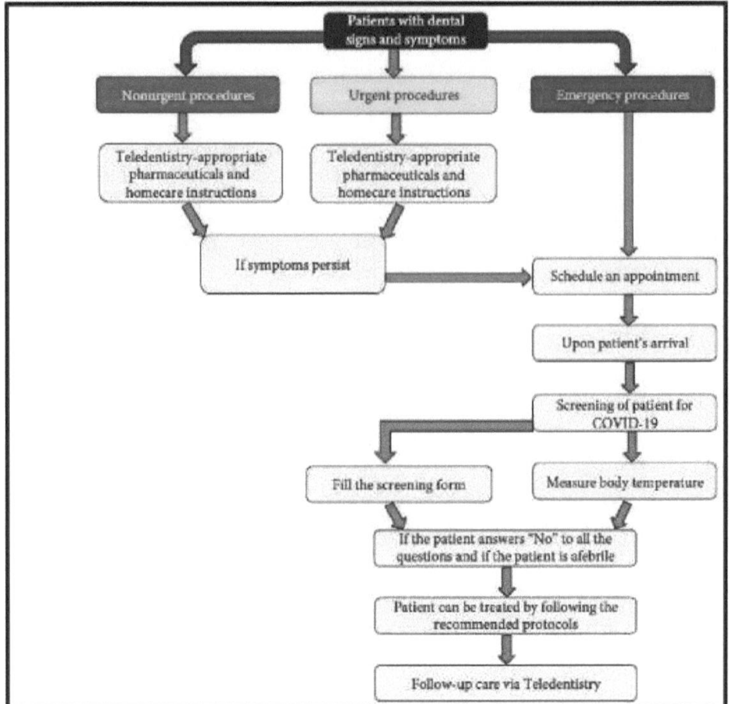

Figura 126: Gestão de problemas dentários durante a pandemia de COVID-19[101]

Medidas recomendadas para o tratamento de casos de emergência dentária durante o surto de COVID-19:

Devido às características especiais da medicina dentária e à elevada transmissibilidade da COVID-19, os hospitais e clínicas dentárias em toda a China estão temporariamente encerrados para evitar o risco potencial de transmissão. No entanto, existem emergências dentárias que requerem tratamento e controlo imediatos, tais como traumatismos, infeção do espaço fascial e carcinoma. Por conseguinte, devem ser tomadas precauções especiais aquando do tratamento de emergências dentárias.

1. Rastreio dos doentes

2. Para os pacientes cujas infecções são de origem dentária, os tratamentos de emergência podem ser efectuados de acordo com o regime normal de emergência dentária.

3. Para os casos suspeitos/confirmados de COVID-19 que se encontrem clinicamente estáveis, devem ser realizados testes laboratoriais e consultas a equipas multidisciplinares. Para garantir a segurança dos doentes e dos profissionais de saúde, o doente deve ser reagendado após o surto, se necessário.

4. Para casos suspeitos/confirmados de COVID-19 que exijam tratamento dentário urgente, deve ser implementado o nível mais elevado de proteção pessoal.

Para facilitar a ventilação natural, a OMS (2020) recomenda a utilização de uma sala de pressão negativa com um mínimo de 12 mudanças de ar por hora ou, pelo menos, 160 L/s por doente. A ventilação mecânica deve ser iniciada antes de tratar o doente seguinte.

Gestão de resíduos clínicos:

Os resíduos clínicos devem ser armazenados numa área de armazenamento temporário segura e todos os instrumentos e artigos reutilizáveis devem ser pré-tratados, limpos, esterilizados e armazenados adequadamente de acordo com os protocolos locais. Os resíduos clínicos gerados após o tratamento de doentes com COVID-19 positivo devem ser considerados como resíduos clínicos infecciosos e armazenados em sacos de resíduos clínicos numa área designada. A superfície dos sacos de embalagem deve ser marcada e eliminada de acordo com os regulamentos e requisitos locais para a gestão de resíduos hospitalares[99].

O England NHS informou que todos os resíduos relacionados com a COVID-19 devem ser considerados como resíduos clínicos infecciosos (código EWC 18-01-03*). Por conseguinte, devem ser armazenados em sacos de lixo cor de laranja aprovados pela ONU, em conformidade com a gestão segura dos resíduos de cuidados de saúde (HTM07-01).

Deitar fora os resíduos clínicos dentários:

a.   Cumprir todas as directrizes da OSHA e dos municípios locais relativas a resíduos com risco biológico.

b.   Queimar imediatamente os objectos cortantes e guardá-los num recipiente fechado.

c.   Limpar/ pulverizar/ esfregar o equipamento com desinfectantes aprovados.

d.   Embaçamento no final do dia

e.   Assegurar uma gestão segura dos resíduos.

Tratar os resíduos contaminados com sangue, fluidos corporais, secreções e excreções como resíduos clínicos, de acordo com os regulamentos locais. Os tecidos humanos e os resíduos de laboratório diretamente associados ao processamento de espécimes também devem ser tratados como resíduos clínicos. Eliminar corretamente os artigos de utilização única.

Remoção/filtragem do ar contaminado:

Existem vários métodos para remover/filtrar o ar contaminado nas áreas de tratamento; os dois dispositivos mais utilizados incluem o evacuador de alto volume (HVE), de baixo custo, e os filtros de partículas de alta eficiência (HEPA), de elevado custo[102].

Evacuador de grande volume (filtro HVE):

É um dispositivo de sucção que ajuda a remover o ar a uma velocidade de até 2,83 m3 por minuto. É a forma mais fácil de remover os aerossóis dentários à medida que são gerados e pode efetivamente reduzir a contaminação causada pelo local de operação em 90% (Fig. 127). No entanto, o dispositivo deve ser mantido a uma distância adequada (aproximadamente 6-15 mm) da ponta ultra-sónica ativa. Uma limitação do HVE é que, sem um assistente dentário, os clínicos podem ter dificuldade em operá-lo com uma mão. Existem HVEs modificados no mercado que resolvem este problema[103] .

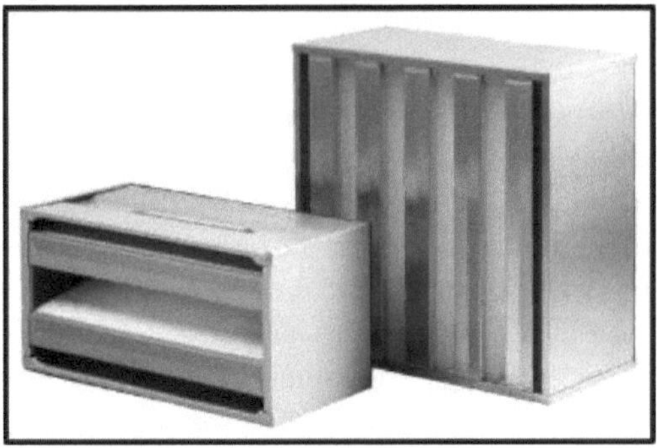

Figura 127: Filtro de ar HVE

Filtro HEPA (High Efficiency Particulate Arrestor):

Os filtros de ar particulado de alta eficiência (HEPA) são recomendados pelo Departamento de Saúde dos EUA porque são capazes de remover pelo menos 99,97% dos alergénios e poluentes transportados pelo ar - incluindo esporos de bolor e poeira que são tão pequenos como 0,3 microns (Fig. 128). Uma desvantagem é que o filtro pode tornar-se uma fonte de micróbios se os microrganismos retidos proliferarem e voltarem a entrar no ar filtrado. Além disso, os filtros HEPA sujos são difíceis de limpar e a sua substituição é dispendiosa[26] .

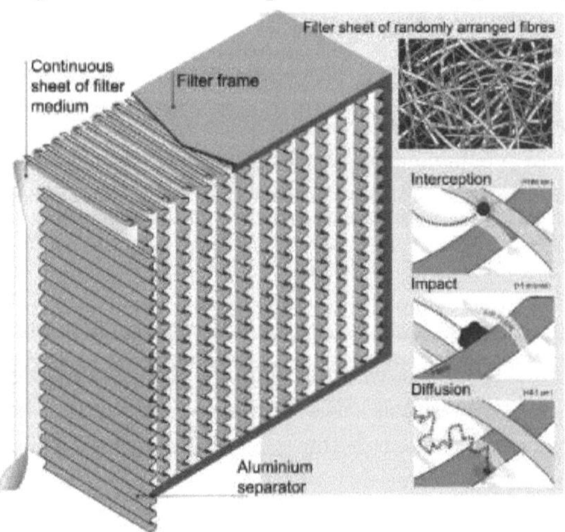

Figura 128: Filtro HEPA

Filtros UV:

Os filtros UV utilizam luz ultravioleta de onda curta para matar bactérias e vírus. Quando o ar passa pela unidade de AVAC, as lâmpadas UV desinfectam-no com radiação germicida.

Os filtros UV (Fig. 129) são excelentes para matar microrganismos que podem ser perigosos para a saúde, incluindo esporos de bolor[21] .

Um perigo potencial dos filtros UV é que podem transformar o oxigénio em ozono, o que pode ser perigoso para a saúde. Mesmo pequenas quantidades de ozono podem causar tosse e dores no peito, enquanto que quantidades mais elevadas podem levar ao agravamento de doenças respiratórias existentes, como a asma.

Embora os filtros UV sejam óptimos na eliminação de bactérias e vírus, não são tão eficientes quando se trata de proteger contra poluentes como o pó. Também não são eficazes contra gases, fumos e fumo de cigarro.

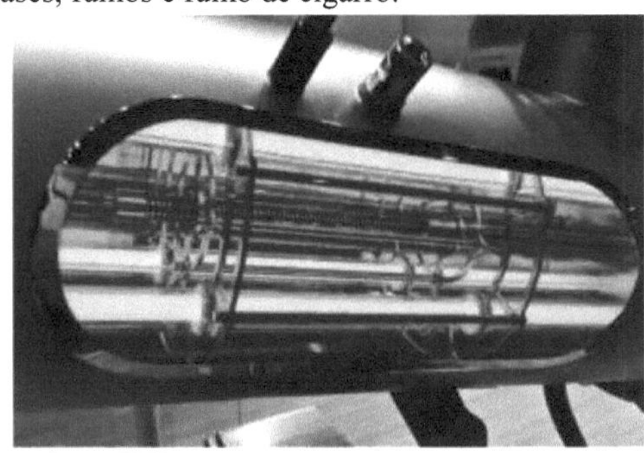

Figura 129: Filtro de ar UV

Estratégias para reduzir a produção de gotículas em diferentes disciplinas dentárias[87] :

Endodontia:

Deve ser aplicado um dique de borracha durante o tratamento endodôntico. O tratamento dos canais radiculares requer normalmente uma série de instrumentos e dispositivos endodônticos, pelo que é necessário minimizar o contacto desnecessário das mãos com superfícies e equipamento no consultório dentário para reduzir a possibilidade de transmissão de fómites.

Dentisteria de restauração e dentisteria pediátrica:

Evitar a utilização de instrumentos rotativos durante a preparação da cavidade. Em casos selectivos, considere a utilização de técnicas de remoção de cáries quimioquímicas ou de restauração atraumática. Se for necessário efetuar a instrumentação rotativa, deve ser aplicado um isolamento com dique de borracha

Periodontia:

Os instrumentos manuais e ultra-sónicos são igualmente eficazes na remoção da placa bacteriana e dos depósitos de cálculo; se necessário, recomenda-se a destartarização e o polimento manuais

Prótese dentária:

A aspiração salivar deve ser efectuada com cuidado para evitar o engasgamento. Selecionar e ajustar as moldeiras com o tamanho certo para a tomada de impressões para evitar o reflexo da tosse. Para os pacientes muito sensíveis, considere a aplicação de anestesia da mucosa oral na garganta antes da moldagem. Durante a preparação da prótese parcial fixa ou da coroa unitária, pode considerar-se a alternância do tratamento para incorporar a aplicação do dique de borracha.

Cirurgia buco-maxilo-facial:

Ao efetuar uma extração simples, trate o doente em posição supina para evitar trabalhar na respiração de um doente.

O PAPEL DA TELE-DENTISTERIA:

A teledentistry (uma subunidade da telessaúde juntamente com a telemedicina) não é um conceito novo e um dos primeiros projectos de teledentistry foi iniciado pelo exército dos EUA em 1994 para servir as tropas dos EUA em todo o mundo. Facilita os cuidados dentários através da utilização de tecnologias da informação e não através do contacto direto com o paciente. Ao longo dos anos, a teleodontologia tem-se revelado benéfica para o rastreio dentário à distância, o diagnóstico, a consulta e a proposta de um plano de tratamento. Verificou-se que é comparável a consultas em tempo real em áreas com acesso limitado a instalações, em crianças em idade escolar e em instalações de cuidados de saúde de longa duração[99].

Nas actuais circunstâncias da atual pandemia de COVID-19, o principal objetivo é evitar o contacto pessoa a pessoa. A palavra "tele" significa "distante", pelo que a telemedicina satisfaz a necessidade de distanciamento espacial e tem sido defendida pelas autoridades sanitárias de todo o mundo. Muitos especialistas em comunicações no domínio dos cuidados de saúde e em tecnologia de telemedicina consideram que o novo serviço de telessaúde é um excelente instrumento para reduzir a distância entre o público, os médicos e os prestadores de cuidados de saúde. Permite que todos permaneçam nas suas casas enquanto mantêm a comunicação com o seu médico através de um canal virtual, contribuindo para abrandar e reduzir a propagação do vírus à população em massa e à equipa médica. Há muitos hospitais nos EUA e na Europa que beneficiam da tecnologia de telessaúde para tratar os seus doentes em quarentena e os infectados pela COVID-19. Ao adotar as instalações de telessaúde, os doentes que sofrem de outras condições médicas e doenças crónicas podem receber os cuidados adequados através de plataformas em linha, sem necessidade de entrar nas instalações médicas, o que minimiza o risco de contrair o vírus. Também pode ser Coronavirus - An Invisible Enemy: A Review on its Pandemicity utilizado para a triagem inicial dos doentes antes da sua chegada aos hospitais e clínicas dentárias.

A teleodontologia pode ser incorporada na prática dentária de rotina, uma vez que oferece uma vasta gama de aplicações, como a triagem remota dos pacientes suspeitos de COVID-19 para tratamento dentário e a diminuição da exposição desnecessária de pacientes saudáveis ou não infectados, diminuindo as suas visitas a consultórios dentários e hospitais já sobrecarregados[104].

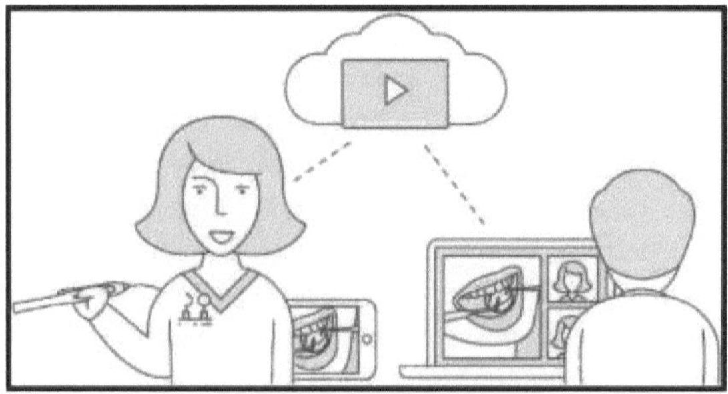
Figura 130: Teledentística

Subunidades da tele-dentisteria:
1. Teleconsulta
A forma mais comum de teledentistry é a teleconsulta, na qual os pacientes ou os prestadores de cuidados de saúde locais procuram consultar especialistas em medicina dentária utilizando as telecomunicações. Tem-se revelado útil para a consulta de pacientes com deficiências físicas e intelectuais, bem como de pacientes de centros de cuidados a idosos e prisões. Foi demonstrado que a teleconsulta reduziu em mais de 45% o número de encaminhamentos dos centros de saúde primários para centros superiores. Na atual pandemia de COVID-19, pode ajudar os doentes a continuar a sua terapia durante a quarentena e o confinamento[104] .

2. Telediagnóstico
O telediagnóstico utiliza a tecnologia para trocar imagens e dados para efetuar um diagnóstico de uma lesão oral. Com a utilização de um programa de telediagnóstico, por exemplo: EstomatoNet, o encaminhamento de pacientes para especialistas reduziu de 96,9% para 35,1%. Embora a utilização de smartphones para a deteção de cáries dentárias seja bem defendida, também tem servido como um complemento fiável para o rastreio de lesões orais potencialmente malignas. Um complemento ao telediagnóstico é a telecitologia, um sistema de deteção precoce de lesões orais potencialmente malignas ou malignas. Haron et al. desenvolveram o Mobile Mouth Screening Anywhere (MeMoSA®) para facilitar a deteção precoce do cancro oral e consideraram-no benéfico para os pacientes com acesso limitado a especialistas. Skandarajah et al. avaliaram um microscópio móvel baseado num tablet (dispositivo CellScope) como adjuvante no rastreio do cancro oral.

Durante a atual pandemia de COVID-19, investigadores do Brasil ilustraram recentemente a utilização do WhatsApp e da telemedicina para fazer um diagnóstico diferencial de lesões orais. Como a maioria das lesões orais são frequentemente evidentes, o telediagnóstico pode ser feito através de fotografia dentária, reduzindo assim a necessidade de um exame clínico minucioso.

3. Teletransporte

A teletriagem envolve a disposição segura, adequada e atempada dos sintomas dos doentes através de um smartphone por especialistas. Tem sido utilizada para a avaliação remota de crianças em idade escolar e para dar prioridade às que necessitam de cuidados dentários sem deslocações desnecessárias Coronavírus - Um Inimigo Invisível: Uma Análise da sua   Pandemia270 independentemente das dificuldades socioeconómicas e geográficas existentes em muitos locais. Brucoli et al. sugeriram o uso da telerradiologia como uma ferramenta útil na triagem de pacientes com traumatismo maxilofacial de centros periféricos para o seu principal centro de trauma.

4. Telemonitorização

O acompanhamento dos pacientes dentários exige visitas frequentes ao dentista para monitorizar a evolução do tratamento. A utilização da telemonitorização pode substituir as visitas físicas frequentes por visitas virtuais para uma monitorização regular dos resultados do tratamento e da progressão da doença. Num estudo-piloto recente durante esta pandemia, a telemonitorização pareceu ser uma ferramenta promissora na monitorização remota de pacientes dentários cirúrgicos e não cirúrgicos, reduzindo especialmente os custos e os tempos de espera.

A necessidade do momento é incorporar a teledentistry na prática dentária de rotina. Se não a substituir totalmente, pelo menos a teledentistry pode complementar o sistema dentário comprometido existente durante a atual pandemia.

Impacto da COVID-19 no ensino da medicina dentária:

O efeito imediato da COVID-19 no sector da educação foi notado logo após o anúncio da necessidade de "distanciamento social" e de minimizar toda a comunicação presencial, incluindo as actividades de ensino e educação. Embora se tenha provado que a comunicação direta e aberta com os colegas, os tutores e a equipa educativa aumenta o nível de confiança e cooperação, a maioria dos organismos reguladores em todo o mundo aconselhou as instituições de ensino superior a dar prioridade à segurança e ao bem-estar dos seus estudantes, cessando todas as sessões de ensino no campus. Subsequentemente, todas as escolas de medicina dentária e os prestadores de ensino pós-graduado interromperam as suas sessões de ensino presencial de rotina Coronavirus - An Invisible Enemy: A Review on its Pandemicity e o ensino prático em laboratório, bem como a formação clínica supervisionada, e passaram a utilizar métodos alternativos de ensino e avaliação, tais como palestras em linha, webinars, sessões de resolução de problemas, relatórios escritos e exames baseados em computador[99].

Com a tecnologia moderna ao nosso alcance, é prático para os estudantes acederem aos conteúdos de cada aula a partir de casa e evitarem presenças desnecessárias nas aulas, que podem aumentar o risco de propagação de infecções. A aprendizagem eletrónica incentiva, de alguma forma, a independência da auto-aprendizagem entre os alunos e melhora a sua capacidade de utilizar os recursos em linha.

É de notar que os estudantes podem ficar muito stressados durante a crise da COVID-19 e ser negativamente afectados pelo medo de serem infectados pelo vírus, pelo que a necessidade de serviços de aconselhamento e de apoio psicológico pode aumentar na sequência da pandemia de COVID-19[91] .

O papel da simulação no ensino odontológico:

Devido ao elevado risco de transmissão da COVID-19 em clínicas dentárias e hospitais, têm sido explorados modos alternativos de ensino. Os exercícios de simulação são uma das formas mais seguras de prática de competências clínicas sem a necessidade de presença física no ambiente clínico e de contacto direto com os doentes. O principal objetivo da educação dentária é formar dentistas independentes que sejam capazes de tratar os seus pacientes de forma eficaz e segura (Fig. 131). Por isso, os estudantes devem ter uma excelente destreza manual com capacidades motoras finas. Estas qualidades podem ser desenvolvidas e adquiridas em ambientes de simulação durante a formação pré-graduada.

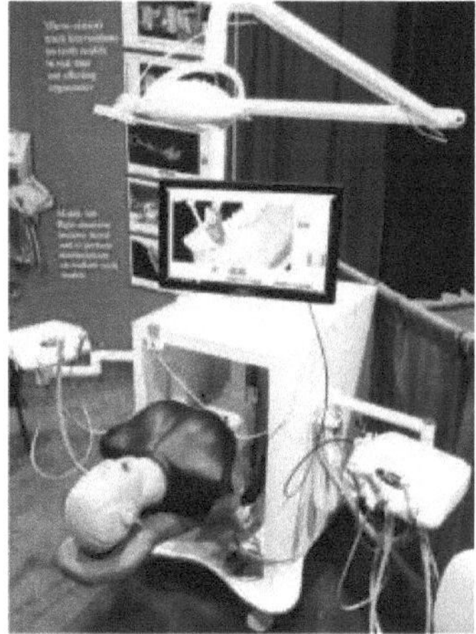

Figura 131: Simulação dentária

Ensinar estas competências com o nível exigido é um verdadeiro desafio, tendo em conta o facto de o tempo e os recursos atribuídos não serem ilimitados[99] . A simulação também tem sido utilizada para facilitar a transição para a clínica dentária e melhorar a experiência pré-clínica de um estudante através da inclusão de uma vasta gama de cenários e exercícios simulados de doentes. O recente avanço na tecnologia de simulação de realidade virtual (RV) traz uma série de oportunidades para o ensino nas escolas de medicina dentária. Proporciona aos estudantes e ao tutor um feedback contínuo integrado no ecrã sobre o desempenho do formando. A combinação da recente tecnologia háptica equipou os simuladores de RV com a capacidade de feedback tátil que permite ao formando sentir e tocar o tecido dentário virtual. Existem provas que sugerem que a utilização da tecnologia de RV melhorou a taxa de aquisição de competências em módulos de dentisteria operatória leccionados em cursos de licenciatura em medicina dentária. A investigação demonstrou que uma instalação de simulação de RV juntamente com um instrutor experiente que fornece feedback em tempo real é o método mais produtivo de ensino num ambiente de simulação. Melhora a coordenação mão-olho, as capacidades motoras finas e as capacidades de reflexão dos alunos e torna-se especialmente eficaz nas fases iniciais da aquisição de competências, conduzindo a uma abordagem de preparação conservadora e a uma melhor retenção de competências.

Impacto da COVID-19 na investigação dentária:

O impacto imediato da pandemia de COVID-19 na investigação dentária foi notado com o cancelamento da conferência da Associação Internacional de Investigação Dentária (IADR) em Washington DC, EUA, em março de 2020, que é um dos maiores eventos internacionais de investigação dentária. Muitos estudos de investigação clínica em medicina dentária foram afectados pelo surto de COVID-19 devido à necessidade de distanciamento social e às orientações das autoridades de saúde no sentido de suspender os procedimentos dentários não urgentes e as actividades de sensibilização. Além disso, a maioria dos projectos de investigação dentária em laboratório e os projectos de investigação de estudantes de pós-graduação foram suspensos devido às políticas governamentais e institucionais obrigatórias que limitam as actividades de investigação não essenciais. Por conseguinte, alguns investigadores no domínio da medicina dentária mudaram o seu foco para meios de investigação fora do campus e em linha, como a realização de inquéritos em linha e a realização de revisões da literatura[99].

Foi dada especial prioridade à investigação relacionada com a COVID e os organismos de financiamento anunciaram vários convites à apresentação de propostas de investigação e desenvolvimento no domínio da COVID-19. As potenciais áreas de investigação futura no domínio da medicina dentária relevantes para o surto de COVID-19 podem incluir, mas não se limitam, às seguintes categorias

-Questões de saúde pública dentária em relação à COVID-19.

S Impactos da pandemia do novo coronavírus nos profissionais de medicina dentária e no sector da medicina dentária.

J Controlo de infecções cruzadas e EPI em medicina dentária.

S Papel dos profissionais de medicina dentária e dos pacientes no rastreio, prevenção, diagnóstico e tratamento da nova doença do coronavírus.

S Inovações em matéria de consulta à distância e métodos alternativos baseados nas TI no ensino e formação no domínio da medicina dentária

S Investigação em biologia oral em termos das interacções dos tecidos orais humanos com a COVID-19 e dos efeitos da infeção por COVID-19 ou do seu tratamento nos tecidos duros e moles orais. A aplicação de modelos de engenharia de tecidos da mucosa oral e respiratória humana neste domínio pode ser uma ferramenta clinicamente relevante e rápida na investigação dos mecanismos da doença e de potenciais abordagens terapêuticas.

CAPÍTULO 10

Desafios actuais

GERAL:

Em 14 de maio de 2020, o diretor executivo do programa de emergências sanitárias da OMS declarou que existe a possibilidade de o novo coronavírus nunca ser erradicado, tal como o VIH ainda não o foi.

A resposta internacional à COVID-19 foi mais transparente e eficiente em comparação com o surto de SARS. No entanto, há vários pontos de aprendizagem que devem ser retirados da COVID-19 na eventualidade de futuros surtos. Em particular, foi sugerido que o governo central chinês poderá ter emitido directrizes de resposta ao vírus 13 dias antes de o público ter sido informado. Este facto pode ter atrasado a aplicação de estratégias de contenção que poderiam ter diminuído a propagação do vírus, como a notificação de casos suspeitos em público e no local de trabalho[26] .

FALTA DE TRANSPARÊNCIA E MÁS RELAÇÕES COM OS MEIOS DE COMUNICAÇÃO SOCIAL:

•   A falta de transparência dos governos e a escassa informação dos meios de comunicação social dificultaram as medidas que poderiam ter sido tomadas pelos sistemas de saúde a nível mundial para fazer face à ameaça da COVID-19.

•   Um sistema de alerta precoce, se tivesse sido implementado, teria provocado o encerramento das fronteiras e o confinamento antecipado.

•   A OMS também atrasou a sua resposta ao dar o alarme sobre a gravidade do surto para permitir que as nações a nível mundial se preparassem para uma pandemia.

•   Uma maior transparência teria permitido ao sector dos cuidados de saúde preparar-se melhor e reduzir a carga de doentes, o que ajudaria a nivelar a curva[46] .

FALTA DE PREPARAÇÃO E DE PROTOCOLOS:

Apesar de o anterior surto de SARS nos ter ensinado lições importantes e nos ter fornecido dados sobre um potencial surto, muitas nações não tomaram as medidas importantes necessárias para um futuro surto. Não foram afectados fundos suficientes para um evento deste tipo. Muitos países registaram uma grave falta de EPI e as precauções de confinamento dificultaram a logística de fornecimento e fabrico deste equipamento essencial[105] .

A falta de preparação e a ausência de protocolos noutras nações resultaram em confusão quanto à forma como o tratamento pode ser administrado de forma segura a um grande volume de doentes, ao mesmo tempo que se procede ao diagnóstico. Estes dois factores limitaram a acessibilidade aos serviços de saúde devido ao grande volume[18] .

IMPACTO SOCIOECONÓMICO:

O medo da doença COVID-19, a falta de compreensão adequada dos perigos do vírus e a desinformação divulgada nas redes sociais causaram uma rutura do fluxo económico a nível mundial. Um exemplo disso é a Indonésia, onde um grande medo foi expresso nas respostas a um inquérito quando a nação ainda estava livre da COVID-19. A pandemia fez com que mais de 2,6 mil milhões de pessoas fossem colocadas em confinamento[105].

LIÇÕES A TIRAR PARA FUTURAS AMEAÇAS

Quadro 23: Ensinamentos a tirar para futuras ameaças[46]

Problemas com a resposta atual	Evento	Consequência	Principais pontos de aprendizagem
Falta de transparência	Intimidação de médicos que inicialmente identificaram o vírus	Atraso na divulgação de informações relativas a Casos de COVID-19	Estabelecer claramente denúncia de irregularidades políticas para possívelglobal emergências de saúde
Atraso na restrição de viagens	Serviços de aviação funcionou durante mais de um mês após o surto inicial com um nível mínimo de saúde rastreio nas fronteiras internacionais	Os cidadãos que viajavam de zonas de alto risco puderam passar livremente pelos grandes aeroportos sem rastreio de saúde	Precauções como o rastreio dos cidadãos que regressam de os países de alto risco devem ser implementado anteriormente
Atraso na quarentena	Em 31 de dezembro de 2019, foi publicado o primeiro relatório sobre a COVID-19. Wuhan começou a quarentena quase um mês depois	Permitiu que indivíduos potencialmente infectados com a COVID-19 propagassem a infeção tanto a nível nacional como internacional	Colocar em quarentena as zonas de alto risco logo que seja identificada uma possível ameaça para a saúde
Desinformação do público	A falta de transparência permite rumores, especulações e a difusão de informações erróneas junto do público	Racismo, precauções públicas incorrectas e medos sem precedentes em torno de COVID- 19	A transparência e o livre acesso a todas as informações são essencial para evitar a desinformação
Atraso do anúncio de emergência	Emergência de saúde pública de âmbito internacional declarada pela OMS em 30 de dezembro de 2019, um	A gravidade do surto não foi amplamente difundida ou reconhecida. Este facto pode ter	Deveria ser desenvolvido um quadro para as doenças de propagação rápida, a

	mês após o surto inicial	atrasado as medidas de contenção	fim de aumentar mais cedo o estatuto de ameaça
Investigação e desenvolvimento	Falta de financiamento nas fases iniciais de investigaçãoe desenvolvimento de vacina e tratamento da COVID-19	Mais de 3.000 pacientes em todo o mundo têm morreram devido à COVID-19, e o número de mortos continuou a aumentar semanalmente	São necessários mais investimentos para produzir tratamentos eficazes e estabelecer métodos sólidos para conter futuros surtos

PREPARAÇÃO PARA FUTURAS PANDEMIAS:

As pandemias são imprevisíveis. A preparação nacional e internacional é crucial para fazer face a uma pandemia. A carta de preparação para a pandemia prescrita pelas agências internacionais e nacionais para fazer face à COVID-19 está em constante evolução. As principais facetas da preparação para a pandemia que emergem dos cenários globais de sucesso e fracasso são

- **Vigilância ativa com recurso a tecnologia de ponta:**

S Desenvolvimento de modelos matemáticos para simular a infeção pelo CoV-2 num determinado país.

S Os modelos podem ajudar a prever o número básico de reprodutores, o que, por sua vez, facilita a monitorização da pandemia no dia a dia.

S Incorporação de tecnologias baseadas na inteligência artificial sem contacto para rastreio térmico em massa, rastreio e previsão de surtos na comunidade, implementação da higiene pública e utilização de máscaras e rastreio de contactos.

- **Alargar a capacidade de diagnóstico/análise do CoV-2 (o agente infecioso) para detetar eventuais portadores assintomáticos, mas, ao mesmo tempo, garantir:**

-Precisão do ensaio.

O teste *S* é adaptável ao processamento de amostras a granel.

S Recolha fácil de amostras de pessoas suspeitas de estarem infectadas[26] .

- Gestão de intervenções antivirais e vacinas a granel:

-É necessário fixar prioridades nacionais ou regionais para a utilização racional das vacinas antivirais/emergentes

Foi recomendada a definição de prioridades para a população: os profissionais de saúde e os prestadores de serviços essenciais são a primeira prioridade.

S Devem ser constituídas reservas médicas[18] .

- **Promover instalações para os trabalhadores do sector da saúde e facilitar a desinfeção e a higiene públicas:**

Expansão rápida das instalações de hospitalização para tratamento e dos centros de isolamento/quarentena.

Garantir o mínimo de infecções nosocomiais para os trabalhadores do sector da saúde.

Emissão e aplicação de directrizes para garantir uma boa higiene das mãos e das vias respiratórias.

S Desinfeção pública (e também pessoal) com base no tempo de vida estabelecido do CoV-2 em diferentes superfícies.

- **As estratégias globalmente bem sucedidas são:**

Distanciamento social e confinamento para garantir o mínimo contacto humano-humano.

S Restrições de viagem para facilitar a contenção.

S Trifecta de rastreio do teste-isolado-contacto[21] .

- O custo económico da gestão da pandemia de COVID-19 está a aumentar devido a:

S Perturbação das actividades económicas devido à aplicação do distanciamento social através de confinamentos.

S Luta contra a doença e o aumento da mortalidade.

S Desvio de recursos para a expansão dos sistemas de saúde.

-Estão a ser constituídos fundos de socorro internacionais e nacionais.

-Os desagravamentos fiscais e a ajuda dos países desenvolvidos aos países em desenvolvimento ou subdesenvolvidos podem aliviar a pressão económica que os atinge.

DENTISTRIA:

A atual situação pandémica sugere que os custos do tratamento dentário podem aumentar no futuro devido a várias razões, tais como a necessidade de recursos adicionais, como EPI, modificações na prática dentária e aumento dos tempos de espera devido à necessidade de segregação dos pacientes na fila de espera. Além disso, devido a um risco acrescido para a saúde profissional dos profissionais, o custo dos serviços especializados poderá eventualmente aumentar. Parte-se também do princípio de que poderá haver um aumento da procura de tele-serviços num futuro próximo.

- Depois de o surto de COVID-19 acalmar, o público poderá sentir um medo generalizado de ir ao dentista.

- A procura de tratamentos dentários electivos poderá diminuir e os pacientes poderão optar por extracções de emergência em vez de tratamentos de conservação, como o tratamento de canal.

- Por outro lado, para evitar e prevenir problemas dentários, alguns pacientes prestam mais atenção à sua saúde oral e dentária, melhorando a sua prática de higiene oral e seguindo recomendações preventivas.

- Prevê-se igualmente que o distanciamento social, o auto-isolamento e a quarentena durante a pandemia de COVID-19 possam conduzir a um aumento do risco de perturbações da saúde mental, de doenças cardiovasculares devido à redução da mobilidade e ao aumento do risco de outras doenças, como a diabetes.

- As condições médicas influenciam subsequentemente a saúde dentária dos doentes e têm implicações significativas para a medicina dentária em termos do papel da história clínica do doente, o que exigirá mais atenção.

• Devido ao impacto económico global da COVID-19, ao prolongamento das medidas de confinamento e ao encerramento de consultórios dentários, prevê-se que possa haver mais incerteza para a profissão, redução dos rendimentos e mais perda de emprego no futuro.

Especula-se que o surto de COVID-19 pode incentivar a utilização de scanners intra-orais digitais em vez de moldes convencionais e pode aumentar a procura de tecnologias de desenho e fabrico assistidos por computador (CAD/CAM) e de impressão 3D. Assim, poderá haver uma procura crescente de equipamento dentário digital mais produtivo e rentável, o que, por sua vez, poderá impulsionar o aspeto industrial da medicina dentária.

A OMS recomendou acções a tomar a nível nacional para fazer face ao impacto sanitário e social a longo prazo de uma pandemia. Estas acções são multifacetadas e subdivididas em categorias:

1. **Planeamento e coordenação:** rever as lições aprendidas com a comunidade internacional; reconstituir os recursos

2. **Monitorização e avaliação da situação:** avaliar as características da pandemia e os instrumentos de monitorização e avaliação da situação para a próxima pandemia e outras emergências de saúde pública

3. **Reduzir a propagação de doenças:** efetuar uma avaliação exaustiva de todas as intervenções realizadas

4. **Continuidade da prestação de cuidados de saúde:** avaliar a resposta do sistema de saúde à pandemia e partilhar as lições aprendidas

5. **Comunicações:** Reconhecer publicamente as contribuições de todas as comunidades e sectores e comunicar as lições aprendidas, incorporar as lições aprendidas nas actividades de comunicação e no planeamento da próxima grande crise de saúde pública

Mesmo sem uma vacina, mudanças significativas nos comportamentos individuais, como a lavagem das mãos e o uso de máscaras, e políticas públicas podem reduzir a transmissão de doenças. As doenças evitáveis já causam enormes perdas de vidas. Por exemplo, em média, 400.000 pessoas morrem todos os anos de malária; 1,5 milhões morrem de tuberculose; e 140.000 crianças morrem de sarampo, para o qual existe uma vacina.

Uma vez que o vírus afecta seletivamente os idosos e as pessoas com doenças crónicas subjacentes, é possível que, com intervenções inteligentes, as mortes nestes grupos possam ser evitadas no futuro.

Conclusão

O novo coronavírus tinha-se propagado tão rapidamente que alterou o ritmo do globo. Quer do ponto de vista de um único país quer a nível multilateral, a solidez das relações internacionais foi posta à prova. As consequências mais evidentes foram os encargos com os cuidados de saúde, a recessão económica, a crise da governação mundial, o protecionismo comercial e o crescente sentimento isolacionista. Os intercâmbios interpessoais, culturais e de viagens foram todos restringidos. No entanto, esta é apenas a ponta do icebergue[18] .

Uma pandemia não é uma novidade na história da humanidade. Mas o que torna a pandemia de COVID-19 especial é o facto de ocorrer num contexto sem precedentes em que a interconectividade e a interdependência entre as pessoas, entre os países e entre os continentes são tão profundas. As conquistas alcançadas pelas pessoas em termos de tecnologia, inteligência e transportes tornaram-nas física e psicologicamente globalizadas. A consequência é que os problemas de um país se tornarão problemas globais.

No último ano, a COVID-19 emergiu como uma ameaça para a saúde pública em todo o mundo. Vem juntar-se à lista de pandemias anteriores. Todos estes surtos recordam-nos que vivemos num habitat onde é necessário respeitar a relação entre o animal, a vida social e o ambiente para sobreviver e prosperar. A rápida urbanização e a nossa incursão em terrenos florestais criaram uma nova interface entre os seres humanos e a vida selvagem e expuseram os seres humanos a organismos desconhecidos, envolvendo frequentemente o consumo de animais selvagens exóticos[21] .

Como afirmou o chefe da ONU para o Ambiente, Inger Anderson, *"a nossa contínua erosão do espaço selvagem aproximou-nos desconfortavelmente de animais e plantas que albergam doenças que podem passar para os seres humanos".*[26]

"Se não cuidarmos da natureza, não podemos cuidar de nós próprios". Com a COVID-19, a natureza está a enviar-nos uma mensagem de que temos de reconhecer a inter-relação entre os animais, incluindo os animais de companhia, os animais domésticos e a vida selvagem. A abordagem transdisciplinar de saúde única, que envolve profissionais de muitas disciplinas, como a medicina, a veterinária, a saúde ambiental e as ciências sociais, tem sido defendida para limitar novos surtos infecciosos. A experiência global ensina que as medidas de contenção e o rastreio agressivo dos contratos são obrigatórios para manter a infeção sob controlo até que toda a população seja vacinada. Devem também minimizar o peso económico da doença e melhorar a compreensão dos mecanismos da doença, dos problemas de saúde, da emergência e reemergência da doença para responder de forma proporcional e atempada. Isto ajudará a detetar, prevenir e combater futuras pandemias com base na nossa experiência dos surtos de COVID-19.

A implementação e o desenvolvimento das colaborações One Health à escala mundial são fundamentais para reduzir a ameaça dos vírus emergentes. No entanto, para superar as consequências visíveis causadas pela COVID-19, os países são instados a permanecer mais unidos do que nunca e a reunir todas as forças e recursos. Temos de admitir que a pandemia de COVID-19 nos mostrou exemplos que carecem de humanitarismo. Tal pode dever-se ao caos causado pela ameaça que se está a propagar. No entanto, essa falta de humanitarismo parece estar profundamente enraizada.

A maioria dos países concorda que a OMS tem estado a lutar na linha da frente desde o surto de COVID-19. De facto, como todas as outras instituições multilaterais, a OMS deve melhorar o seu trabalho e adaptar-se a várias situações novas. Mas, para o conseguir, a OMS não deve ser prejudicada. Todos os Estados membros da OMS devem manter um diálogo construtivo entre si, de modo a formularem em conjunto soluções para enfrentar os novos desafios. Toda a gente quer virar a página da COVID-19 o mais rapidamente possível. Mas as lições são inevitáveis. E cabe a cada um de nós decidir se essas lições são correctas.

Ao longo da sua longa história, a Rússia enfrentou repetidamente os desafios mais perigosos que ameaçavam a sua sobrevivência. E de cada vez, não só se ergueu das cinzas e emergiu mais forte, como também deu um exemplo a outras nações em termos de humanidade e altruísmo. É tempo de abandonar o pensamento convencional baseado em estereótipos e começar finalmente a agir numa perspetiva moral. Afinal de contas, a nossa melhor aposta é um futuro feliz para todos os que vivem na Terra, a nossa casa comum.

Bibliografia

1. Park K. Park's Textbook of Preventive and Social Medicine (Manual de Medicina Preventiva e Social de Park). 25th ed. Jabalpur: Banarsidas Bhanot Publishers; 2019.
2. Samal J. A Historical Exploration of Pandemics of Some Selected Diseases in the World (Uma exploração histórica das pandemias de algumas doenças seleccionadas no mundo). Int J Health Sci Res 2014;4(2):165-169.
3. Paul R, Pal J. Uma breve história das pandemias. J Ind Med Assoc 2020;118(5):45- 65.
4. Diferença entre epidemia e pandemia. Disponível em: https://www.verywellhealth.com/difference-between-epidemic-and-pandemic-2615168 [Acedido em 20-03-2021]
5. Morens DM, Daszak P, Markel H, Taubenberger JK. A pandemia COVID-19 junta-se à legião pandémica da história. mBio 2020;11(3):e00812-20.
6. Habicht ME, Pate FD, Varotto E, Galassi FM. Epidemias e pandemias na história da humanidade e como os governos lidaram com elas Uma revisão desde a Idade do Bronze até ao início da Idade Moderna. Rivista Trimestrale di Scienza dell'Amministrazione 2020;1-32.
7. https://www.visualcapitalist.com/history-of-pandemics-deadliest/ [Acedido em 22-03-2021]
8. Lemon SM, Margaret A, Hampburg P, Sparling F, Choffnes ER, Mack A. Institute of Medicine (US) Forum on Microbial Threats. Ethical and Legal Considerations in Mitigating Pandemic Disease: Workshop Summary. Washington (DC): National Academies Press (EUA); 2007. 1Disponível em: https://www.ncbi.nlm.nih.gov/books/NBK54171/ [Acedido em 22-03-2021]
9. PlagueofAthens . Disponível em : https://en.wikipedia.org/wiki/Plague_of_Athens [Acedido em 22-03-2021]
10. Surtos de cólera e pandemias. Disponível em: https://en.wikipedia.org/wiki/Cholera_outbreaks_and_pandemics [Acedido em 23-03-2021]
11. Gripe espanhola. Disponível em: https://en.wikipedia.org/wiki/Spanish_flu [Acedido em 23-03-2021]
12. Síndrome Respiratória Aguda Grave (SARS). Disponível em: https://www.who.int/health-topics/severe-acute-respiratory_syndrome#tab=tab_1 [Acedido em 24-03-2021]
13. Pandemia de H1N1. Disponível em: https://www.cdc.gov/flu/pandemic-resources/2009-h1n1-pandemic.html [Acedido em 24-03-2021]
14. Liu YC, Kuo RL, Shih SR. COVID-19: A primeira pandemia de coronavírus documentada na história. Biomed J. 2020;43(4):328-333.
15. Frutos R, Lopez Roig M, Serra-Cobo J e Devaux CA. COVID-19: The Conjunction of Events Leading to the Coronavirus Pandemic and Lessons to Learn

for Future Threats. Front. Med 2020;7:223.

16. Tizaoui K, Zidi I, Lee KH, Ghayda RA, Hong SH et al. Atualização dos conhecimentos actuais sobre genética, evolução, imunopatogénese e transmissão da doença do coronavírus 19 (COVID-19). Int J Biol Sci. 2020;16(15):2906-2923.

17. Roychoudhury S, Das A, Jha NK, Kesari KK, Roychoudhury S et al. Patogénese viral da infeção por SARS-CoV-2 e saúde reprodutiva masculina. Open Biol. 2021;11(1):200347.

18. Kriz C, Imam N, Zaidi S. Breaking down COVID-19 (A Living Textbook). 1st ed. Publicação da First Medicine e Global Clinical Partners; 2020.

19. Kannan S, Shaik Syed Ali P, Sheeza A, Hemalatha K. COVID-19 (Novo Coronavírus 2019) - tendências recentes. Eur Rev Med Pharmacol Sci. 2020;24(4):2006-2011.

20. Dhama K, Khan S, Tiwari R, Sircar S, Bhat S et al. Doença do coronavírus 2019 -COVID-19. Clin Microbiol Rev 2020; 33:e00028-20.

21. Camps BS, Hoffmann C. COVID Reference, 6th ed. Hamburgo: Steinhäuser Verlag; 2021.

22. Tang D, Comish P, Kang R. As características da doença COVID-19. PLoS Pathog 2020;16(5): e1008536.

23. Hu B, Guo H, Zhou P, Shi ZL. Características do SARS-CoV-2 e da COVID-19. Nat Rev Microbiol. 2021;19(3):141-154.

24. Guo YR, Cao QD, Hong ZS, Tan YY, Chen SD, Jin HJ, Tan KS, Wang DY, Yan Y. A origem, transmissão e terapias clínicas no surto da doença coronavírus 2019 (COVID-19) - uma atualização sobre o status. Mil Med Res. 2020;7(1):11.

25. Harrison AG, Lin T, Wang P. Mechanisms of SARS-CoV-2 Transmission and Pathogenesis (Mecanismos de transmissão e patogénese do SARS-CoV-2). Trends Immunol. 2020;41(12):1100-1115

26. Saxena SK. Doença do Coronavírus 2019 (COVID-19) Epidemiologia, Patogénese, Diagnóstico e Terapêutica.1st ed. Singapura: Springer Nature; 2020.

27. Kumar M, Taki K, Gahlot R, Sharma A, Dhangar K. A chronicle of SARS-CoV-2: Part-I - Epidemiology, diagnosis, prognosis, transmission and treatment. Sci Total Environ. 2020;734:139278.

28. Aldahlawi1 SA, Afifi1LK. COVID-19 na prática dentária: Risco de Transmissão, Desafio de Controlo de Infeção e Implicações Clínicas. Open Dent J 2020;14:348-354.

29. Rasmussen SA, Smulian JC, Lednicky JA, Wen TS, Jamieson DJ. Doença do coronavírus 2019 (COVID-19) e gravidez: o que os obstetras precisam saber. Am J Obstet Gynecol 2020;222(5):415-426.

30. Dashraath P, Wong JLJ, Lim MXK, Lim LM, Li S, Biswas A, Choolani M, Mattar C, Su LL. Pandemia e gravidez da doença do coronavírus 2019 (COVID-19). Am J Obstet Gynecol. 2020;222(6):521-531

31. Wong YP, Khong TY, Tan GC. Os efeitos do COVID-19 na placenta e na gravidez: O que é que sabemos até agora? Diagnostics. 2021; 11(1):94.

32. Machhi J, Herskovitz J, Senan AM, Dutta D, Nath B et al. The Natural History, Pathobiology, and Clinical Manifestations of SARS-CoV-2 Infections. J Neuroimmune Pharmacol. 2020;15(3):359-386.

33. Nwabuko, Ogbonna, Obiora, Thomas. Epidemiologia nas notícias - o caso da doença pandémica COVID-19. IOSR J Dent Med Sci 2020;19(5):35-38.

34. Bulut C, Kato Y. Epidemiologia da COVID-19. Turk J Med Sci. 2020;50:563-570.

35. Rashedi J, Mahdavi Poor B, Asgharzadeh V, Pourostadi M, Samadi Kafil H, Vegari A, Tayebi-Khosroshahi H, Asgharzadeh M. Risk Factors for COVID- 19. Infez Med. 2020;28(4):469-474.

36. Allam M, Cai S, Ganesh S, Venkatesan M, Doodhwala S et al. COVID-19 Diagnostics, Tools, and Prevention. Diagnósticos (Basileia). 2020;10(6):409.

37. Atualização epidemiológica semanal da OMS. Disponível em: https://www.who.int/publications/m/item/weekly-epidemiological-update-on-covid-19- 11-mai-2021 [Acedido em 20-05-2021]

38. A propagação global do vírus SARS-CoV-2. Disponível em: https://www.who.int/emergencies/diseases/novel-coronavirus-2019/situation-reports [Acedido em novembro de 2020]

39. Jin Y, Yang H, Ji W, Wu W, Chen S, Zhang W, Duan G. Virologia, epidemiologia, patogénese e controlo dos   vírus da COVID-19. 2020;12(4):372.

40. COVID-19Pandemia   na Índia. Disponível em: Pandemia de https://en.wikipedia.org/wiki/COVID-19 na Índia [Acedido em 10-04-2021]

41. Fadaka AO, Sibuyi NRS, Adewale OB, Bakare OO, Akanbi MO, Klein A, Madiehe AM, Meyer M. Compreender a epidemiologia, fisiopatologia, diagnóstico e gestão da SARS-CoV-2. J Int Med Res. 2020;48(8):300060520949077.

42. Lai A, Bergna A, Acciarri C, GalliM, ZehenderM. Estimativa filogenética inicial do número de reprodução efetivo do SARS-CoV-2. J.Med Virol 2020; 92: 675-9.

43. Organização Mundial de Saúde (OMS) COVID-19. Disponível em: https://www.who.int/publications/i/item/WHO-2019-nCoV-Surveillance_Case_Definition-2020.2 [Acedido em 23-04-2021]

44. Chakraborty C, Sharma AR, Sharma G, Bhattacharya M, Lee SS. SARS-CoV-2 causando distúrbio respiratório associado à pneumonia (COVID-19): diagnóstico e opções terapêuticas propostas. Eur Rev Med Pharmacol Sci. 2020;24(7):4016-4026.

45. Pascarella G, Strumia A, Piliego C, Bruno F, Del Buono R, Costa F, Scarlata S, Agrò FE. Diagnóstico e gerenciamento do COVID-19: uma revisão abrangente. J Intern Med 2020;288(2):192-206.

46. Sohrabi C, Alsafi Z, O'Neill N, Khan M, Kerwan A, Al-Jabir A, Iosifidis C, Agha R. A Organização Mundial de Saúde declara emergência global: Uma revisão

do novo coronavírus de 2019 (COVID-19). Int J Surg. 2020;76:71-76.

47. Lippi G, Sanchis-Gomar F, Henry BM. COVID-19: desvendando a progressão clínica da arma biológica virtualmente perfeita da natureza. Ann Transl Med. 2020;8(11):693.

48. Srivastava P, Gupta N. Clinical Manifestations of Corona Virus Disease (Manifestações Clínicas da Doença do Coronavírus). Sinopse clínica do COVID-19. 2020;31-49.

49. Guarnera A, Podda P, Santini E, Paolantonio P, Laghi A. Diagnósticos diferenciais da pneumonia por COVID-19: o desafio atual para o radiologista - um ensaio pictórico. Insights Imaging. 2021;12(1):34.

50. Lai CC, Ko WC, Lee PI, Jean SS, Hsueh PR. Manifestações extra-respiratórias de COVID-19. Agentes Antimicrobianos Int J. 2020;56(2):106024.

51. Whittaker A, Anson M, Harky A. Manifestações neurológicas da COVID-19: Uma revisão sistemática e uma atualização atual. Ata Neurol Scand. 2020;142(1):14- 22.

52. Xu R, Cui B, Duan X, Zhang P, Zhou X, Yuan Q. Saliva: potencial valor diagnóstico e transmissão de 2019-nCoV. Int J Oral Sci. 2020;12(1):11.

53. Díaz Rodríguez M, Jimenez Romera A, Villarroel M. Manifestações orais associadas à COVID-19. Oral Dis. 2020:10.1111/odi.13555.

54. Iranmanesh B, Khalili M, Amiri R, Zartab H, Aflatoonian M. Manifestações orais da doença COVID-19: Um artigo de revisão. Dermatol Ther. 2021;34(1):e14578

55. Pellicori P. No coração do COVID-19. Eur Heart J. 2020;41(19):1830-1832.

56. Ronco C, Reis T, Husain-Syed F. Gestão da lesão renal aguda em doentes com COVID-19. Lancet Respir Med. 2020;8(7):738-742.

57. Migliaccio MG, Di Mauro M, Ricciolino R, Spiniello G, Carfora V et al. Envolvimento Renal em COVID-19: Uma Revisão da Literatura. Resistência a Drogas Infectadas. 2021;14:895-903.

58. Garg MK, Gopalakrishnan M, Yadav P, Misra S. Endocrine Involvement in COVID-19: Mecanismos, características clínicas e implicações para os cuidados. Indian J Endocrinol Metab. 2020;24(5):381-386.

59. Gisondi P, PIaserico S, Bordin C, Alaibac M, Girolomoni G, Naldi L. Cutaneous manifestations of SARS-CoV-2 infection: a clinical update. J Eur Acad Dermatol Venereol. 2020;34(11):2499-2504.

60. Torres BRS, Cunha CEXD, Castro LR, Brito LMP, Ferreira CVO, Ribeiro MVMR. Manifestações oculares da COVID-19: uma revisão da literatura. Rev Assoc Med Bras 2020;66(9):1296-1300.

61. Tang B, Alam D, Rakib MU, Li M. COVID-19: Considerações para crianças e famílias durante a pandemia. Front Pediatr. 2021;8:600721.

62. Carlotti APCP, Carvalho WB, Johnston C, Rodriguez IS, Delgado AF. Protocolo de diagnóstico e manejo da COVID-19 em pacientes pediátricos. Clínicas (São Paulo). 2020;75:e1894.

63. Nalbandian A, Sehgal K, Gupta A, Madhavan MV, McGroder C et al. Síndrome COVID-19 pós-aguda. Nat Med. 2021;27(4):601-615.

64. Tang YW, Schmitz JE, Persing DH, Stratton CW. Diagnóstico laboratorial da COVID-19: Questões e desafios actuais. J Clin Microbiol. 2020;58(6):e00512-20.

65. Islam KU, Iqbal J. An Update on Molecular Diagnostics for COVID-19 (Atualização do diagnóstico molecular da COVID-19). Microbiol de Infeção de Células Frontais. 2020;10:560616.

66. Espejo AP, Akgun Y, Al Mana AF, Tjendra Y, Millan NC et al. Revisão dos avanços actuais nos testes serológicos para a COVID-19. Am J Clin Pathol 2020;154(3):293-304.

67. Orientações para a colheita, embalagem e transporte de espécimes para o 2019-nCoV. https://www.mohfw.gov.in/pdf/5Sample%20collection packaging%20%2020 19-nCoV.pdf [Acedido em 30-01-2021]

68. Dai WC, Zhang HW, Yu J, Xu HJ, Chen H et al. Imagens de TC e diagnóstico diferencial de COVID-19. Can Assoc Radiol J. 2020;71(2):195-200.

69. de Wit E, van Doremalen N, Falzarano D, Munster VJ. SARS e MERS: conhecimentos recentes sobre os coronavírus emergentes. Nat Rev Microbiol 2016;14(8):523-34.

70. Rabaan AA, Al-Ahmed SH, Haque S, Sah R, Tiwari R et al. SARS-CoV-2, SARS-CoV e MERS-COV: Uma visão comparativa. Infez Med 2020;28(2):174-184.

71. Cascella M, Rajnik M, Aleem A, Dulebohn SC, Di Napoli R. Características, Avaliação e Tratamento do Coronavírus (COVID-19). Em: StatPearls [Internet]. Treasure Island (FL): StatPearls Publishing; 2021; 32150360.

72. OMS:Higiene das mãos. Hygiene. Availablefrom : https://www.who.int/gpsc/5may/Hand_Hygiene_Why_How_and_When_Broc hure.pdf [Acedido em 29-03-2021]

73. O que fazer e o que não fazer com as máscaras faciais para o pessoal dos cuidados de saúde. Disponível em: https://www.cdc.gov/coronavirus/2019-ncov/downloads/hcp/fs-facemask-dos-donts.pdf [Acedido em 10-04-2021]

74. Conte C, Sogni F, Affanni P, Veronesi L, Argentiero A, Esposito S. Vacinas contra os Coronavírus: The State of the Art. Vaccines (Basileia). 2020;17;8(2):309.

75. Barajas-Nava LA. Desenvolvimento de vacinas contra o SARS-CoV-2. Bol Med Hosp Infant Mex. 2021;78(1):66-74.

76. Shi Y, Wang G, Cai XP, Deng JW, Zheng L et al. Uma visão geral da COVID-19. J Zhejiang Univ Sci B. 2020;21(5):343-360.

77. Chung JY, Thone MN, Kwon YJ. Vacinas contra a COVID-19: O status e as perspectivas nos pontos de vista de entrega. Adv Drug Deliv Rev. 2021;170:1-25.

78. Parasher A. COVID-19: Compreensão atual da sua fisiopatologia, apresentação clínica e tratamento. Postgrad Med J. 202;97(1147):312-320.

79. Jean SS, Lee PI, Hsueh PR. Opções de tratamento para a COVID-19: A

realidade e os desafios. J Microbiol Immunol Infect. 2020;53(3):436-443.

80. Ortiz-Prado E, Simbaña-Rivera K, Gómez-Barreno L, Rubio-Neira M, Guaman LP et al. Caracterização clínica, molecular e epidemiológica do vírus SARS-CoV-2 e da doença do coronavírus 2019 (COVID-19), uma revisão abrangente da literatura. Diagn Microbiol Infect Dis. 2020;98(1):115094.

81. Liu J, Liu S. A gestão da doença do coronavírus 2019 (COVID-19). J Med Virol. 2020;92(9): 1484-1490.

82. Shanmugaraj B, Siriwattananon K, Wangkanont K, Phoolcharoen W. Perspectivas da terapia com anticorpos monoclonais como potencial intervenção terapêutica para a doença do Coronavírus-19 (COVID-19). Ásia Pac J Allergy Immunol. 2020;38(1):10-18.

83. Verma A, Adhikary A, Woloschak G, Dwarakanath BS, Papineni RVL. Uma abordagem combinatória de um adjuvante polifarmacológico 2-desoxi-D-glicose com terapia de radiação de baixa dose para suprimir a tempestade de citocinas na gestão COVID-19. Int J Radiat Biol. 2020;96(11):1323-1328.

84. Li H, Liu Z, Ge J. Progresso da investigação científica sobre a COVID-19/SARS-CoV-2 nos primeiros cinco meses. J Cell Mol Med. 2020;24(12):6558-6570.

85. Gautret P, Million M, Jarrot PA, Camoin-Jau L, Colson P et al. História natural da COVID-19 e opções terapêuticas. Expert Rev Clin Immunol. 2020;16(12):1159-1184.

86. Zhang XH, Ling JQ. Diretrizes sobre a prevenção e controle de doenças na prática odontológica durante o surto de coronavírus. Chin J Dent Res. 2020;23(2):89-94.

87. Ge ZY, Yang LM, Xia JJ, Fu XH, Zhang YZ. Possível transmissão por aerossol de COVID-19 e precauções especiais em medicina dentária. J Zhejiang Univ Sci B. 2020;21(5):361-368.

88. Li Y, Ren B, Peng X, Hu T, Li J, Gong T, Tang B, Xu X, Zhou X. A saliva é um fator não negligenciável na propagação da COVID-19. Mol Oral Microbiol. 2020;35(4):141-145.

89. Froum SH, Froum SJ. Incidência de transmissão do vírus COVID-19 em três consultórios odontológicos: Um Estudo Retrospetivo de 6 Meses. Int J Periodontics Restorative Dent. 2020;40(6):853-859.

90. Meng L, Hua F, Bian Z. Doença do Coronavírus 2019 (COVID-19): Desafios emergentes e futuros para a medicina dentária e oral. J Dent Res 2020;99(5) 17.

91. Ayyed AB. Medidas de controlo da infeção na prática dentária: Surtos de Doença por Coronavírus (COVID-19). Int J Clin Pediatr Dent. 2020;13(3):279-283.

92. Chen XC, Ding JF, Xu DH, Cai ZG, Li XE, Shi ZD, Guo CB, Zhou YS. Medidas Preventivas e de Controlo para a Pandemia de Coronavírus na Odontologia Clínica. Chin J Dent Res. 2020;23(2):99-104.

93. EPI Equipamento de Proteção Individual. Disponível em: https://www.cdc.gov/coronavirus/2019ncov/downloads/A FS HCP COVID1 9

PPE.pdf [Acedido em 27-04-2021]

94. Sequência de EPI. Disponível em: https://www.cdc.gov/hai/pdfs/ppe/ppe-sequence.pdf [Acedido em 28-04-2021]

95. Quintana-Díaz MA, Aguilar-Salinas CA. Mascaramento universal durante a pandemia de covid-19 - evidências actuais e controvérsias. Rev Invest Clin. 2020;72(3):144-150.

96. Directrizes do NIOSH. Disponível em: https://www.cdc.gov/niosh/docs/2013-138/pdfs/2013-138.pdf [Acedido em 05-05-2021]

97. Respirador ligado/ Respirador desligado. Disponível em: https://www.cdc.gov/coronavirus/2019-ncov/downloads/hcp/fs-respirator-on-off.pdf [Acedido em 05-05-2021]

98. Karthik K, Aravindh Babu RP, Dhama K, Chitra MA, Kalaiselvi G, Alagesan Senthilkumar TM, Raj GD. Preocupações de biossegurança durante a coleta, transporte e processamento de amostras COVID-19 para diagnóstico. Arch Med Res. 2020;51(7):623-630.

99. Barabari P, Moharamzadeh K. Novel Coronavirus (COVID-19) and Dentistry. Uma revisão exaustiva da literatura. Dent J (Basileia). 2020;8(2):53.

100. Saki M, Haseli S, Iranpour P. Oral Radiology Center as a Potential Source of COVID-19 Transmission; Points to Consider. Acad Radiol. 2020;27(7):1047-1048.

101. Bhanushali P, Katge F, Deshpande S, Chimata VK, Shetty S, Pradhan D. COVID-19: Tendências em mudança e o seu impacto no futuro da medicina dentária. Int J Dent. 2020;2020:8817424.

102. Ali K, Raja M. Doença do coronavírus 2019 (COVID-19): desafios e gestão de procedimentos geradores de aerossóis em medicina dentária. Evid Based Dent. 2020;21(2):44-45.

103. Han P, Ivanovski S. Saliva-Friend and Foe in the COVID-19 Outbreak (Saliva - amigo e inimigo no surto de COVID-19). Diagnostics (Basileia). 2020;10(5):290.

104. Ghai S. Teledentistry durante a pandemia de COVID-19. Diabetes Metab Syndr. 2020;14(5):933-935.

105. Keni R, Alexander A, Nayak PG, Mudgal J, Nandakumar K. COVID-19: Emergência, propagação, possíveis tratamentos e carga global. Frente de Saúde Pública 2020;8:216

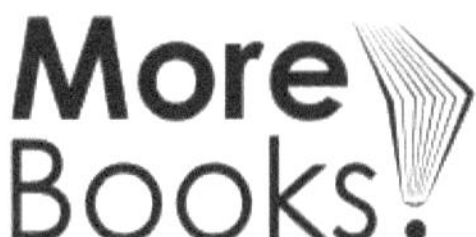
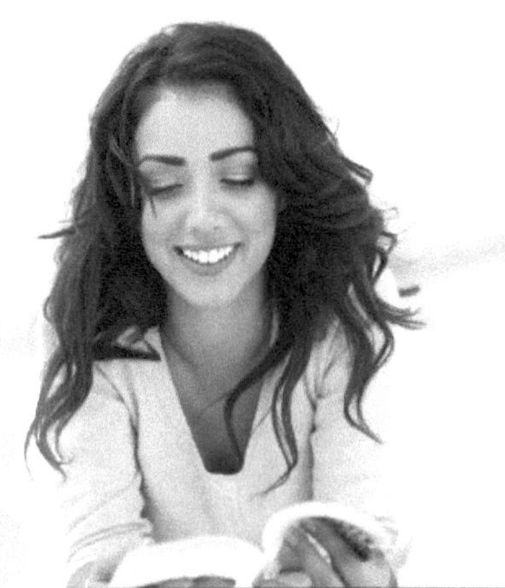

I want morebooks!

Buy your books fast and straightforward online - at one of world's fastest growing online book stores! Environmentally sound due to Print-on-Demand technologies.

Buy your books online at
www.morebooks.shop

Compre os seus livros mais rápido e diretamente na internet, em uma das livrarias on-line com o maior crescimento no mundo! Produção que protege o meio ambiente através das tecnologias de impressão sob demanda.

Compre os seus livros on-line em
www.morebooks.shop

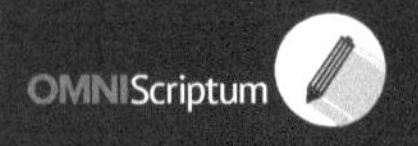

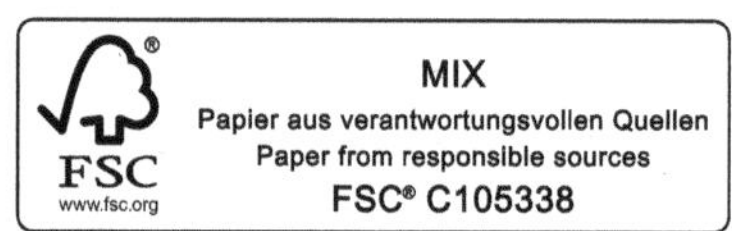

Printed by Books on Demand GmbH, Norderstedt / Germany